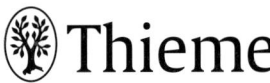

Facharztprüfung
Kinder- und Jugendmedizin

1000 kommentierte Prüfungsfragen

Günter Mau
Hans-Georg Koch

Unter Mitarbeit von Armin Wessel

Mit einem Info-Teil von
B. Müller
V. Lippek

34 Abbildungen
22 Cartoons

Georg Thieme Verlag
Stuttgart · New York

Bibliografische Information
der Deutschen Nationalbibliothek

Die Deutsche Nationalbibliothek verzeichnet diese Publikation in der Deutschen Nationalbibliografie; detaillierte bibliografische Daten sind im Internet über http://dnb.d-nb.de abrufbar.

Wichtiger Hinweis: Wie jede Wissenschaft ist die Medizin ständigen Entwicklungen unterworfen. Forschung und klinische Erfahrung erweitern unsere Erkenntnisse, insbesondere was Behandlung und medikamentöse Therapie anbelangt. Soweit in diesem Werk eine Dosierung oder eine Applikation erwähnt wird, darf der Leser zwar darauf vertrauen, dass Autoren, Herausgeber und Verlag große Sorgfalt darauf verwandt haben, dass diese Angabe **dem Wissensstand bei Fertigstellung des Werkes** entspricht.

Für Angaben über Dosierungsanweisungen und Applikationsformen kann vom Verlag jedoch keine Gewähr übernommen werden. **Jeder Benutzer ist angehalten**, durch sorgfältige Prüfung der Beipackzettel der verwendeten Präparate und gegebenenfalls nach Konsultation eines Spezialisten festzustellen, ob die dort gegebene Empfehlung für Dosierungen oder die Beachtung von Kontraindikationen gegenüber der Angabe in diesem Buch abweicht. Eine solche Prüfung ist besonders wichtig bei selten verwendeten Präparaten oder solchen, die neu auf den Markt gebracht worden sind. **Jede Dosierung oder Applikation erfolgt auf eigene Gefahr des Benutzers.** Autoren und Verlag appellieren an jeden Benutzer, ihm etwa auffallende Ungenauigkeiten dem Verlag mitzuteilen.

© 2010 Georg Thieme Verlag KG
Rüdigerstr. 14
70469 Stuttgart
Deutschland
Telefon: +49/0711/8931-0
Unsere Homepage: www.thieme.de

Printed in Germany

Zeichnungen: Christine Lackner, Ittlingen
Cartoons: Daniel Lüdeling, Essen
Umschlaggestaltung: Thieme Verlagsgruppe
Umschlagfoto: MEV Verlag, Augsburg
Satz: Druckhaus Götz GmbH, 71636 Ludwigsburg
  gesetzt in 3B2, Version 9.1, Unicode
Druck: AZ Druck und Datentechnik GmbH, Kempten

Geschützte Warennamen (Warenzeichen) werden **nicht** besonders kenntlich gemacht. Aus dem Fehlen eines solchen Hinweises kann also nicht geschlossen werden, dass es sich um einen freien Warennamen handelt.

Das Werk, einschließlich aller seiner Teile, ist urheberrechtlich geschützt. Jede Verwertung außerhalb der engen Grenzen des Urheberrechtsgesetzes ist ohne Zustimmung des Verlages unzulässig und strafbar. Das gilt insbesondere für Vervielfältigungen, Übersetzungen, Mikroverfilmungen und die Einspeicherung und Verarbeitung in elektronischen Systemen.

ISBN 978-3-13-144911-5   1 2 3 4 5 6

Vorwort

Die meisten Kinderärztinnen und -ärzte halten das von ihnen gewählte Fach für das schönste in der Medizin. Bietet es doch die einzigartige Gelegenheit, nicht nur an der Entwicklung eines Menschen von der Geburt bis zum Erwachsenwerden teilhaben zu dürfen, sondern die Verantwortung für die Behandlung von akuten und chronischen Erkrankungen zu übernehmen und auch komplexe Probleme zu lösen, die die Entwicklung eines Kindes gefährden.

Allerdings unterliegt das Fach der Kinder- und Jugendmedizin einem außerordentlichen Druck im Spannungsfeld zwischen einer sehr ungünstigen demografischen Entwicklung bei dramatisch abnehmenden Geburtenraten, der hausärztlichen Konkurrenz durch Allgemeinmediziner und einer zunehmenden Organspezialisierung in der gesamten Medizin. Bei aller Notwendigkeit für eine Spezialisierung auch in der Pädiatrie, kann eine Kinder- und Jugendärztin oder ein Kinder- und Jugendarzt seiner Aufgabe und Verantwortung dem Kind und dessen Familie gegenüber nur gerecht werden, wenn er die Grundlagen der Pädiatrie, nämlich die allgemeine Kinder- und Jugendmedizin in all ihren Facetten, möglichst gut beherrscht. Die Prüfung zum Kinder- und Jugendarzt wird und muss entsprechend anspruchsvoll bleiben. Sie ist ein wesentlicher Teil der von den Ärztekammern geforderten Qualitätssicherung.

Das vorliegende Buch reiht sich in die vom Thieme Verlag herausgegebenen Reihe kommentierter Fragen zur Facharztprüfung ein. Die Vorgabe, die jeweiligen Fragen und Antworten möglichst knapp zu formulieren, schließt im Prinzip allgemein gehaltene Fragen aus, wie sie bei der Prüfung durchaus beliebt sind. Die Herausgeber waren bemüht, Schlüsselfragen zu formulieren, die den Kern des jeweiligen speziellen Wissensgebietes charakterisieren. Natürlich können 1 000 Fragen ein so umfassendes Fach wie die Kinder- und Jugendmedizin nicht erschöpfend darstellen. So musste auch deswegen eine entsprechende Auswahl getroffen werden, die naturgemäß subjektiv ist. Spezialisten werden den einen oder anderen Aspekt ihres Fachgebietes vermissen. Man sollte jedoch beachten, dass es sich um die Vorbereitung auf die Facharztprüfung für die Kinder- und Jugendmedizin und nicht auf die Prüfung in einem Schwerpunkt des Faches handelt. Andere Kritiker hingegen werden die eine oder andere Frage als zu speziell empfinden. Die Intention der Autoren war es, in der Zeit zunehmender Spezialisierung für Prüfer und Prüflinge einen gewissen Korridor zu erarbeiten, der die wichtigsten Inhalte einer Weiterbildung zum Facharzt für Kinder- und Jugendmedizin enthält. Sollte die Beantwortung der Fragen Wissenslücken offenbaren, empfehlen die Herausgeber die vertiefende Lektüre der entsprechenden Kapitel in einem Lehrbuch. Konstruktive Kritik zu den ausgewählten Fragen ist erwünscht.

Danken möchten die Herausgeber Herrn Prof. Wessel, der spontan bereit war, die Kapitel Intensivmedizin, Kinderkardiologie und parenterale Ernährung zu gestalten. Weiterhin Frau Dr. Tiessen und Frau Dörsam vom Thieme Verlag für ihre Geduld und Unterstützung.

Den Lesern und zukünftigen Kinder- und Jugendärztinnen und -ärzten wünschen die Herausgeber viel Erfolg bei der Facharztprüfung und Erfüllung in der späteren Ausübung dieses verantwortungsvollen Berufes.

H. G. Koch　　　　　　　　*G. Mau*

Anschriften

Professor Dr. med. Günter Mau
  Hasselfelderstraße 5F
  38124 Braunschweig

Professor Dr. med. Hans-Georg Koch
  Städt. Klinikum Braunschweig gGmbH
  Klinik für Kinder- und Jugendmedizin
  Holwedestraße 16
  38118 Braunschweig

Professor Dr. med. Armin Wessel
  Medizinische Hochschule Hannover
  Pädiatrische Kardiologie
  Carl-Neuberg-Straße 1
  30625 Hannover

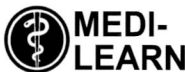

Das Repetitorium für alle
medizinischen Examina

Dr. med. Dipl.-Psych.
Bringfried Müller
Psychologische Leitung

Vera Lippek
Pädagogische Leitung

Bahnhofstraße 26b
35037 Marburg

Inhaltsverzeichnis

Facharzt – wie nehme ich die letzte Hürde? — XI

Genetik — 1
Hans-Georg Koch

Diagnostik – Trisomien – Genetische Syndrome – Weitergabe von Erbinformationen

Sozialpädiatrie, Prävention und Entwicklung — 5
Günter Mau

Entwicklung – Sozialpädiatrie – Prävention

Ernährung — 11
Hans-Georg Koch

Ernährungsgrundlagen – Säuglingsernährung – Ernährungstherapie – Ernährungsstörungen

Impfungen — 15
Günter Mau

Rechtliche und pharmakologische Grundlagen – Spezielle Schutzimpfungen

Notfälle — 18
Hans-Georg Koch

Kardiorespiratorische Notfälle – Vergiftungen – Unfälle

Pädiatrische Intensivmedizin — 21
Armin Wessel

Schock – Blutungen – Schädel-Hirn-Trauma – Thorakale Komplikationen – Angeborene Herzfehler – Intubation und Beatmung – Zentraler Venenkatheter – Flüssigkeitshaushalt – Elektrolythaushalt – Parenterale Ernährung – Schmerztherapie

Infektiologie — 32
Günter Mau

Epidemiologie – Bakterielle Infektionen – Virusinfektionen – Parasitosen – Pilzinfektionen

Immunologie — 40
Hans-Georg Koch

Allergologie — 44
Hans-Georg Koch

Atopie – Anaphylaktische Reaktion und Allergien

Neonatologie — 48
Hans-Georg Koch

Postpartale Diagnostik und Primärversorgung – Reanimation – Asphyxie und zerebrale Störungen – Respiratorische Störungen und Beatmung – Kardiale Störungen – Hyperbilirubinämie – Infektionen – Gastrointestinale Störungen – Geburtsverletzungen und physiologische Veränderungen des Neugeborenen – Sudden Infant Death Syndrome – Prophylaxe

Pädiatrische Stoffwechselmedizin — 63
Hans-Georg Koch

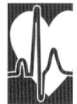

Endokrinologie und Diabetologie — 69
Günter Mau

Diabetes insipidus – Störungen des Kalzium- und Phosphatstoffwechsels – Schilddrüsenfunktionsstörungen – Störungen der Nebennierenrindenfunktion – Funktionsstörungen der Keimdrüsen – Störungen der Pubertät – Störungen des Wachstums – Diabetes mellitus

Kardiologie — 78
Armin Wessel

Allgemeine Diagnostik angeborene Herzfehler – ASD und VSD – Weitere angeborene Herzfehler – Herzrhythmusstörungen

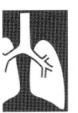
Pulmologie — 92
Günter Mau

Physiologie und Pathophysiologie – Therapie – Bronchitis und Bronchiolitis – Infektiöse Lungenerkrankungen und Pneumonitiden – Atelektasen, Pneumothorax und Pleuraerkrankungen – Asthma bronchiale – Mukoviszidose

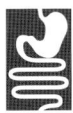
Gastroenterologie — 100
Hans-Georg Koch

Speiseröhrenerkrankungen – Magenerkrankungen – Dünndarmerkrankungen – Chronisch-entzündliche Darmerkrankungen – Dickdarmerkrankungen – Leber- und Gallenerkrankungen – Pankreaserkrankungen

Nephrologie und Urologie — 109
Günter Mau

Angeborene Harnwegserkrankungen – Nierenerkrankungen – Harnwegsinfektionen – Blasenentleerungsstörungen

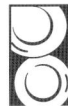
Hämatologie und Hämostaseologie — 116
Günter Mau

Anämien – Leukozytosen – Gerinnungsstörungen

Onkologie — 121
Günter Mau

Onkologische Therapie – Leukämien – Lymphome – Andere Malignome im Kindesalter

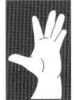
Rheumatologie — 126
Günter Mau

Juvenile Arthritis – Sekundäre Arthritiden – Kollagenosen und Vaskulitiden

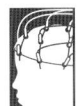
Neuropädiatrie — 130
Günter Mau

Infektiöse ZNS-Erkrankungen – Multiple Sklerose – Primäre Kopfschmerzen – Periphere Lähmungen – Muskeldystrophien – Spastische Lähmungen – Neurologische Erbkrankheiten – Neurotraumatologie – Epilepsien

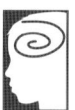
Kinder- und Jugendpsychiatrie — 141
Günter Mau

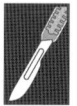
Chirurgie — 144
Günter Mau

Magen-Darm-Trakt – Penis, Testes und Skrotum – Nabel – Skelett – Traumatologie – Tumoren

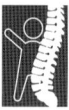
Orthopädie — 148
Günter Mau

Wirbelsäule – Hüftgelenk, Becken und Oberschenkel – Knie und Fuß – Knochenneubildungen

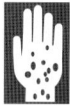
Dermatologie — 151
Günter Mau

Bakterielle Infektionen – Virusinfektionen – Pilzinfektionen – Parasitosen – Allergische Reaktionen – Lichtreaktionen – Unspezifische Hautreaktionen – Autoimmunerkrankungen – Haarveränderungen – Neubildungen – Dermatologische Therapie

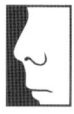
HNO-Erkrankungen — 156
Günter Mau

Hals und Rachen – Nase und Nebenhöhlen – Inneres und äußeres Ohr – Hörstörungen

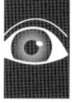
Augenerkrankungen — 160
Günter Mau

Sehstörungen – Netzhaut – Linse – Tränenorgane und Lider – Regenbogenhaut – Bindehaut – Pupille – Infektionen und Verletzungen

Arztrecht — 164
Günter Mau

Gesetzliche Grundlagen – Administrative Grundlagen – Aufklärung und Einwilligung – Arzthaftrecht – Schweigepflicht

Facharzt – wie nehme ich die letzte Hürde?

Bringfried Müller, Vera Lippek

Die Weiterbildung zum Facharzt erfolgt im Rahmen einer mehrjährigen Berufstätigkeit. Wer Allgemeinmediziner, Kinderarzt, Chirurg o. Ä. werden will, erwirbt seine Fachbezeichnung, indem er als Arzt in weiterbildungsberechtigten Einrichtungen arbeitet, Weiterbildungsveranstaltungen besucht und eine Prüfung ablegt. Mit der Facharztprüfung erlangt der Arzt die Befähigung, selbstständig zu arbeiten und sich niederzulassen.

Wer die Weiterbildung zum Facharzt anstrebt, kann sich bei der für ihn zuständigen Landesärztekammer beraten lassen. Hier erhält man die rechtsverbindliche Weiterbildungsordnung sowie die Listen weiterbildungsberechtigter Ärzte und Einrichtungen. Darüber hinaus bearbeiten die zuständigen Abteilungen der Landesärztekammern die Anträge auf Zulassung zur Facharztprüfung und organisieren die Prüfung (siehe Adressenlisten der 17 bundesdeutschen LÄK).

Das Facharztgespräch

Antragstellung und Voraussetzungen

Der Arzt in Weiterbildung kann den Antrag auf Zulassung zur Facharztprüfung in der Regel frühestens 4–8 Wochen vor Erfüllung der Mindestweiterbildungszeiten stellen (s. Weiterbildungsordnung der Landesärztekammern). Das Antragsformular ist bei der Abteilung Weiterbildung der zuständigen Ärztekammer erhältlich. Bei schwierigen Fragen zur Anerkennung von Ausbildungszeiten etc. ist es unbedingt ratsam, schon vorab Teilabklärungen vorzunehmen. Dies empfiehlt sich insbesondere bei wechselnden Arbeitgebern, Teilzeitstellen etc. Unter Umständen können diese Unterlagen schon vorab eingereicht werden, das aktuelle Arbeitszeugnis darf jedoch frühestens 1 Woche vor Ablauf der Mindestweiterbildungszeit ausgestellt und eingereicht werden.

Zur Antragstellung sind in der Regel folgende Unterlagen einzureichen:
- vollständig ausgefülltes Antragsformular,
- Approbation oder Berufserlaubnis,
- Lebenslauf,
- sämtliche Zeugnisse/Beurteilungen, die für den angestrebten Facharzt relevant sind, mit:
  - genauen Angaben zu Beginn und Ende der Weiterbildung,
  - den im Einzelnen absolvierten Weiterbildungsabschnitten,
  - den dabei vermittelten und erworbenen Kenntnissen, Erfahrungen und Fertigkeiten,
  - den erbrachten ärztlichen Leistungen in Diagnostik und Therapie gemäß den „Richtlinien zur Weiterbildungsordnung".

Im Abschlusszeugnis muss der zur Weiterbildung Ermächtigte eine Stellungnahme über die fachliche Eignung des Arztes in Weiterbildung abgeben und diesen für die Facharztprüfung vorschlagen.

Bei operativen Fächern ist darüber hinaus die Vorlage einer Aufstellung der selbstständig durchgeführten Eingriffe erforderlich. Der Operationskatalog muss vom Weiterbildungsleiter bestätigt werden und sollte sich an den Richtlinien zur Weiterbildungsordnung orientieren.

Normalerweise können nur Weiterbildungszeiten von zur Weiterbildung Ermächtigten anerkannt werden. Bei manchen Ärztekammern muss ein Weiterbildungsabschnitt obligat für mindestens 1 Jahr in einem Haus mit voller Weiterbildungsermächtigung absolviert werden. In manchen Ländern können Teilweiterbildungszeiten addiert werden unter der Voraussetzung, dass alle in der Weiterbildungsverordnung vorgeschriebenen Inhalte absolviert wurden. Beschäftigungszeiten von weniger als 6 Monaten werden üblicherweise nicht angerechnet. Auch die in diesem Zeitraum erbrachten Richtzahlen werden normalerweise nicht anerkannt!

Prüfungstermin

In der Regel gibt es keine feststehenden Prüfungstermine. Allerdings kann der Antragsteller damit rechnen, innerhalb von 3 Monaten einen Prüfungstermin zugeteilt zu bekommen.

Nach Abschluss des Zulassungsverfahrens wird er dann mit einer Frist von mindestens 2 Wochen zur Prüfung geladen (gewünschten Prüfungstermin mit angeben).

Prüfungsablauf

Die Facharztprüfung ist eine 30- bis 45-minütige, nichtöffentliche mündliche Einzelprüfung.

Die Prüfungskommission besteht in der Regel aus 3 Ärzten, von denen mindestens 2 selbst die Anerkennung für das zu prüfende Gebiet besitzen müssen. Die Entscheidung zur Beurteilung der Prüfung wird mehrheitlich getroffen.

Den weitaus meisten Bewerbern um die Anerkennung als Facharzt gelingt es, in dem abschließenden Fachgespräch die erforderlichen besonderen oder zusätzlichen Kenntnisse darzulegen, wie die geringen Durchfallquoten beweisen (s. Abbildung).

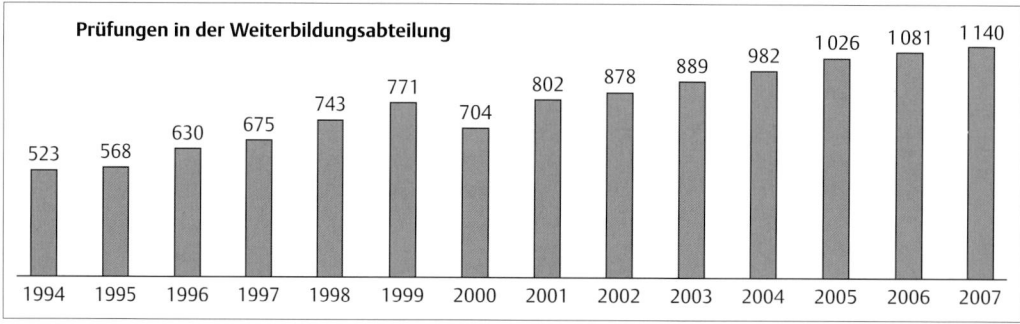

Zur Illustration der Entwicklung der Facharztprüfungen in den letzten 15 Jahren beispielhaft die Anzahl der Facharztprüfungen in Hessen. Die Durchfallquoten liegen bei ca. 5% (Quelle: www.laekh.de).

Nichtbestehen

Das Nichtbestehen der Facharztprüfung hat für den Betroffenen keine existenziellen Folgen, da er weiterhin den Arztberuf wie bisher ausüben kann.

Gegen ablehnende Entscheidungen ist innerhalb von 4 Wochen ein Widerspruch bei der Ärztekammer möglich. Über den Widerspruch entscheidet die Ärztekammer dann nach Anhörung des von ihr eingesetzten Widerspruchsausschusses. Ansonsten kann das Anerkennungsverfahren und damit das Fachgespräch mehrmals, auch schon nach relativ kurzer Zeit (frühestens nach 3 Monaten) wiederholt werden.

Allerdings kann die Ärztekammer eine Verlängerung der Weiterbildungszeit von 3 Monaten bis zu maximal 2 Jahren anordnen. Alternativ kann der Prüfungsausschuss auch Auflagen erteilen, die, wenn sie erfüllt und nachgewiesen werden, ohne Wiederholungsprüfung zur Anerkennung führen.

Prüfungsstil und -inhalt

Anders als in den medizinischen Staatsexamina muss der Prüfungsstil in der Facharztprüfung einerseits den Ausbildungsstand und die Berufserfahrung der Bewerber respektieren, andererseits aber auch die erforderliche Kontrolle ermöglichen. Dies geschieht in der Form eines **klinisch relevanten Fachgesprächs** mit Kollegen, vergleichbar einer Chefarztvisite.

Anhand von **Fallschilderungen** soll der Prüfling sein Wissen auf folgenden Gebieten unter Beweis stellen:
- einschlägiges Grundlagenwissen,
- ausreichende Kenntnis der Fachliteratur,
- Kenntnis ärztlicher Arbeitsweisen (Untersuchungstechniken, bildgebende Verfahren, Mikroskopie, EKG, EEG-Diagnostik u. Ä.),
- Anamnese,
- Abfragen von Untersuchungsbefunden,
- Differenzialdiagnosen,
- Entwickeln eines differenzialdiagnostischen Approaches (welche Untersuchungen, in welcher Reihenfolge?).

In der Regel wird der Prüfling mit einem Fall aus der Praxis konfrontiert, wie er im Klinikalltag jederzeit vorkommen kann. Im Unterschied zu den IMPP-orientierten Prüfungen im Studium werden in der Facharztprüfung **keine exotischen Details, sondern die häufigsten Krankheitsbilder** erörtert. Der Prüfling sollte daher ein **differenzialdiagnostisches Ranking** im Kopf haben, damit er die Wahrscheinlichkeit verschiedener Diagnosehypothesen einordnen kann.

Protokollführung

Rechtlich besteht keine zwingende Notwendigkeit, das gesamte Prüfungsgeschehen einschließlich der Fragen und Antworten genau zu dokumentieren. Was die Protokollführung während der Facharztprüfung betrifft, werden insofern keine überzogenen Ansprüche gestellt. Mindestanforderung ist, dass die Hauptthemen der Prüfung zusammengefasst und die Antworten des Prüflings dokumentiert sind. Selbst ein unzureichendes Protokoll würde allein nicht zwingend zur Rechtswidrigkeit der Prüfungsentscheidung führen.

Im Streitfall wird ggf. ein von der Ärztekammer gebildeter Widerspruchsausschuss eingeschaltet, der die entscheidenden Informationen durch Einvernahme von Zeugen, z. B. der Prüfer, einholt.

Lerntipps

Lernen ist ein Prozess der Verknüpfung neuer Inhalte mit bereits vorhandenen Gedächtnisstrukturen. Da diese Strukturen individuell verschieden sind, muss auch die Wahl geeigneter Lernstrategien individuell erfolgen.

Als ausgebildeter Arzt verfügen Sie bereits über umfangreiche Lernerfahrungen und offenbar auch über einige brauchbare Lernstrategien (immerhin haben Sie schon eine ganze Reihe Prüfungen erfolgreich gemeistert...). Die folgenden Ausführungen sollten Sie daher lediglich als Anregungen verstehen, Ihre bisherigen Strategien punktuell zu ergänzen oder effektiver zu gestalten. Empfehlenswert sind die folgenden Ausführungen insbesondere dann, wenn der Motor Ihrer Prüfungsvorbereitung ein aus Lernvermeidung resultierendes „schlechtes Gewissen" ist.

Lernvermeidung ist die Folge einer mehr oder weniger stark ausgeprägten Angst. Diese Angst führt dazu, alles, was an das Angst auslösende Objekt (hier: die Prüfung) erinnert, zu vermeiden. Die inhaltliche Auseinandersetzung mit der Prüfung wird daher immer wieder aufgeschoben. Schließlich wird von einem bestimmten Zeitpunkt an das schlechte Gewissen so groß, dass es handlungsbestimmend wird. Die Handlungen zielen dann aber leider nicht auf Lernen ab, sondern auf die Reduzierung des schlechten Gewissens. Bücher werden gekauft, das eigene Budget wird belastet, was uns das wohlige Gefühl vermittelt, nun doch etwas in die Prüfungsvorbereitung „investiert" zu haben. Das schlechte Gewissen ist beruhigt und verliert an Triebkraft – leider jedoch nur vorübergehend. Gleichzeitig bekommen wir nämlich beim Durchblättern der Fachliteratur eine grobe Vorstellung von der enormen Fülle des Prüfungsstoffes und schon beginnt der Angstpegel erneut zu steigen. Mit anderen Worten: Alles, was an die Prüfung erinnert, wird zunächst aus Angst so lange beiseite gelegt, bis das schlechte Gewissen wächst, die vorhandene Angst übertrifft und wieder zum Handlungsantrieb wird.

Dabei grenzen einige der zur Gewissensberuhigung eingesetzten Strategien geradezu an Selbstbestrafung: Man quält sich in stundenlangen Sitzungen am Schreibtisch, liest „grausame Literatur", nur um sich anschließend besser zu fühlen! Die Kehrseite der Medaille ist jedoch leider, dass man nicht wirklich etwas für die Prüfung getan hat.

Sie kennen das? Dann könnten Ihnen die folgenden Empfehlungen vielleicht doch nützen:
- Im Schnelltest zur Prüfungsvorbereitung erfahren Sie, in welchen Bereichen sich Ihre Prüfungsvorbereitung optimieren lässt.
- Wer Zeit sparen möchte, kann sich direkt mit den beschriebenen Profilen auseinandersetzen und den dort gegebenen Empfehlungen folgen, um spezielle Lernbereiche zu verbessern.
- Im Test geprüft werden die Bereiche Lernplanung, Lernort, Lernzeit, Lern- und Lesestil.
- Geben Sie bitte an, ob Sie der jeweiligen Aussage zustimmen können (stimmt) oder sie für sich verneinen müssen (stimmt nicht).
- Die Auswertungstabelle zeigt Ihnen, welche Antwort welchem Punktwert in den einzelnen Bereichen entspricht.

Selbsttest

Nr.	Frage	stimmt	stimmt nicht
1	Ich markiere Textstellen, bevor ich den Text vollständig gelesen habe.		
2	Bevor ich einen Text lese, formuliere ich Fragen, die ich aus den Überschriften ableite.		
3	Bevor ich lerne, orientiere ich mich über die Prüfungsrelevanz der zu lernenden Fakten.		
4	Beim Lesen fasse ich den Text Abschnitt für Abschnitt in eigenen Worten zusammen.		
5	Ich sitze häufig bis nachts am Schreibtisch.		
6	Meine tägliche Lernzeit hängt vom Zufall und der jeweiligen Stofffülle ab.		
7	Ich mache mir oft bildliche Vorstellungen von komplizierten Zusammenhängen.		
8	Ich versuche fast immer, Bezüge zwischen verschiedenen Fächern herzustellen.		
9	Ich versuche meistens, alles zu behalten, was ich lese.		
10	Ich baue gerne Modelle (Papier, Draht, Pappe), um mir Sachverhalte besser vorzustellen.		
11	Ich muss ein Stoffgebiet sehr häufig wiederholen, bis ich es mir einprägen kann.		
12	Ich denke mir häufig Eselsbrücken aus.		
13	Bevor ich ein Buch lese, orientiere ich mich am ganzen Inhaltsverzeichnis und verschaffe mir einen Überblick über alle Kapitel.		
14	Ich überlege mir häufig eine praktische Anwendung dessen, was ich gelernt habe.		
15	Ich lese lieber ein Buch mehrmals als mehrere Bücher einmal.		
16	Ich vermeide fachliche Diskussionen mit Kollegen, da diese zu zeitraubend sind.		
17	Mir wichtig erscheinende Textstellen schreibe ich wörtlich ab.		
18	Ich lerne meistens erst kurz vor der Prüfung.		
19	Ich nehme einen Kalender und plane die Gesamtzeit für jedes Gebiet, nachdem ich mir einen Überblick über die Zeit bis zur Prüfung verschafft habe.		
20	Beim Lesen überlege ich mir, was ein Prüfer hierzu fragen könnte.		
21	Ich stelle das Telefon ab, wenn ich lerne.		
22	Beim Lernen freue ich mich über jede Ablenkung, auch wenn es Dinge sind, die mir sonst keinen Spaß machen (Einkaufen, Abwaschen).		
23	Ich mache regelmäßig zu festen Zeiten kurze Pausen.		
24	Ich habe jeden Tag feste Arbeitszeiten, die ich einhalte.		
25	Ich plane, an welchen Tagen ich den Stoff wiederholen muss.		
26	Zum Lernen gehe ich extra an einen Ort, an dem ich ungestört bin.		
27	Wenn ich vor dem Schreibtisch sitze, denke ich oft an etwas anderes.		
28	Ich beginne in der Regel mit meinen Lieblingsthemen.		
29	Bevor ich lerne, verschaffe ich mir einen Überblick über den gesamten Prüfungsstoff.		
30	Ich werde beim Lernen häufig durch unangemeldeten Besuch abgelenkt.		
31	Ich höre beim Lernen gerne Musik.		
32	Ich denke mir häufig verrückte Sachen aus, um Fakten besser zu behalten.		
33	Oft ist es nicht wichtig, den Stoff zu verstehen; man muss ihn reproduzieren können.		

Auswertung

Bereich	Frage	Score	Antwort
Lernplanung	3	4	stimmt nicht
	18	3	stimmt
	19	3	stimmt nicht
	25	4	stimmt nicht
	28	2	stimmt
	29	4	stimmt nicht
			Summe
Lernort	21	5	stimmt nicht
	26	5	stimmt nicht
	30	5	stimmt
	31	5	stimmt
			Summe
Lernzeit	5	4	stimmt
	6	3	stimmt
	22	3	stimmt
	23	4	stimmt nicht
	24	4	stimmt nicht
	27	2	stimmt
			Summe
Lernstil	7	1	stimmt nicht
	8	1	stimmt nicht
	9	2	stimmt
	10	3	stimmt nicht
	11	2	stimmt
	12	2	stimmt nicht
	14	3	stimmt nicht
	15	1	stimmt nicht
	16	1	stimmt
	32	2	stimmt nicht
	33	2	stimmt
			Summe
Lesestil	1	2	stimmt
	2	4	stimmt nicht
	4	3	stimmt nicht
	13	4	stimmt nicht
	17	3	stimmt
	20	4	stimmt nicht
			Summe

Interpretation

0 – 5 Punkte: Sie gestalten diesen Bereich optimal.

6 – 10 Punkte: Ihre bisherigen Strategien haben sich wahrscheinlich bewährt. Eine Optimierung des betreffenden Bereiches ist zwar möglich, aber kurzfristig steht der Aufwand vermutlich in keiner sinnvollen Relation zum erwarteten Nutzen. Wenn Sie jedoch noch sehr viel Zeit bis zur Prüfung haben, könnten Sie an diesen Bereichen noch arbeiten.

11 – 15 Punkte: Sie könnten durch eine bessere Gestaltung des betreffenden Bereiches Ihre Prüfungsvorbereitung optimieren. Lesen Sie hierzu die ausführlicheren Erläuterungen zu den einzelnen Lernbereichen.

16 – 20 Punkte: Sie benötigen vermutlich sehr viel Energie, um Defizite in diesem Bereich zu kompensieren. Eine Änderung Ihrer Lernstrategie in dem Bereich würde eine wesentliche Verbesserung Ihrer bisherigen Prüfungsvorbereitung zur Folge haben. Lesen Sie hierzu unbedingt die ausführlichere Interpretation.

Lernplanung

Sie haben nur vage Vorstellungen von der inhaltlichen Gestaltung Ihrer Lernzeit. Es hängt häufig vom Zufall und Ihrer Lust ab, welches Themengebiet Sie gerade lernen. Prüfungsrelevanz spielt hierbei oft eine untergeordnete Rolle. Sie werden häufig unzufrieden sein mit sich und Ihren Leistungen, da Sie nur vage Zwischenziele haben, deren Erreichen für Sie nicht überprüfbar ist. Sie sollten sich etwas mehr Zeit nehmen, den genauen Ablauf Ihrer Prüfungsvorbereitung zu konzeptualisieren. Eine bessere Planung könnte diesem schlechten Gefühl vorbeugen.

- Zur Erstellung dieses Planes sollten Sie sich Zeit lassen.
- Klären Sie, welche Lernzeit Ihnen bis zur Prüfung zur Verfügung steht.
- Klären Sie, welche Teilgebiete wirklich prüfungsrelevant sind, und teilen Sie Ihre Zeit entsprechend dem Umfang dieser Stoffgebiete ein.
- Beginnen Sie mit den prüfungsrelevantesten Themen.
- Kalkulieren Sie mehrere Wiederholungsdurchgänge ein.
- Planen Sie an jedem Tag eine feste Zeit ein, in der Sie den Stoff des Vortages wiederholen.

Bedenken Sie, dass Sie Ihren Plan sicherlich mehrmals neu überarbeiten und revidieren müssen. Interpretieren Sie eine Änderung Ihres Lernplanes dabei nicht als völlige Fehlplanung, sondern als neue verbesserte Auflage Ihres ursprünglichen Vorhabens, welches Sie dem Ziel näher bringt.

Lernort

An Ihrem bisher gewählten Arbeitsplatz sind Sie vielen Störungen ausgesetzt und müssen erhebliche Energie aufwenden, um sich diesen Störungen zu entziehen. Die Stunden, die Sie als Arbeitszeit verbuchen, haben Sie eigentlich damit verbracht, sich immer wieder in ein Thema einzudenken, da Sie vermutlich jedes Mal gestört werden, wenn Sie gerade die innere Ruhe gefunden haben, sich auf den Lernstoff einzulassen. Diese Energien stünden Ihnen zusätzlich zum Lernen zur Verfügung, wenn Sie Maßnahmen ergreifen würden, um eine bessere Arbeitsatmosphäre zu schaffen.

- Sie könnten Ihre Prüfungsvorbereitung effizienter gestalten,
  - indem Sie Ihren jetzigen Arbeitsplatz durch organisatorische Maßnahmen abschirmen,
  - indem Sie z. B. Lernzeiten definieren, die auch Ihre Bekannten kennen, oder
  - indem Sie das Telefon abstellen.
- Sie können sich aber auch ein Refugium an einem schwer zu erreichenden Ort (z. B. Bibliothek) schaffen.

Letzteres hat darüber hinaus den weiteren Vorteil, dass Sie sich nicht in den Tiefen Ihrer eigenen Literatur verlieren, Ihnen nicht einfällt, dass Sie noch Blumen gießen müssen oder dass Sie ja das Fernsehprogramm vom Abend noch nicht kennen …

Lernzeit

Sie zwingen sich häufig zu ineffektiven Zeiten an den Schreibtisch. Wahrscheinlich sind Sie getrieben von Ihrem schlechten Gewissen, halten sich aber nur vor Ihren Büchern auf, ohne sich tatsächlich in brauchbare Lernarbeit zu vertiefen.

Bei Ihnen besteht eine deutliche Diskrepanz zwischen Brutto- und Nettoarbeitszeit. Sie verbringen viel Zeit an Ihrem Schreibtisch, ohne dass Sie überhaupt aufnahmefähig sind. Bei der Organisation Ihres Arbeitstages vernachlässigen Sie, dass Sie einem physiologischen Rhythmus unterliegen und Erholungspausen brauchen. Sie zwingen sich an den Schreibtisch, schaffen es vielleicht, ein paar Seiten zu lesen, und sind zu einem späteren Zeitpunkt enttäuscht, weil Sie zwar wissen, dass Sie das Thema gelesen haben, sich aber nicht an den Inhalt erinnern können. Sie kompensieren diesen Misserfolg durch noch längere Arbeitszeiten und ertappen sich ständig bei abschweifenden Gedanken. Dies geschieht zwangsläufig, da Sie Ihrem Geist nicht die nötigen Ruhepausen einräumen.

- Akzeptieren Sie die Endlichkeit Ihrer Aufnahmefähigkeit und gönnen Sie sich Pausen.
- Bedenken Sie, dass der Erholungswert einer Pause in den ersten Minuten am größten ist.
- Machen Sie daher häufiger kurze Pausen.
- Wenn Sie sehr lange Pausen machen, sollten Sie hinterfragen, ob diese langen Pausen nicht das Resultat einer mangelnden Lernmotivation sind, die entsteht, weil Sie diese Pausen zu spät machen.
- Versuchen Sie auch dann eine Pause einzulegen, wenn Sie eigentlich noch „fit" sind.
- Steigern Sie Ihre tägliche Lernzeit von Woche zu Woche.

Sie werden bemerken, dass Sie sich darauf freuen, nach 5 – 10 min wieder an den Schreibtisch zu dürfen, wenn Sie Ihre Lernzeit nicht bis zur Erschöpfung ausdehnen.

Lernstil

Sie empfinden Lernen als eine Pflichtübung, bei der es gilt, einfach nur viele Fakten zu behalten. Sie versuchen diese Fakten abzuspeichern und verlieren vermutlich schnell die Lust am Lernen, weil Sie nur für die Prüfung lernen.

- Sie sollten sich bemühen, den Lernstoff in Ihre eigenen Gedächtnisstrukturen zu integrieren. Hierzu ist es jedoch notwendig, die Inhalte selbst zu überdenken und nicht nur passiv abzuspeichern.
- Eine Übung könnte ein Referat sein, welches Sie zu einem relevanten Thema vorbereiten und das Sie

einer fachfremden Person vortragen. Bei der Erläuterung komplexer Zusammenhänge gegenüber einem Fachfremden werden Sie Strategien entdecken, die Sie sich selbst zunutze machen können, wenn Sie vor der Aufgabe stehen, komplizierte Zusammenhänge zu behalten.

- Überlegen Sie sich praktische Anwendungen des Gelernten oder suchen Sie nach Beispielen aus Ihrem Alltag, die Sie mit dem Gelernten assoziieren. Auf diese Weise wird der Stoff in Ihre eigenen Gedächtnisstrukturen integriert.
- Entwickeln Sie eigene Modelle, die gedanklich oder konkret sein können, um die Verarbeitungstiefe des Gelernten zu erhöhen. Vernachlässigen Sie hierbei zunächst den Anspruch auf die Vollständigkeit dieser Modelle, damit Sie sich nicht verzetteln.
- Erinnern oder konstruieren Sie zu jedem Krankheitsbild einen Patienten, den Sie selbst behandelt haben. Überlegen Sie, welche diagnostischen und therapeutischen Maßnahmen Sie selbst durchgeführt haben oder durchführen lassen würden.

Dieser Lernstil erfordert kurzfristig zwar mehr Zeit, doch die neu entwickelten Strategien vermitteln Ihnen Spaß am Lernen, sodass Sie keine zusätzliche Belastung empfinden. Darüber hinaus sparen Sie sich einige Wiederholungsdurchgänge, da Sie den gelernten Stoff durch die gesteigerte Verarbeitungstiefe länger behalten.

Lesestil

Sie lesen ein Lehrbuch wie einen Roman. Leider empfinden Sie dessen Inhalt wahrscheinlich weniger spannend, sodass nur sehr wenig von dem Gelesenen haften bleibt. Sie könnten die Behaltensquote des Gelesenen wesentlich steigern, wenn Sie Folgendes beachten:

- Verschaffen Sie sich einen Überblick über den Lernstoff, indem Sie auch Vorwort und Einleitung der Lehrbücher lesen und das Inhaltsverzeichnis studieren.
- Leiten Sie sich aus den Kapitelüberschriften Fragen an den Text ab (Beispiel Hormone: Was ist ein Hormon? Wie teilt man Hormone ein? Was passiert, wenn wir ein bestimmtes Hormon nicht hätten?). Sie können diese Standardfragen im Prinzip zu jedem Kapitel stellen.
- Versuchen Sie beim Lesen, die gestellten Fragen zu beantworten.
- Fassen Sie in eigenen Worten den gelesenen Text zusammen und markieren Sie die Kernaussagen des Textes, auch wenn diese zunächst zu trivial erscheinen.
- Markieren Sie Textstellen erst dann, wenn Sie einen Abschnitt vollständig gelesen und selbst durchdacht haben, was die Kernaussage des Gelesenen war.
- Rekapitulieren Sie nach ca. einem Tag das Gelesene, ohne das Buch hierbei aufzuschlagen. Lesen Sie erst dann erneut, wenn Sie bei Ihrem Gedächtnisprotokoll die Lücken erkannt haben.

Möglicherweise benötigen Sie beim ersten Lesedurchgang mehr Zeit als gewohnt. Kurz vor der Prüfung profitieren Sie jedoch von diesem Mehraufwand. Sie werden sehr viel von den gelesenen Texten behalten, da Sie mit der inzwischen erworbenen Lesestrategie eine hohe Verarbeitungstiefe erreichen.

Der Mensch behält

(nach R. Spinola, in Weiterbildung 4/88):

- 10 % von dem, was er **liest**,
- 20 % von dem, was er **hört**,
- 30 % von dem, was er **beobachtet**,
- 50 % von dem, was er **hört** und **sieht**,
- 70 % von dem, was er **selbst sagt**,
- 90 % von dem, was er **selbst tut**.

Prüfungsrhetorik

Auf Augenhöhe mit dem Prüfer!?

Im Zusammenhang mit der Facharztprüfung wird immer wieder betont, dass es sich hierbei um ein „kollegiales Fachgespräch" handelt. Trotz der in dieser Formulierung angedeuteten Statussymmetrie gibt es unter den „Kollegen" faktisch erhebliche Rollenunterschiede: Während der *Prüfling* mit einem Anliegen an die Prüfungskommission herantritt, haben die *Prüfer* die Macht, dies zu bewilligen oder abzulehnen.

Bei aller Kollegialität sollten daher in jedem Fall einige kommunikative Grundregeln beachtet werden.

Beurteilungskriterien in der Prüfung

Jede menschliche Kommunikation findet stets auf zwei Ebenen gleichzeitig statt: der Vernunft- und der Gefühlsebene. Dieses Prinzip greift selbstverständlich auch in mündlichen Prüfungen.

Den Nachweis unserer fachlichen Qualifikation erbringen wir über unsere inhaltlichen Äußerungen, die der Prüfer auf der Vernunftebene wahrnimmt und bewertet. Gleichzeitig empfängt und interpretiert der Prüfer unbewusst aber auch alle anderen (nonverbalen) Signale, die wir senden, und gleicht sie mit dem gängigen Rollenideal ab.

Im Prüfungsgespräch muss der Kandidat daher beweisen, dass er nicht nur über die *fachlichen* Voraussetzungen zum Facharzt verfügt, sondern auch die erforderlichen *charakterlichen* Eignungsmerkmale mitbringt. Hierzu zählen z. B. Selbstsicherheit, Belastbarkeit, angemessene Umgangsformen etc. All dies wird über nonverbale Signale vermittelt, wie z. B. unsere äußere Erscheinung, Sprache und Körperhaltung. Daraus ergeben sich verschiedene Konsequenzen auf der Verhaltensebene.

Tasten und testen: die Begrüßungsphase

In der sog. Begrüßungsphase tasten sich die Gesprächspartner aneinander heran. Auf der Basis des hier gezeigten Verhaltens *orientieren* sich die Prüfer, d. h. es entsteht ein erster Eindruck vom Prüfling. Ist dieses „Vor-Urteil" erst gebildet, werden die Prüfer im weiteren Verlauf des Gesprächs versuchen, Belege zur Untermauerung ihrer Annahme zu finden (zur Not wird das Gehörte/Gesehene im Unterbewusstsein auch „passend gemacht", um Disharmonien zwischen der Vernunft- und Gefühlsebene zu beseitigen).

Da die Begrüßungsphase sehr kurz und wortarm ist, entsteht der prägende Ersteindruck hauptsächlich aufgrund der vom Prüfling vermittelten nonverbalen Signale. Unter Berücksichtigung dieser Tatsache können die folgenden Tipps eine positive Voreinstellung des Prüfers bewirken.

Kleidung/äußere Erscheinung

Ihre äußere Erscheinung am Prüfungstag sollte dem formalen Anlass einer Prüfung gerecht werden. Entscheiden Sie sich für eine Garderobe, die einen möglichst optimalen Kompromiss zwischen den Anforderungen der Prüfungssituation und Ihren eigenen Vorstellungen darstellt, damit Sie am Tag X nichts aus der Fassung bringt. Wer sich irgendwie „verkleidet", in seiner Bewegungsfreiheit eingeschränkt oder lächerlich fühlt, könnte ungewollt die falschen Signale in Richtung Prüfer aussenden.

Körperhaltung und Auftreten

Die Körperhaltung ist eine der zentralen Strategien, bewusste Kompetenzsignale zu vermitteln. Positive Verhaltensziele wie Entspanntheit und Selbstbewusstsein können durch eine kontrollierte Körperhaltung ausgedrückt werden.

Gangarten. Probieren Sie unterschiedliche Gangarten im Hinblick auf Tempo und Anspannung. Gehen Sie auf Ihr Spiegelbild zu und begrüßen Sie einen imaginären Prüfer. Die zunehmende Routine wird Sie entspannen, sodass das Kompetenzsignal „selbstbewusst auftreten" sich von selbst einstellt.

Blickkontakt. Erweitern Sie Ihr Gangtraining um die Komponente „Blickkontakt". Gehen Sie auf den „Prüfer" im Spiegel zu und versuchen Sie, einem Blickkontakt standzuhalten (dabei das Lächeln nicht vergessen, sonst wirkt Ihr Verhalten aggressiv!). Nach und nach wird sich durch Training auch diese Selbstbewusstseinsgeste fest in ihrem Verhaltensrepertoire verankern.

Sitzpositionen. Probieren Sie Sitzpositionen aus (mit und ohne Tisch)! Benutzen Sie auch hier Ihr Spiegelbild als Kontrolle. Versuchen Sie, Sitzpositionen zu finden, die Selbstbewusstsein und Entspanntheit ausdrücken (z. B. locker übereinander geschlagene Beine, Hände lose im Schoß gefaltet oder entspannt auf dem Tisch). Ziel sollte es sein, eine Sitzposition zu finden, die häufige Korrekturen (gern als „nervöses Gezappel" interpretiert) vermeidet.

Rollenspiel. Alle im Vorfeld trainierten Verhaltensweisen sollten bis zur Prüfung so weit automatisiert sein, dass sie authentisch wirken. Nichts darf so aufgesetzt wirken wie die Vorstellung eines schlechten Schauspielers. Der Prüfer könnte sonst auf die Idee kommen, auch Ihre Fachkompetenz sei nur „vorgetäuscht". Sichern Sie sich daher durch Rollenspiele mit Ihrer Arbeitsgruppe/ Freunden ab und lassen Sie sich Ihr Verhalten in seiner Wirkung rückmelden.

- Spielen Sie die Begrüßungsphase mit verteilten Rollen durch. Legen Sie dabei Ihre Ziele offen und lassen Sie sich die Wirkung Ihres Verhaltens rückmelden. Setzen Sie jeden Verbesserungsvorschlag unmittelbar in einen neuen Versuch um, bis Ihr Verhalten sich mit der gewünschten Wirkung deckt.
- Beobachten Sie genau, wie Ihre Mitspieler Ihre Verhaltensziele umsetzen. Möglicherweise können Sie von den gezeigten Alternativen profitieren (Ausprobieren!).
- Variieren Sie die Begrüßungssituation, damit Sie für alle Fälle gewappnet sind (z. B. Prüfer kommt zur Begrüßung auf Sie zu; Prüfer ist bei Ihrem Eintreten noch mit Notizen beschäftigt etc.). Dokumentieren Sie das Akzeptieren der Rollengrenzen durch Einhalten der „Benimm-Regeln"!

Sauber starten: das „Warming-up" im Prüfungsgespräch

Als Warming-up bezeichnet man die Phase im Prüfungsgespräch, in der die ersten inhaltlichen Äußerungen getroffen werden. Zur Annäherung und zum Stressabbau stellt der Prüfer in der Regel eine offene Eingangsfrage. Das bedeutet: Der Prüfling hat den aktiven Sprecherpart und verfügt bei der Gestaltung der Antwort sowohl zeitlich als auch inhaltlich über einen maximalen Freiheitsgrad und entscheidet allein, *was* und *wie viel* er erzählt.

Das Warming-up ist beendet, sobald der Prüfling seinen Redefluss unterbricht oder signifikante fachliche Fehler macht. Mit dem Ende dieser Phase übernehmen die Prüfer verstärkt die Themen- und Gesprächssteuerung.

Verhaltensziel in dieser Prüfungsphase sollte es sein, ein Maximum an Prüfungszeit durch selbstbestimmtes Sprechen zu verbrauchen und eine vorzeitige Einmischung des Prüfers zu verhindern.

Hier eine Auswahl geeigneter Strategien:

Sprechtempo kontrollieren. Langsames Sprechen verbraucht Zeit, hat einen selbstberuhigenden Effekt und suggeriert Selbstbewusstein. Sprechen Sie sich zur

Übung in Ihrem normalen Sprechtempo einen kurzen Text vor, den Sie auswendig hersagen können. Stoppen Sie die Zeit und versuchen Sie in den folgenden Durchgängen, die Sprechzeit möglichst zu verdoppeln.

Bemühen Sie sich auch in Alltagsgesprächen, sooft Sie daran denken, um eine gezielte Verlangsamung des Sprechtempos. Sie werden die Erfahrung machen, dass Sie sich besser konzentrieren können, sich insgesamt entspannter fühlen und dass Ihre Zuhörer aufmerksamer sind als üblich.

Antworten sinnvoll strukturieren. Verfahren Sie grundsätzlich nach der Faustregel „Skelett vor Detail"! Eine vom Allgemeinen zum Speziellen voranschreitende Antwortstruktur erlaubt Ihnen, ein Maximum an Prüfungszeit selbstbestimmt zu gestalten und vorzeitige Einmischungen der Prüfer zu verhindern. Je mehr Sie (quantitativ) zu sagen haben, desto deutlicher gelingt es Ihnen, (Fach-)Kompetenz zu suggerieren. Es sei allerdings angemerkt, dass eine unabdingbare Erfolgsvoraussetzung für diese Strategie die fachliche Korrektheit Ihrer Äußerungen ist!

Führen Sie als Training mit Ihrer Arbeitsgruppe/ Freunden eine Simulation dieser Gesprächsphase durch. Lassen Sie sich eine offene Eingangsfrage stellen und bitten Sie die anderen, sich überall dort mit Fragen einzuschalten, wo eine Nachfrage erforderlich scheint. Je länger Sie ungestört reden können, desto besser ist Ihre Antwortstruktur!

Mit Pausen richtig umgehen. Pausen haben eine überaus wichtige Funktion im Prüfungsgespräch, denn Sie geben dem Prüfling die nötige Zeit, seine Gedanken zu ordnen, und fördern so einen logisch-stringenten Vortrag. Um den Sprecherpart und damit die aktive Gesprächssteuerung in dieser Phase möglichst lange zu behalten, sollte man allerdings dafür sorgen, dass der Prüfer die eingeschobenen Pausen nicht als „Startsignal" missdeutet.

Verschaffen Sie sich in Alltagsgesprächen ein Gefühl dafür, welche Pausenlänge vom Gesprächspartner toleriert wird. Registrieren Sie unauffällig die Pausenlänge bis zur ersten Einmischung des Gesprächspartners. Auf diese Weise gewinnen Sie ein sicheres Gefühl für die zeitliche Angemessenheit von Sprechpausen.

Vermeiden Sie überlange Pausen in der Prüfung, wenn Sie auf Anhieb keine Antwort parat haben. Versuchen Sie stattdessen „laut zu denken", d. h. lassen Sie den Prüfer an Ihrer Antwortfindung teilhaben. Bemühen Sie sich, auf der Basis Ihnen bekannter Fakten eine Antwort herzuleiten. Immerhin ist dieses Verfahren besser als ein vorschnelles „Passen", da Sie auf diese Weise wenigsten in Teilbereichen Ihre Kompetenz dokumentieren können.

Laut und deutlich sprechen. Die Sprachqualität (Lautstärke, Intonation, Tempo) ist ein überaus deutliches Kompetenzsignal. Mit dem vorrangigen Ziel in dieser Prüfungsphase, eine vorzeitige Prüfereinmischung zu verhindern, ist insbesondere die Lautstärke von großer Bedeutung.

Eine laute und klare Aussprache kann z. B. verhindern, dass der Prüfer Ihre Ausführungen rein akustisch nicht versteht. Eine Nachfrage des Prüfers könnte Sie zum einen verunsichern und zum anderen mit einer weiteren Frage verknüpft werden, sodass die selbstbestimmte Eröffnungsphase vorzeitig gekappt wird. Darüber hinaus steigt für den Prüfer die Hemmschwelle, sich in einen lauten Vortrag einzuschalten, da er Sie bei seiner Unterbrechung akustisch überbieten müsste!

Abgesehen davon suggeriert eine angemessene Lautstärke, dass Sie hinter dem stehen, was Sie sagen und ist damit eine eindeutige Dokumentation von Selbstbewusstsein und Kompetenz. Und bitte keine falsche Scheu: Eine *geflüsterte* Falschantwort ist mit Blick auf die Endbeurteilung nicht weniger gravierend als eine laut und deutlich vorgetragene ...

Versuchen Sie schließlich, Ihre Intonation zu verbessern (z. B. durch laute Leseübungen). Sie tun Ihren durch vorangegangene Prüfungen vielleicht schon erschöpften Prüfern einen großen Gefallen, da es leichter fällt, einem intonatorisch abwechslungsreichen Vortrag zu folgen. Auf diese Weise sammeln Sie ohne großen Aufwand Pluspunkte.

Die heiße Phase des Prüfungsgesprächs

In dieser Gesprächsphase geht es darum, die Fachkompetenz des Prüflings etwas genauer unter die Lupe zu nehmen. Entsprechend dominieren die Prüfer das Geschehen durch eine verstärkte (Frage-)Aktivität im Detailbereich.

Unser vorrangiges Gesprächsziel in dieser Phase sollte es sein, die Zahl der Prüferfragen möglichst gering zu halten, deren „Tiefenreichweite" auf ein vertretbares Maß zu begrenzen und die eigenen Antwortspielräume auszubauen.

Antworten sinnvoll strukturieren. Wie schon in der Frühphase des Prüfungsgesprächs sollten jetzt die Antworten generell vom Allgemeinen zum Speziellen strukturiert werden.

Machen Sie sich klar, dass jede Ihrer Antworten ein potenzielles Angebot an den Prüfer darstellt, die von Ihnen gegebenen Fachinformationen durch weitergehende Fragen zu vertiefen. Durch die Antwortstruktur „Skelett vor Detail" hat man die Chance, vorab eine ganze Reihe richtiger Fakten zu nennen, bevor auf der Detailebene ggf. „gepasst" werden muss. Der positive Effekt basiert hier auf einer Abschwächung möglicher Falschantworten durch ihre Einbettung in (richtige) Allgemeinaussagen.

Das Prüfungsgespräch steuern. Um sein (fachliches) Gesicht in der Detailfragerunde zu wahren, sollte man ausschließlich „kontrollierte" Antworten geben, um sich ein Mindestmaß an thematischer Steuerung zu sichern. Nur so besteht die Möglichkeit, Nichtgewusstes dezent zu verschweigen und stattdessen sicheres Wissen zu thematisieren. Aus diesem Grund sollten in den Antworten ausschließlich Themen, Termine oder Details genannt werden, die bei näherem Nachfragen auch näher erläutert werden können. Andererseits können Details bewusst und gezielt eingeflochten werden, um den Prüfer zu Nachfragen zu provozieren und dann fachlich zu glänzen.

Trainieren Sie Ihre Fähigkeit zur Gesprächssteuerung, indem Sie z. B. versuchen, „Köder" aus dem Bereich Ihres sicheren Fachwissens auszulegen. Am geeignetsten hierfür erweist sich immer wieder die Erwähnung spezieller Fachtermini oder Verfahren.

Antwortspielräume ausbauen. Weniger Prüferfragen bedeuten mehr Antwortspielräume für den Prüfling. Die quantitative Minimierung der Prüferfragen erlaubt dem Kandidaten besser zu steuern, was er darstellen will oder kann, sodass die Gefahr, bei Lücken ertappt zu werden, sich erheblich verringert. Außerdem bedeutet ein selbstbestimmtes (und möglichst ausgedehntes) Gestalten von Prüfungszeit, dass weniger Gebiete/Themen abgefragt werden können.

Denken Sie daran, dass (selbst richtige) *Stichworte* häufig geraten wirken und bei der Endbeurteilung im ungünstigsten Fall als bloßes *Fragmentwissen* eingestuft werden. Gewöhnen Sie sich in Prüfungssimulationen daher an, grundsätzlich in ganzen, zusammenhängenden Sätzen zu antworten. Kombinieren Sie diese Technik mit einer bewussten Kontrolle des Sprechtempos, um möglichst viel Prüfungszeit selbstbestimmt zu verbrauchen.

Trainieren Sie die inhaltliche Strukturierung Ihrer Antworten unter dem Aspekt der *Nachvollziehbarkeit*. Sollte sich aus der Prüferperspektive ein „roter Faden" vermissen lassen, ist mit häufigen und vorzeitigen Einmischungen und damit mit dem Verlust des Sprecherparts zu rechnen.

Sollte Ihnen dieser Trainingspunkt schwer fallen, stellen Sie den Prüfungssimulationen eine Aufbauübung voran: Skizzieren Sie Ihre Antworten (z. B. auf Fachfragen aus früheren Prüfungsprotokollen) zunächst schriftlich und bitten Sie dann Ihre Arbeitsgruppe/ Freunde um eine Beurteilung im Hinblick auf Nachvollziehbarkeit und logische Stringenz!

Sich auf den Prüfer einstellen. In der heißen Phase des Prüfungsgesprächs sollte jede unnötige Spannung zwischen Prüfer und Prüfling vermieden werden. Aus diesem Grund sollte der Kandidat versuchen, sich möglichst schnell auf den Fragestil des Prüfers einzustellen. Ausschweifende Antworten werden den „Stichwort-Frager" ebenso in Wallung bringen wie Telegrammstil-Antworten den „offenen Frager". Die Konsequenz einer missglückten Einstellung auf den Prüfer ist das vorzeitige Abkappen der Prüflingsbeiträge. Dadurch werden Selbstbewusstsein und Konzentrationsfähigkeit des Kandidaten unterminiert und (schlimmer noch) die Unfähigkeit der Verhaltenseinstellung auf den Prüfer ggf. als fachliche Unfähigkeit hochgerechnet.

Spielen Sie in Ihren Prüfungssimulationen verschiedene Prüfertypen durch mit dem Trainingsziel, Ihre Antworten möglichst schnell dem Fragestil des Prüfers anzupassen. Fertigen Sie dazu eine Kurzbeschreibung verschiedener Prüfertypen an. Ein Mitglied Ihrer Lerngruppe wählt dann geheim einen Prüfertyp aus, den er in der folgenden Simulation verkörpern will. Nach der „Prüfung" beurteilt der Prüfer das Anpassungsvermögen des Kandidaten und gibt ggf. Hinweise zu einer Optimierung des Antwortstils.

Adressen der Ärztekammern

Bundesärztekammer

Postfach 120 864
100 456 – 0
Fax.: 030/40 04 56 – 388
E-Mail: info@baek.de

Baden-Württemberg
Landesärztekammer

Jahnstraße 40
70597 Stuttgart
Tel.: 07 11/76 98 90
Fax: 07 11/769 89 50
E-Mail: laek-baden-wuerttemberg@dgn.de

Bayerische Landesärztekammer

Mühlbaurstraße 16
81677 München
Tel.: 089/41 47 – 0
Fax: 089/41 47 – 280
E-Mail: blaek@blaek.de

Ärztekammer Berlin

Friedrichstraße 16
10969 Berlin
Tel.: 030/4 08 06 – 0
Fax: 030/4 08 06 – 34 99
E-Mail: kammer@aekb.de

Landesärztekammer Brandenburg

Dreifertstraße 12
03044 Cottbus
Tel.: 0355/7 80 10 – 0
Fax: 0355/7 80 10 – 36
E-Mail: post@laekb.de

Ärztekammer Bremen

Schwachhauser Heerstraße 30
28209 Bremen
Tel.: 0421/34 04 20 – 0
Fax: 0421/34 04 20 – 9
E-Mail: info@aekhb.de

Ärztekammer Hamburg

Humboldtstraße 56
22083 Hamburg
Tel.: 040/22 80 20
Fax: 040/2 20 99 80
E-Mail: aekhh@aerztekammer-hamburg.de

Landesärztekammer Hessen

Im Vogelsgesang 3
60488 Frankfurt
Tel.: 069/9 76 72 – 0
Fax: 069/9 76 72 – 128
E-Mail: laek.hessen@laekh.de

Ärztekammer Mecklenburg-Vorpommern

August-Bebel-Straße 9a
18055 Rostock
Tel.: 0381/4 92 80 – 0
Fax: 0381/4 92 80 – 80
E-Mail: info@aek-mv.de

Ärztekammer Niedersachsen

Berliner Allee 20
30175 Hannover
Tel.: 05 11/3 80 02
Fax: 05 11/3 80 22 40
E-Mail: info@aekn.de

Ärztekammer Nordrhein

Tersteegenstraße 9
40474 Düsseldorf
Tel.: 02 11/43 02 – 0
Fax: 02 11/43 02 – 12 00
E-Mail: aerztekammer@aekno.de

Landesärztekammer Rheinland-Pfalz

Deutschhausplatz 3
55116 Mainz
Tel.: 0 61 31/28 82 20
Fax: 0 61 31/2 88 22 88
E-Mail: kammer@laek-rlp.de

Ärztekammer des Saarlandes

Faktoreistraße 4
66111 Saarbrücken
Tel.: 06 81/40 03 – 0
Fax: 06 81/4 00 33 40
E-Mail: info-aeks@aeksaar.de

Sächsische Landesärztekammer

Schützenhöhe 16
01099 Dresden
Tel.: 03 51/8 26 70
Fax: 03 51/8 26 74 12
E-Mail: dresden@slaek.de

Ärztekammer Sachsen-Anhalt

Doctor-Eisenbart-Ring 2
39120 Magdeburg
Tel.: 03 91/6 05 46
Fax: 03 91/6 05 47 00
E-Mail: info@aeksa.de

Ärztekammer Schleswig-Holstein

Bismarckallee 8–12
23795 Bad Segeberg
Tel.: 0 45 51/80 30
Fax: 0 45 51/80 31 80
E-Mail: aerztekammer@aeksh.org

Landesärztekammer Thüringen

Im Semmicht 33
07751 Jena-Maua
Tel.: 0 36 41/61 40
Fax: 0 36 41/61 41 69
E-Mail: post@laek-thueringen.de

Ärztekammer Westfalen-Lippe

Gartenstraße 210–214
48147 Münster
Tel.: 02 51/92 90
Fax: 02 51/929 29 99
E-Mail: posteingang@aekwl.de

Genetik

Hans-Georg Koch

Diagnostik

Frage 1

? Wie sollte der Befund einer genetischen Diagnostik vermittelt werden?

! Der Befund sollte im Rahmen einer humangenetischen Beratung vermittelt werden.

i Nach dem neuen Gentechnikgesetz ist es sogar zwingend vorgeschrieben, dass vor der Veranlassung einer genetischen Diagnostik eine qualifizierte Aufklärung erfolgt sowie eine qualifizierte Beratung zur Erklärung der Befunde. Diese Richtlinie betrifft nicht nur genetische Analyseverfahren sondern alle Untersuchungsmethoden, die zur Diagnostik einer genetischen Erkrankung oder Veranlagung führen können.

Frage 2

? Was versteht man unter einer FISH-Diagnostik und wann wird sie eingesetzt?

! Unter FISH versteht man ein hochauflösendes Verfahren (Fluoreszens-in-situ-Hybridisierung), das den zytogenetischen Nachweis chromosomaler Veränderungen (z. B. Mikrodeletionen) erlaubt, die durch die herkömmliche Zytogenetik nicht erfasst werden können.

i Es sind weitere molekulargenetische Verfahren in der Entwicklung oder Erprobung, die zukünftig eine noch feinere zytogenetische Auflösung erlauben.

Frage 3

? Bei einem Neugeborenen wird eine autosomal rezessiv vererbte genetische Erkrankung diagnostiziert. Die Eltern wünschen jetzt eine entsprechende Testung eines gesunden älteren Geschwisterkindes auf einen Überträgerstatus (Heterozygotentest). Welche Untersuchung veranlassen Sie?

! Ein Heterozygotentest des älteren Geschwisterkindes wird nach den geltenden Richtlinien abgelehnt.

i Da sich kein Nutzen für das ältere Geschwisterkind erkennen lässt, gibt es keine Rechtfertigung für einen Heterozygotentest. Das Recht des Kindes auf „Nicht-Wissen" muss respektiert werden. Es steht dem Kind frei, später bei Erreichen des Erwachsenenalters zur Familienplanung eine humangenetische Beratung in Anspruch zu nehmen. Eine Mutationsanalyse bei Kindern sollte nur vorgenommen werden, wenn sich eine wichtige medizinische Konsequenz ergibt.

Frage 4

? In welchem Abschnitt einer Schwangerschaft kann eine Pränataldiagnostik erfolgen?

! – Molekulargenetische Untersuchungen können an Material, das durch Chorionzottenbiopsie ab der 11. Schwangerschaftswoche gewonnen wird, durchgeführt werden.
 – Zytogenetische Untersuchungen erfolgen meistens an Zellen, die in der 14.–16. Schwangerschaftswoche durch Amniozentese gewonnen werden.

i Eine vorgeburtliche Diagnostik durch Chorionzottenbiopsie oder Amniozentese geht mit dem Risiko einer Fehlgeburt einher. Eine Amniozentese hat hierbei jedoch das deutlich niedrigere Risiko.

Frage 5

? Was versteht man unter direkter und indirekter genetischer Diagnostik?

! Unter direkter genetischer Diagnostik versteht man den direkten Nachweis eines Gendefektes (z. B. Mutation). Eine indirekte genetische Diagnostik benützt Marker, um ein defektes Allel zu identifizieren und seine Segregation innerhalb einer Familie zu verfolgen.

i Die direkte genetische Diagnostik setzt die Kenntnis einer krankheitsinduzierenden Veränderung voraus, die indirekte genetische Diagnostik lediglich die Kenntnis des krankheitsinduzierenden Gens. Voraussetzung hierfür ist allerdings ein Indexpatient in der Familie, dessen Allele bei Familienmitgliedern nachverfolgt werden. So kann herausgefunden werden, welches Familienmitglied Anlageträger ist, auch wenn die krankheitsinduzierende Mutation nicht bekannt ist.

Frage 6

? Welcher Aspekt sollte unverzüglich bei der Diagnosestellung einer genetischen Erkrankung mit der Familie besprochen werden?

! Das Wiederholungsrisiko.

i Eltern eines Kindes mit einer definierten genetischen Erkrankung sollten über das Wiederholungsrisiko informiert werden, um Gelegenheit zum Überdenken eines weiteren Kinderwunsches zu erhalten. Unabhängig davon ist eine humangenetische Beratung obligat, die die Eltern über Möglichkeiten einer Pränataldiagnostik aufklärt.

Trisomien

Frage 7

? Welche Auswirkungen haben kindliche numerische Chromosomenaberrationen in der Regel?

! Sie führen in den meisten Fällen zu Fehlgeburten im ersten Trimenon.

i Eine vermehrte oder verminderte Zahl von Chromosomen wird als Aneuploidie bezeichnet. Es sind nur drei autosomale Trisomien mit dem Leben vereinbar (Trisomie 21, Trisomie 18, Trisomie 13). Mosaike können zu sehr variablen klinischen Symptomen führen.

Frage 8

? Wie unterscheidet sich die Lebenserwartung von Kindern mit den verschiedenen Trisomie-Formen (21, 18, 13)?

! Während Kinder mit Trisomie 21 eine gute Lebenserwartung haben und in der Regel das Erwachsenenalter erreichen, versterben Kinder mit Trisomie 13 und 18 meistens in den ersten Lebenswochen

i Weniger als 10% der Kinder mit Trisomie 13 oder 18 überleben das erste Lebensjahr. Sie weisen komplexe Fehlbildungen auf.

Frage 9

? Welche typischen fazialen Dysmorphien weist ein Patient mit Trisomie 21 auf?

! Lateral ansteigende Lidachse, Epikanthus, breiter Nasenrücken, langes Philtrum, hyotone Gesichtsmuskulatur mit geöffnetem Mund.

i Die fazialen Auffälligkeiten können gelegentlich diskret sein, sodass nicht immer eine Diagnose gestellt wird. Neben den fazialen Dysmorphiezeichen sollte man auf zusätzliche Zeichen oder Symptome achten. Typisch sind eine Vierfingerfurche der Hände und eine muskuläre Hypotonie. Auch Fehlbildungen der inneren Organe (z. B. AV-Kanal, Ventrikelseptumdefekt, Duodenalatresie etc) können wegweisend sein.

Genetische Syndrome

Frage 10

? Welche Symptome weisen auf ein Fra-(X-)Syndrom (Fragiles-X-Syndrom) hin?

! Faziale Auffälligkeiten wie schmales Gesicht, große Ohren und Progenie, eine muskuläre Hypotonie und eine Überstreckbarkeit der Gelenke, eine Makroorchidie nach der Pubertät, eine mentale Retardierung sowie hyperaktives oder autistisches Verhalten.

i Das Fra-(X-)Syndrom ist eine der häufigsten genetischen Ursachen für mentale Retardierung, von dem besonders männliche, aber auch weibliche Individuen betroffen sind. Ursache ist die Expansion eines Trinukleotid-Repeats des FMR1-Gens, die zur Geninaktivierung führt. Der Trinukleotid-Repeat kann molekulargenetisch nachgewiesen werden, sodass ein zuverlässiges Nachweisverfahren für die Erkrankung verfügbar ist.

Frage 11

? Kennen Sie andere Krankheiten, die auf Expansionen von Trinukleotid-Repeats zurückzuführen sind?

! Beispielsweise die Friedreich-Ataxie, die myotone Dystrophie, die Chorea Huntington und spinozerebelläre Ataxien.

i Expansionen von Trinukleotid-Repeats finden sich besonders bei neurologischen Krankheitsbildern.

Frage 12

? Wie entwickelt sich eine durch Repeat-Expansion begründete Erkrankung über die Generationen?

! Die Schwere der Symptomatik kann von Generation zu Generation zunehmen.

i Dieses Phänomen bezeichnet man als Antizipation. Molekulares Korrelat ist eine Zunahme der Zahl der Repeats.

Frage 13

? Ein hypertrophes Neugeborenes fällt durch Hypoglykämie-Neigung auf. Nach welchen dysmorphen Stigmata sollte man suchen, um eine wichtige Differenzialdiagnose zu erkennen?

! Makroglossie, Omphalozele, Kerben der Ohrhelix, Hemihypertrophie.

i *Diese Stigmata können auf ein Beckwith-Wiedemann-Syndrom hinweisen.*

Frage 14

? Welche Bedeutung hat die Diagnosestellung eines Beckwith-Wiedemann-Syndroms für die betroffenen Kinder?

! Es besteht ein erhöhtes Risiko für das Auftreten maligner Tumoren, wie dem Wilms-Tumor.

i *Deswegen sind für viele Jahre regelmäßige sonografische Nachuntersuchungen wichtig.*

Frage 15

? Ein Junge zeigt Symptome (Kleinwuchs, Pterygium colli), die an ein Ullrich-Turner-Syndrom erinnern. Welche Diagnose könnte zutreffen?

! Noonan-Syndrom

i *Das Noonan-Syndrom kann an ein Ullrich-Turner-Syndrom erinnern, tritt aber auch bei Knaben auf. Die zytogenetische Untersuchung ist unauffällig.*

Frage 16

? Ein Kleinkind zeigte einen ausgeprägten Kleinwuchs, einen relativ groß erscheinenden Kopf mit dreieckigem Gesicht, schmalen Lippen und zarter Nase sowie kurze obere Extremitäten. Bereits intrauterin hatte eine ausgeprägte Hypotrophie vorgelegen. An welches Krankheitsbild könnte man denken?

! Silver-Russel-Syndrom.

i *Es gibt zahlreiche Fehlbildungssyndrome mit Wachstumsretardierung. Die Diagnosestellung erfordert einen guten klinischen Blick, sodass man die Hilfe eines erfahrenen klinischen Genetikers in Anspruch nehmen sollte. Dieser kann eine gezielte molekulargenetische Diagnostik veranlassen. Bei dem beschriebenen Kind passen die Stigmata sehr gut zu einem Silver-Russel-Syndrom. Der molekulare Defekt ist definiert (GRW10-Gen) und betrifft einen Wachstumsfaktor-Rezeptor.*

Frage 17

? Was versteht man unter Contiguous-Gene-Syndromen?

! Krankheitsbilder, an deren Ausprägung mehrere benachbarte Gene beteiligt sind.

i *Als Beispiel ist das Williams-Beuren-Syndrom zu nennen. Hier liegt eine Mikrodeletion auf Chromosom 7q11.23 vor, die zahlreiche Gene betrifft. Unter anderem ist das Elastin-Gen betroffen. Die Patienten haben in der Regel eine supravalvuläre Aortenstenose oder eine periphere Pulmonalstenose, faziale Auffälligkeiten, relativen Kleinwuchs und eine mentale Retardierung mit distanzlos freundlichem Auftreten.*

Frage 18

? Zu welchen Auffälligkeiten führt eine Mikrodeletion 22q11.2 (auch als CATCH22 bezeichnet)?

! Faziale Dysmorphien (u. a. langes, schmales Gesicht, Hypertelorismus), Vitium cordis, DiGeorge-Syndrom (T-Zell-Defekt, Hypoparathyreoidismus), Gaumenspalten, variable mentale Retardierung.

i *Die Variabilität ist sehr groß, sodass verschiedene Syndrome entstehen können (z. B. DiGeorge-Syndrom, Shprintzen-Syndrom). Vermutlich sind Mikrodeletionen in diesem Bereich häufiger Ursachen für Herzfehler.*

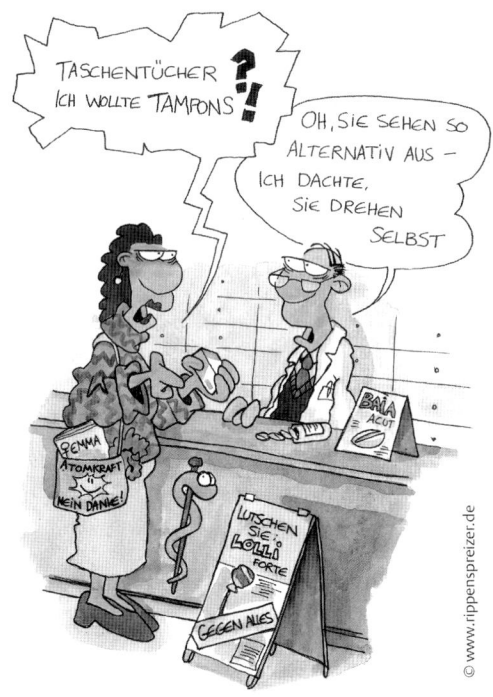

Frage 19

? Was versteht man unter CDG-Syndromen?

! Congenital Disorders of Glycosylation.

i In den letzten Jahren wurde eine Gruppe von Krankheiten identifiziert und charakterisiert, denen eine gestörte Glykosylierung zugrunde liegt. Die Symptomatik ist abhängig vom genetischen Defekt sehr variabel. Die häufigste Form ist CDG-1a, das auf einem Defekt der Phosphomannomutase beruht. Betroffene Patienten weisen typische Stigmata auf (invertierte Mamillen, Fettpolster, Strabismus) und sind mental retardiert. Als Suchtest für eine defekte Glykosylierung dient die elektrische Fokussierung des Transferrins.

Frage 20

? Bei der Erstversorgung eines Neugeborenen im Kreißsaal fällt eine Choanalatresie auf. Welches Syndrom könnte vorliegen und welche weiteren dysmorphen Stigmata könnte man erwarten?

! Eine CHARGE-Assoziation. Neben einer Choanalatresie findet man Iriskolobome, Herzfehler, Ohranomalien mit Hörstörung und ein hypoplastisches Genitale. Betroffene Patienten können eine mentale Retardierung entwickeln.

i Die klinische Ausprägung ist sehr variabel. Bei Verdacht auf eine syndromale Erkrankung aufgrund einer auffälligen Fehlbildung ist die Suche nach assoziierten Stigmata wichtig, um eine klare Diagnose stellen und ein therapeutisches Konzept entwickeln zu können.

Weitergabe von Erbinformationen

Frage 21

? Was versteht man unter „genetic imprinting" und kennen Sie Beispiele für Erkrankungen?

! Epigenetische Faktoren beeinflussen die Expression von Genen. Beim „genetic imprinting" ist es von Bedeutung, ob eine Genkopie über die väterliche oder mütterliche Linie weitergegeben wird.

i So kann beispielsweise der Verlust eines identischen Teils von Chromosom 15 entweder zum Prader-Willi-Syndrom oder zum Angelman-Syndrom führen.

Frage 22

? Kann eine weibliche Patientin bei einer X-chromosomal rezessiv vererbten Erkrankung klinisch symptomatisch werden?

! Grundsätzlich ja, allerdings meist mit leichterer Ausprägung als betroffene männliche Patienten.

i Bei einem X-chromosomal rezessiven Erbgang sind weibliche Individuen lediglich heterozygote Merkmalsträger. Da jedoch in den Körperzellen immer ein X-Chromosom inaktiviert wird, hängt die Ausprägung der Symptomatik vom individuellen X-Inaktivierungsmuster ab. Die Ausprägung einer X-chromosomal rezessiv vererbten Erkrankung kann auch intrafamiliär (bei gleicher Mutation) sehr unterschiedlich sein.

Frage 23

? Gibt es Krankheiten, die nach einem maternalen Erbgang vererbt werden?

! Ja. Die Mitochondriopathien.

i Die Mitochondrien verfügen über ein eigenes Chromosom, das für einige Proteine kodiert (z. B. Teile der Atmungskette, tRNA, rRNA). Mitochondrien und damit mitochondriale DNA werden von der Eizelle in der Zygote eingebracht, sodass die mitochondriale Information maternalen Ursprungs ist. Mutationen der mitochondrialen DNA werden somit ausschließlich maternal vererbt. Beispiele für diese Erkrankungen sind das MELAS-Syndrom und die Leber-Optikusatrophie.

Frage 24

? Beruhen eher die rezessiv oder eher die dominant vererbten Erkrankungen auf Spontanmutationen?

! Die dominant vererbten Erkrankungen.

i Sie werden häufiger durch Neumutationen verursacht, die bisher nicht in der Familie aufgetreten sind. Wenn es sich um Keimbahnmutationen handelt, werden sie jedoch an die nächste Generationen weitergegeben.

Frage 25

? Was ist der Unterschied zwischen einer Mutation und einem Polymorphismus?

! – Mutationen sind Veränderungen eines Gens, die funktionelle Auswirkungen haben.
– Polymorphismen sind genetische Veränderungen, die auf einer natürlichen Variabilität beruhen und keine funktionellen Auswirkungen haben.

i Polymorphismen sind in einer Population häufiger als die seltenen Mutationen. Im Einzelfall kann es jedoch schwierig sein, die funktionelle Relevanz einer genetischen Veränderung zu beurteilen.

Sozialpädiatrie, Prävention und Entwicklung

Günter Mau

Entwicklung

Frage 26

? Welche Reflexe, die bereits intrauterin ausgebildet werden, braucht das Neugeborene zur Muttermilchaufnahme?

! **Den Such-, Saug- und Schluckreflex.**

i *Da das Neugeborene aufgrund seiner Kopfanatomie ein reiner Nasenatmer ist, kann es während des Stillens auch trinken.*

Frage 27

? Warum ist es so wichtig, dass im Laufe der Entwicklung bestimmte angeborene Reflexe wieder verschwinden?

! **Viele Reflexe stehen weiterentwickelten Körperfunktionen im Weg, z. B. ein persistierender Greifreflex beim gezielten Loslassen, der asymmetrisch-tonische Nackenreflex bei der Entwicklung der Hand-Mund-Koordination.**

i *Deswegen ist die Kenntnis des zeitlichen Ablaufs vom Kommen und Gehen verschiedener Reflexe für die Beurteilung der Säuglingsentwicklung von besonderer Bedeutung.*

Frage 28

? Wann hat sich beim Säugling das Verhältnis von Tag- zu Nachtschlaf dem des Kleinkindes angenähert?

! **Etwa mit einem halben Jahr.**

i *Bei der Geburt sind Tag und Nachtschlaf im Allgemeinen in etwa gleich lang.*

Frage 29

? Um wie viel nehmen die Körpermaße bis zum Alter von einem Jahr zu?

! **Das Gewicht verdreifacht sich, die Körperlänge nimmt um durchschnittlich 25 cm und der Kopfumfang um 10 – 12 cm zu.**

i *Das Wachstum gehorcht im ersten Lebensjahr weniger konstitutionellen Faktoren als später.*

Frage 30

? In welchem Alter ist das Milchgebiss in der Regel komplett durchgebrochen?

! **Mit 24 bis 30 Monaten.**

i *Die Variationsbreite ist auch für den Durchbruch der ersten Zähne sehr groß.*

Frage 31

? Wann verschwindet der Moro-Reflex durchschnittlich?

! **Mit vier bis sechs Monaten.**

i *Postpartales Fehlen und längere Persistenz sind neurologische Auffälligkeiten, die aber immer im Kontext der gesamten neurologischen Entwicklung gesehen werden müssen. Zeitweilig wurde dem Fehlen oder dem Nachweis einzelner Reflexe und Lagereaktionen schon allein eine wesentliche Aussagekraft zugebilligt.*

Frage 32

? Wie viele der Kinder können mit zwölf Monaten frei laufen?

! **Etwa 50 %.**

i *Wie alle Meilensteine der Entwicklung gibt es eine sehr große Variabilität, mit 16 Monaten können etwa 90 % der Kinder laufen.*

Frage 33

? Mit welchem Alter fangen Säuglinge an, gezielt zu greifen?

! **Etwa mit dem vierten bis fünften Monat.**

i *Das Erlernen dieser Funktion ist Grundlage weiterer Entwicklungsschritte.*

Frage 34

? In welchem Alter erlernt der Säugling den Pinzettengriff?

! Um den neunten Monat herum.

i Der Pinzettengriff stellt eine sehr anspruchsvolle neurologische Leistung dar.

Frage 35

? Wie entwickelt sich das Schreiverhalten von Säuglingen?

! Es nimmt von der Geburt an langsam zu, erreicht mit etwa sechs Wochen seinen Höhepunkt und nimmt dann wieder ab.

i Die Entwicklung des Schreiens verläuft parallel zur der Häufigkeit von sogenannten Nabelkoliken.

Frage 36

? Wie hoch ist der Anteil der Kinder, die am Ende des dritten Jahres tagsüber trocken und sauber sind?

! Etwa 50 %.

i Weitere 40 % werden im folgenden Jahr tagsüber trocken und sauber.

Frage 37

? Ab wann kann ein Kind mit Klötzen einen Turm bauen?

! Durchschnittlich mit 18 Monaten.

i Wie bei allen Entwicklungsleistungen ist die interindividuelle Variation groß.

Frage 38

? Wann entwickeln Kinder erstmals Zeitbegriffe?

! Etwa mit dem vierten Lebensjahr.

i Anfänglich sind Zeitbegriffe nur in Abläufen möglich, später werden auch abstrakte Angaben begriffen (heute, morgen).

Frage 39

? Was ist früher entwickelt: das Sprachverständnis oder die expressive Sprache?

! Das Sprachverständnis.

i Bei einer Sprachentwicklungsverzögerung ist deswegen neben der Frage nach dem Hörvermögen die nach dem Sprachverständnis die wichtigste. Um Inhalte zu verstehen, muss das Kind das gesprochene Wort gehört und verarbeitet haben.

Sozialpädiatrie

Frage 40

? Was beschreibt eine Perzentile?

! Den Anteil einer Menge, der über bzw. unter einer definierten Grenze liegt.

i Perzentilen sind statistische Größen und treffen nicht automatisch eine Zuordnung in krank/gesund.

Frage 41

? Was bezeichnet man mit dem Begriff „perzentilenflüchtig"?

! Wenn im Längsschnitt ein Individuum seinen bisherigen Perzentilenrang nach oben oder unten verlässt und damit eine Veränderung seines Ranges in der Grundpopulation anzeigt.

i Eine Perzentilenflucht fordert den Untersucher immer auf, über die Ursache der Veränderung nachzudenken. Sie muss nicht zwangsläufig einen Krankheitswert haben.

Frage 42

? Was versteht man unter der intraindividuellen Variabilität einer Entwicklung?

! Nicht alle Entwicklungsparameter eines Kindes verlaufen synchron. Sie können auf sehr unterschiedlichen Perzentilen liegen. So kann ein Parameter weiter als im Durchschnitt und ein anderer weniger entwickelt sein.

i Eine unterschiedliche Entwicklung kann konstitutionell, und damit normal, oder durch Krankheiten bedingt sein.

Frage 43

? Was versteht man unter einer interindividuellen Variabilität?

! Kinder, z. B. gleichen Alters, sind unterschiedlich weit in ihrer Entwicklung.

i Die Folge ist, dass sogenannte Normwertbereiche eine relativ große Bandbreite haben.

Frage 44

? Was ist bei der entwicklungsneurologischen Beurteilung ehemals kleiner Frühgeborener zu bedenken?

! Es muss eine entsprechende Alterskorrektur durchgeführt werden, da die Beurteilung sonst zu negativ ausfallen kann.

i Die Entwicklung innerhalb der ersten Zeit hängt von dem Konzeptionsalter ab.

Frage 45

? Was versteht man unter transitorischen neurologischen Symptomen?

! Für das jeweilige Alter auffällige Befunde, die mit einem Jahr, spätestens mit 15 Monaten, verschwinden und nicht in einem Krankheitskomplex münden.

i Bei Säuglingen muss man deswegen mit einer endgültigen Diagnose, die sich auf wenige nicht altersgerechte Entwicklungsparameter stützt, sehr vorsichtig sein.

Frage 46

? Welches sind die wichtigsten Beispiele für Teilleistungsstörungen im Schulalter?

! Lese- und Rechtschreibschwäche, Rechenschwäche, motorische Koordinationsstörungen.

i Oft sind verschiedene Teilleistungsschwächen miteinander kombiniert. Für die Diagnosestellung müssen kausal damit verbundene Grundkrankheiten abgegrenzt werden.

Frage 47

? Was ist die einfachste Sprachförderung bei Kleinkindern?

! Langsames Sprechen der Eltern, einfache Sätze, aber nicht unbedingt Kindersprache.

i Die Tatsache, dass Sprachvision und motorische Sprachfähigkeiten nicht unbedingt kongruent verlaufen, führt bei kleineren Kindern manchmal zu vorübergehenden Sprachflussstörungen.

Frage 48

? Wann ist eine Sprachheiltherapie bei einer mäßig ausgeprägten Dyslalie bei einem sonst gesunden Kind sinnvoll?

! Etwa ab dem fünften Lebensjahr.

i Bei einem zu frühen Beginn fehlt im Allgemeinen die notwendige Kooperationsbereitschaft. Allerdings sollten die Eltern die Zeit vorher durch ein gezieltes Sprachvorbild nutzen.

Frage 49

? Was sollte eine Verordnung über Ergotherapie optimalerweise enthalten?

! Das Therapieziel.

i Der Behandlungskatalog für eine Ergotherapie ist sehr umfangreich. Sowohl für den Verordnenden als auch für den Ausführenden sind Zielangaben sehr disziplinierend.

Frage 50

? Welche Altersgruppe ist von häuslichen Ertrinkungsunfällen besonders betroffen?

! Kleinkinder.

i Kleinkinder können bereits in flachen Gartenteichen ertrinken, eine entsprechende Vorsorge ist deswegen bei entsprechenden Anlagen notwendig.

Frage 51

? Können Laufhilfen gefährlich werden?

! Der früher vielgenutzte „Gehfrei" führte zu vielen, teilweise schweren Unfällen.

i Laufhilfen sind immer dann gefährlich, wenn sich die Kinder daraus nicht befreien können und z. B. von stürzenden Hilfen mitgerissen werden.

Frage 52

? Eltern fragen nach Kompatibilität von kleinen Kindern und Hundehaltung?

! Sie sollten aufgefordert werden, sich unter Berücksichtigung vom Alter des Kindes, dem Alter, Größe und Rasse des Hundes über die Gefahren genau zu informieren.

i Jedes Jahr werden kleine Kinder durch Hundebisse schwer verletzt, vor allem im Gesicht.

Frage 53

? Was versteht man unter einem Schütteltrauma beim Säugling?

! Durch die Schüttelbewegung mit Hin-und Herschlagen des schweren, vom Säugling nicht zu kontrollierenden Schädels kommt es zu Abrissen von Brückenvenen mit konsekutiven Hirnblutungen.

i Betroffen sind vor allem kleine Säuglinge, Auslöser sind oft Schreiattacken.

Frage 54

? Was versteht man unter einem Münchhausen-Stellvertreter-Syndrom?

! Vorstellung von primär gesunden Kindern mit erfundenen oder willkürlich erzeugten Krankheitssymptomen.

i Ein Münchhausen-Stellvertreter-Syndrom (Münchhausen by proxy) weist immer auf eine schwer gestörte Mutter-Kind-Beziehung hin und gefährdet das Kind durch die Aktivitäten der Mutter und unnötige Eingriffe.

Frage 55

? Welche Familienkonstellation führt am häufigsten zu sexuellen Übergriffen?

! Stiefvater (mit oder ohne Trauschein), mit Stieftochter. Jungen sind sehr viel seltener betroffen.

i Aber auch inzestuöses Verhalten zwischen leiblichem Vater und Tochter sind nicht selten.

Frage 56

? Worauf deuten ausgeprägte und anhaltende Schrei-, Schlaf- und Fütterungsschwierigkeiten sehr oft hin?

! Auf eine gestörte Mutter-Kind-Beziehung.

i Allerdings spielen auch konstitutionelle Faktoren eine große Rolle. Oft ist zudem nicht klar, ob die Schwierigkeiten Folge oder Ursache einer gestörten Beziehung sind. Das zeitaufwändige Gespräch ist die beste Präventionsmaßnahme.

Frage 57

? Welche Faktoren sind für die Reduktion des plötzlichen Kindstodes nach heutiger Sicht die wichtigsten?

! Konsequente Rückenlage, Stillen, Rauchverzicht der Eltern.

i Der wichtigste Faktor ist ohne Frage die Umsetzung der Rückenlage. Eine Seitenlage ist nicht hilfreich, da Säuglinge bereits nach einigen Wochen von der Seitenlage in eine andere Lage, und damit auch in die Bauchlage wechseln können. Die Seitenlage ist auch für die Hüftentwicklung nicht optimal.

Frage 58

? Warum ist Alkoholgenuss in der Schwangerschaft für die Prognose des Kindes so bedeutend?

! Neben den Konsequenzen, die sich aus verschiedenen assoziierten Fehlbildungen ergeben, droht den Kindern eine bleibende mentale Retardierung.

i Es besteht eine gewisse Dosisabhängigkeit, die aber nicht linear ist. Insofern ist der Genuss von Alkohol in der Schwangerschaft generell zu vermeiden.

Frage 59

? Welche Ursachen sind in der Altersgruppe der Schulkinder (5 – 15 Jahre) für die meisten Todesfälle verantwortlich?

! Verletzungen und Vergiftungen.

i Etwa 40 % der Todesfälle in dieser Altersgruppe sind Folge von Verletzungen und Vergiftungen. In der Gruppe der ein- bis Fünfjährigen sind es etwa 30 %.

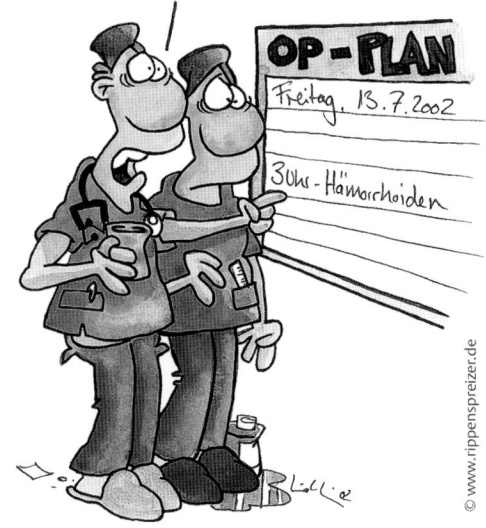

Prävention

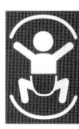

Frage 60

? Wie ist das Vorsorgeprogramm für Kinder und Jugendliche strukturiert?

! Es umfasst Untersuchungen U1 bis 11 (bis zum Alter von 10 Jahren) sowie J1 und J2 (mit 16 – 17 Jahren).

i Der große Wert liegt neben dem rechtzeitigen Entdecken von Krankheiten und Entwicklungsstörungen darin, dass die Eltern die Gelegenheit haben, auch viele andere Fragen zur Gesundheit ihres Kindes beantwortet zu bekommen. Deswegen ist ein messbarer Erfolg auch relativ schwer zu evaluieren. Die Inhalte der von den Krankenkassen finanzierten Untersuchungen werden vom Gemeinsamen Bundesausschuss der Ärzte und Krankenkassen festgelegt. Die Kosten von U10, U11 und J2 werden von vielen Kassen nicht übernommen.

Frage 61

? In welchem Zustand sollte sich ein Kind bei einer entwicklungsneurologischen Untersuchung befinden?

! Stress- und irritationsfrei.

i Dösigkeit führt zu einer Unterschätzung von Fähigkeiten, im Stress und bei heftiger Abwehr sind oft nicht altersgerechte Befunde zu finden.

Frage 62

? Welche Formen der Prävention unterscheidet man?

! Primäre, sekundäre und tertiäre.

i
- Primäre Maßnahmen dienen zur Vorbeugung von Krankheiten in einer Population.
- Sekundäre Maßnahmen sollen Manifestationen bei vorliegenden Krankheitsanlagen verhindern.
- Tertiäre Maßnahmen sollen ein erneutes Auftreten oder eine Verschlechterung des Krankheitszustandes bei manifesten Krankheiten verhindern.

Frage 63

? Bei welcher Vorsorgeuntersuchung wird die Sonografie der Hüfte durchgeführt?

! U3 (4.– 6. Lebenswoche).

i Ziel ist es, erkrankte und gefährdete Hüften rechtzeitig einer Frühtherapie zuzuführen. Bei Risikofaktoren, wie Beckenendlage, soll aber bereits postpartal eine erste Ultraschalluntersuchung durchgeführt werden. Der Sinn des oft geübten breiten Wickelns bei grenzwertigen Befunden ist nicht sicher geklärt.

Frage 64

? Welches Hormon wird beim Screening auf Hypothyreose genutzt?

! Das Thyreoidea-stimulierende Hormon (TSH).

i Deswegen werden beim Screening sekundäre und tertiäre Hypothyreosen nicht erkannt, die aber im Neugeborenenalter auch sehr selten sind.

Frage 65

? Welche Substanz wird beim Screening auf ein adrenogenitales Syndrom (AGS) genutzt?

! 17-OH-Progesteron (17-OH-P).

i Die Produktion dieses Metaboliten ist reifeabhängig. Daher werden bei Frühgeborene häufig zu hohe Werte gemessen.

Frage 66

? Welche Krankheiten werden beim Neugeborenen-Screening in Deutschland erfasst?

! Hypothyreose, adrenogenitales Syndrom, Phenylketonurie, Galaktosämie, Biotinidasemangel, Ahornsirupkrankheit, Isovalerianazidämie, Glutarazidämie Typ I, Abbaudefekte der Fettsäuren und Carnitin-Stoffwechselstörungen.

i Während bis vor wenigen Jahren in den einzelnen Bundesländern sehr unterschiedliche Programme durchgeführt wurden, sind die Inhalte und Abläufe des Neugeborenen-Screenings jetzt einheitlich gesetzlich geregelt. Ein Neugeborenes hat einen Rechtsanspruch auf das Screening. Dieses darf jedoch nur mit dem Einverständnis der Eltern erfolgen. Bei den erfassten Erkrankungen handelt es sich um angeborene endokrine oder Stoffwechselstörungen, für die der Nutzen einer frühen Therapie belegt ist.

Frage 67

? Wann ist unter Berücksichtigung der verschiedenen Tests der günstigste Zeitpunkt für das Stoffwechsel-Screening?

! Möglichst bald nach der 36. Lebensstunde.

i Bei frühzeitiger Entlassung soll ein Früh-Screening abgenommen werden, das dann zum regulären Zeitpunkt wiederholt werden muss.

Frage 68

? Was ist das Ziel eines Hör-Screenings bei Neugeborenen?

! Das frühzeitige Erkennen von Hörstörungen, um einen ungestörten Spracherwerb zu ermöglichen.

i Zur Aufdeckung angeborener Hörstörungen sollte deswegen bereits postpartal ein apparatives Screening durchführt werden. Dies gilt insbesondere für Risikokinder, wie kleine Frühgeborene etc. Seit 2009 ist das Hör-Screening verpflichtend.

Frage 69

? Was ist die wichtigste Maßnahme zur Verhütung von Karies?

! Fluoridgaben bzw. -anwendungen und Vermeiden einer häufigen oder permanenten Zufuhr von Kohlenhydraten.

i Die Karies wird durch die Säureproduktion von Mundkeimen (Streptokokkenarten) hervorgerufen. Eine Fluoreinlagerung härtet die Zahnoberfläche.

Frage 70

? Was versteht man unter einer Flaschenkaries?

! Auslöser ist das permanente Angebot spaltbarer Kohlenhydrate durch Dauersaugen.

i Nicht nur einfache Zucker sondern auch höherwertige Kohlenhydrate sind verantwortlich. Letztere kleben oft besonders gut an der Zahnoberfläche.

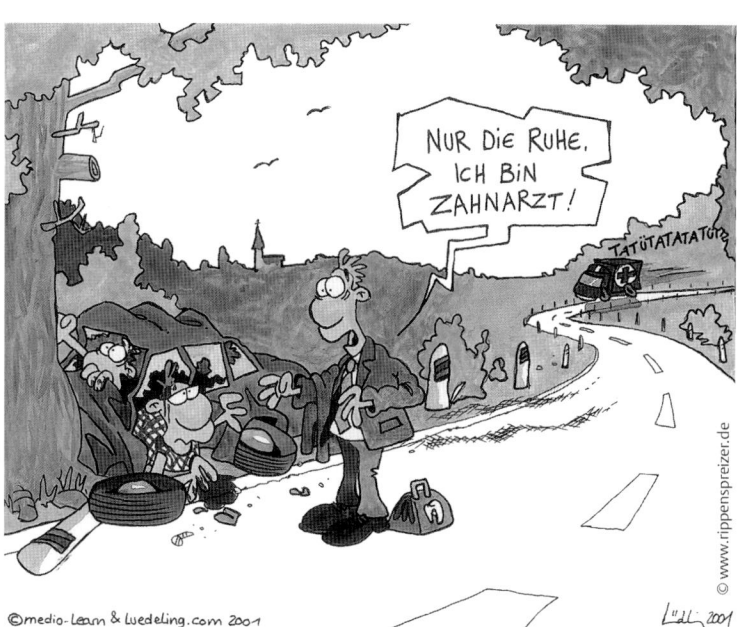

Ernährung

Hans-Georg Koch

Ernährungsgrundlagen

Frage 71

? Welche Konzepte sind für Ernährung von Säuglingen, Kindern und Jugendlichen etabliert?

! Der Ernährungsplan für die Ernährung im ersten Lebensjahr sowie die optimierte Mischkost (OptimiX®).

i Mit diesen Konzepten werden die wissenschaftlichen Erkenntnisse zur Nährstoffzufuhr und Prävention ernährungsbedingter Erkrankungen in lebensmittel- und mahlzeitenbezogene Empfehlungen umgesetzt.

Frage 72

? Was ist der Unterschied zwischen einer präbiotischen und einer probiotischen angereicherten Nahrung?

! - Präbiotika sind Substrate (Oligosaccharide), die sich auf die Besiedelung des Darms auswirken, aber auch über den Darm aufgenommen und möglicherweise systemische Effekte haben.
- Probiotika sind spezielle Bakterienstämme, die die Darmflora verändern bzw. günstig beeinflussen.

i Wie in einigen wenigen Studien gezeigt werden konnte, können bestimmte Probiotika bei einer Gastroenteritis den Krankheitsverlauf verkürzen.

Frage 73

? Wie entwickelt sich der Geschmack eines Kindes?

! Im Alter von vier bis sechs Monaten akzeptiert ein Säugling sehr unterschiedliche Geschmacksrichtungen. Danach wird die Toleranz zunehmend geringer. Kleinkinder sind häufig sehr begrenzt und werden erst zum Ende der ersten Lebensdekade für unbekannte Geschmacksnoten offener.

i Nahrungsmittel, die zu Übelkeit und Erbrechen führten, bleiben lange in Erinnerung und werden gemieden.

Frage 74

? Wie hoch ist die empfohlene Natriumkonzentration in einer oralen Rehydrierungslösung?

! Empfohlen werden in Mitteleuropa 60 mmol/l Natrium

i Patienten in Mitteleuropa haben in der Regel keine massiven Natriumverluste über den Stuhl, sodass die reduzierte Natriumkonzentration ausreicht bzw. Vorteile bietet. Dagegen empfiehlt die WHO für Drittweltländer 90 mmol/l.

Frage 75

? Welche Vitaminsupplementierung hat nachweislich positive Effekte auf die Entwicklung von Kindern?

! In Deutschland wird bei Neugeborenen und Säuglingen die Substitution der Vitamine D und K in unterschiedlichen Verabreichungsschemata durchgeführt.

i - Die Vitamin-D-Substitution reduziert die Inzidenz der Vitamin-D-Mangelrachitis erheblich.
- Die Vitamin-K-Substitution bei Neugeborenen reduziert das Risiko einer Blutungsneigung durch Vitamin-K-Mangel bei vollgestillten Säuglingen.

Frage 76

? Wie sind die Begriffe „Übergewicht", „Adipositas" und „extreme Adipositas" definiert?

! Die Definition erfolgt über die Verteilung des BMI (Body Mass Index) in einer Altersstufe. Als übergewichtig bezeichnet man Individuen zwischen der 90. und 97. Perzentile, als adipös jene zwischen der 97. und 99,5. Perzentile. Darüber hinaus gelten die Betroffenen als extrem adipös.

i Bereits in der Gruppe der Übergewichtigen muss man in einem hohen Maße mit negativen Langzeitfolgen rechnen.

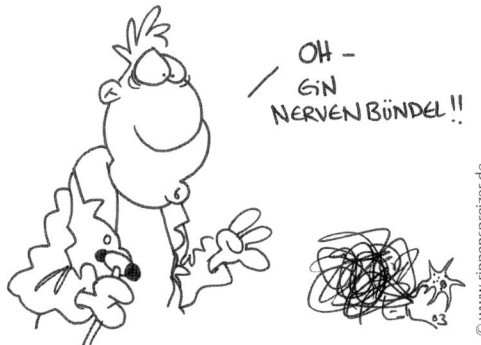

Säuglingsernährung

Frage 77

? Genügt Muttermilch, um den Bedürfnissen eines Säuglings im ersten Halbjahr gerecht zu werden?

! Ja.

i Eine adäquate Gewichtsentwicklung vorausgesetzt, benötigt ein Säugling in den ersten Monaten zusätzlich zur Muttermilch keine Nahrung. Im zweiten Lebenshalbjahr ist dann das Zufüttern von Beikost essenziell (nicht vor dem 5. Lebensmonat und nicht später als nach dem 7. Lebensmonat beginnen).

Frage 78

? Wie lange sollte man eine hypoallergene Säuglingsnahrung geben, wenn nach der Geburt damit begonnen wurde und Stillen nicht gewünscht oder möglich war?

! Bis zum Ende des ersten Lebenshalbjahres, wenn Beikost zugefüttert wird.

i Es gibt keine Studien, die einen Nutzen über diese Zeit hinaus belegen können. Dennoch kann die Nahrung bei guter Verträglichkeit und gutem Gedeihen weiter gegeben werden.

Frage 79

? Sind gestillte Säuglinge durch alternative Ernährungsformen ihrer Mütter gefährdet?

! Sie können unter bestimmten Voraussetzungen gefährdet sein und Zeichen eines Nährstoffmangels entwickeln.

i Nicht alle Formen sind so dramatisch wie der alimentäre Vitamin-B_{12}-Mangel eines Säuglings bei veganer Ernährung der Mutter. Betroffene Säuglinge entwickeln innerhalb der ersten Lebenswochen bis -monate eine makrozytäre Anämie und bleibende neurologische/zerebrale Schäden.

Frage 80

? Wie ist die Verabreichung alternativer Tiermilchen an Säuglinge ernährungsphysiologisch zu bewerten?

! Ernährungsphysiologen raten von der Verabreichung alternativer Tiernahrungen ab, da sie den Bedarf eines Säuglings nicht voll decken können.

i Gelegentlich gegebene Tiernahrungen sind Ziegenmilch (folsäurearm), Stutenmilch (fettarm), Schafsmilch (zu fettreich) und Soja-Milch (kalziumarm). Entgegen der häufigen Einschätzung, mit diesen Milchen allergiepräventiv vorzugehen, gibt es keine Evidenz, dass Nahrungsmittelallergien durch diese alternativen Milchen verhindert werden können.

Frage 81

? Warum werden Säuglingsmilchen zunehmend mit langkettigen, ungesättigten Fettsäuren (LCPUFA) angereichert?

! Langkettige, ungesättigte Fettsäuren sind bei nicht gestillten Kindern für die neurologische Entwicklung vorteilhaft. Dies trifft insbesondere für Frühgeborene zu.

i Viele im Handel erhältliche Formelnahrungen sind bereits mit LCPUFA angereichert.

Frage 82

? Wann spricht man bei einem Säugling von „Hunger an der Brust" und wie geht man vor?

! Wenn ein vollgestillter Säugling aufgrund mangelnder Kalorienzufuhr keine ausreichende Gewichtszunahme aufweist. Man sollte das Kind regelmäßig vor und nach dem Stillen wiegen, die Mutter beraten und eine adaptierte Formelnahrung zufüttern.

i Die Mütter bemerken den Mangelzustand oft selbst nicht und werden erst durch Familienmitglieder oder im Rahmen von Vorsorgeuntersuchungen darauf aufmerksam gemacht.

Frage 83

? Welchen Stillrhythmus empfiehlt man jungen Müttern?

! Man rät heute zum Stillen nach Bedarf, wenn sich die Neugeborenen und Säuglinge mit Hungersignalen melden, und weniger zum Stillen nach der Uhr.

i In der Regel entwickeln Neugeborene in den ersten Wochen einen hinreichend regelmäßigen Stillrhythmus.

Ernährungstherapie

Frage 84

? Was sollte man beachten, wenn ein Kind aufgrund von Fütterungsproblemen vorübergehend über eine perkutane endoskopisch gelegte Gastrostomiesonde ernährt wird?

! Man sollte das Kind Nahrung schmecken lassen und den Mundbereich mechanisch stimulieren.

i Fütterungsprobleme können die Mutter-Kind-Beziehung erheblich belasten. Man sollte frühzeitig Experten einbeziehen, die Konzepte zur Sondenentwöhnung entwickeln.

Frage 85

? Durch welches Konzept kann man die Gewichtsentwicklung bei adipösen Kindern und Jugendlichen positiv beeinflussen?

! Integriertes Konzept einer Ernährungs-, Bewegungs-, Verhaltenstherapie. Das Umfeld (Familie, Schule) sollte mit einbezogen werden.

i Eine alleinige Ernährungstherapie durch Diäten oder Kalorienreduktion führt empirisch nicht zu einem bleibenden Erfolg. Die konsequente, längerfristige Anwendung eines komplexen Programms ist essenziell.

Frage 86

? Welche Bedeutung haben Medikamente in der Behandlung einer Hypercholesterinämie des Kindesalters?

! Bei alimentär bedingter Hyperlipidämie werden keine Lipidsenker eingesetzt. Eine Indikation könnte bei einer ausgeprägten familiären Hypercholesterinämie gesehen werden. Es gibt jedoch kaum verfügbare Medikamente. Zugelassen sind Ionenaustauscherharze (Cholestyramin), das jedoch nur schlecht akzeptiert wird. Ab dem achten bzw. zehnten Lebensjahr sind Pravastatin bzw. Ezetimib (Hemmung der Sterinabsorption) zugelassen.

i Die medikamentöse Behandlung einer familiären Hypercholesterinämie sollte mit einem erfahrenen Zentrum abgestimmt werden. Sie kommt erst in Betracht, wenn diätetische Maßnahmen ausgeschöpft sind und ein hohes Risiko für kardiovaslulären Erkrankungen vorliegt.

Frage 87

? Welche Getreidesorten müssen im Rahmen einer glutenfreien Diät bei Zöliakie strikt gemieden werden?

! Gerste, Roggen, Weizen, Dinkel, Grünkern, Hafer, Wildreis.

i Möglich sind Reis, Mais, Buchweizen, Hirse, Mehl von Kartoffeln und Hülsenfrüchte sowie Amaranth. Der Patient bzw. seine Familie benötigt eine eingehende diätetische Beratung und Schulung.

Frage 88

? Worauf muss man bei einer fruktosearmen Diät verzichten?

! Freie Fruktose aus Obst und Gemüse sowie Zuckeraustauschstoffe.

i Saccharose hingegen wird besser vertragen, offensichtlich aufgrund des gleichzeitigen Vorliegens von Glukose. Die Toleranz muss individuell ausgetestet werden.

Frage 89

? Auf welche Produkte muss ein Patient mit Laktoseintoleranz bei einer laktosefreien Ernährung verzichten?

! Milch, Milchprodukte und milchhaltige Lebensmittel.

i Nach der Säuglingszeit sind Sojamilch und entsprechende Produkte sowie laktosefreie Trinkmilchen als Ersatz geeignet. Es gibt verschiedene Laktasepräparate, deren Einnahme zum Essen die Laktosetoleranz verbessern kann.

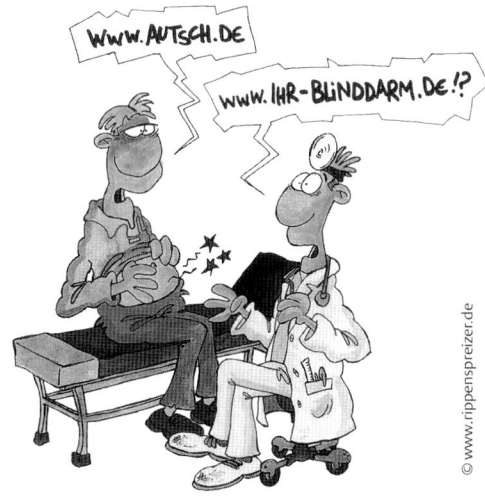

Ernährungsstörungen

Frage 90

? Welche Auswirkungen kann ein Folsäuremangel bei Schwangeren haben?

! Ein Folsäuremangel bei Schwangeren erhöht das Risiko für einen Neuralrohrdefekt des Föten erheblich.

i Schwangere erhalten in der Regel eine Folsäuresubstitution. Wichtig ist jedoch eine ausreichende Folsäureversorgung in den ersten Schwangerschaftswochen.

Frage 91

? Welche Erkrankung führt regelmäßig zu einem komplexen Vitaminmangelsyndrom?

! Die neonatale Cholestase führt zu einer massiv eingeschränkten Resorption fettlöslicher Vitamine.

i Bei Cholestase muss auf ein deutlich erhöhtes Angebot an fettlöslichen Vitaminen geachtet werden, die pharmakologisch substituiert werden.

Frage 92

? Wenn ein Säugling mit Hepatopathie zur Aufrechterhaltung ausreichender Vitamin-E-Konzentrationen ein wasserlösliches Vitamin-E-Präparat erhält, ist auf welche Wechselwirkung besonders zu achten?

! Eine Abnahme des Quick-Werts.

i Die Substitution von wasserlöslichem Vitamin E kann die Resorption von Vitamin K beeinträchtigen, sodass das Risiko für eine Gerinnungsstörung steigt.

Frage 93

? Durch welche Symptomatik äußert sich ein ausgeprägter Zinkmangel?

! Durch Hautveränderungen wie bullöse Dermatitis, Paronychie, Alopezie.

i Ein länger dauernder Zinkmangel führt zudem zu einer Wachstumsverzögerung. Ein seltener angeborener Zinkmangelzustand wird als Akrodermatitis enteropathica bezeichnet.

Frage 94

? Gibt es eine Begründung, gesunden Kindern regelmäßig Multivitaminpräparate zu verabreichen?

! Nein.

i Für die zunehmend gängige Praxis, gesunde Kinder oder auch „schlechte Esser" regelmäßig mit Multivitaminpräparaten zu versorgen, gibt es keine evidenzgesicherte Begründung. Die Vitaminbehandlung beruht auf der Angst der Eltern, es könne sich ein Mangel entwickeln, und dem Bedürfnis, aktiv zur guten Entwicklung der Kinder beizutragen.

Frage 95

? Durch welches Symptom äußert sich ein Vitamin-A-Mangel zuerst?

! Durch Nachtblindheit.

i Die Mangelerscheinungen sind häufig Folge einer verminderten Lipidabsorption, wie sie z. B. bei Mukoviszidose oder Hepatopathien auftreten kann.

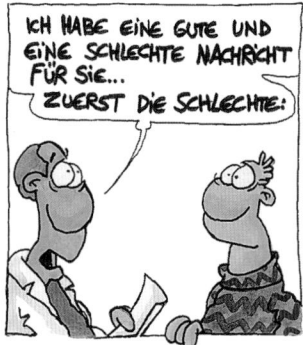
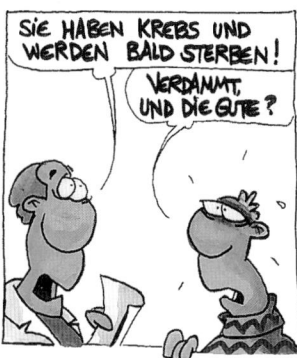
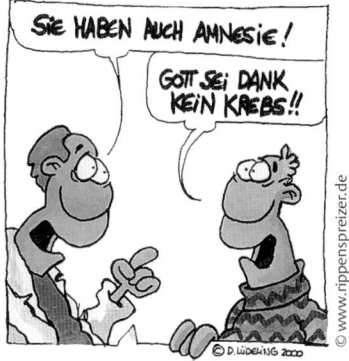

Impfungen

Günter Mau

Rechtliche und pharmakologische Grundlagen

Frage 96

? Wer gibt die aktuellen Impfempfehlungen heraus?

! Die ständige Impfkommission des Robert Koch-Instituts (STIKO).

i Einzelheiten und Fragen der Kostenübernahme regelt eine Richtlinie des Gemeinsamen Bundesausschusses (GBA). Nach der Gesetzeslage sind öffentlich empfohlene Impfungen nicht mehr nur Satzungs- sondern Pflichtleistungen der einzelnen Krankenkassen.

Frage 97

? Ist die durch eine Impfung erzeugte Immunität nur B-Zell-induziert?

! Nein, sondern ganz wesentlich auch von T-Zellen abhängig.

i Gerade für das immunologische Gedächtnis ist die T-Zell-vermittelte Immunität von besonderer Bedeutung. Deswegen ist die Bestimmung von Impfantikörpern nicht immer wegweisend für die Beurteilung des Impfschutzes.

Frage 98

? Was versteht man unter Konjugatimpfstoffen?

! Impfstoffe, bei denen das bakterielle Antigen an ein immunologisch wirksames Trägerprotein gebunden ist.

i Reine Kapselantigene (Polysaccharidantigene) z. B. von Pneumokokken oder Haemophilus influenzae B sind im Säuglingsalter noch nicht ausreichend immunogen. Als Trägerantigen wird z. B. Tetanustoxoid eingesetzt, das T-Zellen aktivieren kann und über diesen Mechanismus die Impfung von Säuglingen ab dem vollendeten zweiten Lebensmonat z. B. gegen Pneumokokken und Haemophilus influenzae ermöglicht.

Frage 99

? Warum sollten Injektionsnadeln beim Impfen mit Adsorbatimpfstoffen nicht äußerlich benetzt sein?

! Im Fettgewebe, durch das die Nadel gleitet, können solche Impfstoffe lokale Reaktionen hervorrufen.

i Impfungen sollten immer intramuskulär erfolgen, um lokale Reaktionen zu vermeiden.

Frage 100

? Welche Kontraindikationen bestehen für Lebendimpfungen?

! Lebendimpfungen dürfen nicht bei angeborenen oder erworbenen Immundefekten oder während der Chemotherapie einer malignen Erkrankung durchgeführt werden. Schwangere sollten ebenfalls keine Lebendimpfungen erhalten.

i Bei einer angeborenen oder erworbenen Immundefizienz ist es empfehlenswert, die Möglichkeit oder Notwendigkeit einer Lebendimpfung mit einem in immunologischen Fragen kompetenten Zentrum zu besprechen. Zum Schutz der Patienten sollten Familienmitglieder über einen Impfschutz verfügen. Auch wenn bei Schwangerschaften bisher keine sicheren fötalen Schäden durch Lebendimpfungen aufgetreten sind, wird aus Sicherheitsgründen von einer Impfung abgeraten. Kinder von schwangeren Müttern können durchaus geimpft werden und beispielsweise eine MMRV-Impfung erhalten.

Frage 101

? Darf jeder Kinder- und Jugendarzt eine Gelbfieberimpfung durchführen?

! Die Gelbfieberimpfung darf nur von speziell zugelassenen Gelbfieberimpfstellen durchgeführt werden.

i Die zugelassenen Gelbfieberimpfstellen lassen sich über die Gesundheitsämter erfragen.

Spezielle Schutzimpfungen

Frage 102
? Ist ein abklingender banaler Luftwegsinfekt eine zwingende Kontraindikation für eine Impfung?

! Nein. Studien haben gezeigt, dass weder die Nebenwirkungsrate noch der der Impferfolg anders sind als bei gesunden Kindern.

i Man sollte aber vorsichtig sein, dass man nicht in den Beginn eines hochfieberhaften Infektes hineinimpft.

Frage 103
? Wie wirkt die Tetanusimpfung und wie oft sollte sie bei Verletzungen aufgefrischt werden?

! Es werden Antikörper gegen Tetanustoxin, nicht gegen den Erreger selbst gebildet. Eine Boosterimpfung ist je nach Schwere der Verletzung fünf bis zehn Jahre nach der letzten Impfung indiziert.

i Bei zu kurzen Impfintervallen kann es im Rahmen einer Überimpfung zu heftigen lokalen und Allgemeinreaktionen kommen.

Frage 104
? Warum ist die Polioschluckimpfung durch die Totimpfung ersetzt worden?

! Die Frequenz zirkulierender Impfviren hatte stark zugenommen, sodass die Gefahr von Impfpoliomyelitiden gestiegen war.

i Der Nachteil der IPV-Impfung ist, dass kein lokaler Impfschutz im Darm mehr entsteht.

Frage 105
? Schützt der von der STIKO empfohlenen konjugierte Pneumokokkenimpfstoff für kleine Kinder vor allen Pneumokokkeninfektionen?

! Nein.

i Der Schutz richtet sich lediglich gegen sieben Serotypen, die allerdings für etwa 70 % aller schweren Infektionen verantwortlich sind. Durch die Impfung ist inzwischen ein gewisser Selektionsdruck entstanden, der zu einer Zunahme anderer Serotypen geführt hat. Seit kurzem steht aber ein 10-valenter Impfstoff zur Verfügung, ein 13-valenter Impfstoff wurde gerade zugelassen.

Frage 106
? Wann ist bei der Masernimpfung eventuell mit Fieber zu rechnen?

! Der Zeitpunkt ist wegen der parenteralen Verabreichung gegenüber der Wildinfektion vorverlegt, am häufigsten tritt zwischen dem 7. und 10. Tag Fieber auf.

i Die Kinder sind trotz des Fiebers nicht ansteckend.

Frage 107
? Bis zu welchem Zeitpunkt ist eine postexpositionelle Masernimpfung noch sinnvoll?

! Etwa bis zum 3. Tag.

i Durch die parenterale Applikation ist die Inkubation verkürzt, sodass die Impfviren vor den Wildviren eine Infektion induzieren und den Ausbruch der Erkrankung verhindern oder wesentlich abschwächen.

Frage 108
? Wie gefährdet sind nicht gegen Masern und Mumps geimpfte Menschen im späteren Alter?

! Durch die relativ hohe Durchimpfungsrate sind die früher regelhaft auftretenden Kleinepidemien in Kindergärten und Schulen praktisch verschwunden, sodass sich die Nichtgeimpften nicht als Kinder, sondern oft erst sehr viel später infizieren.

i Sowohl Masern als auch Mumps sind im Erwachsenenalter mit sehr viel mehr Komplikationen behaftet.

Frage 109
? Kann eine Varizellenimpfung später die Ursache eines Zosters sein?

! Ja.

i Auch die Impfviren verbleiben im Körper und können reaktiviert werden.

Frage 110
? Wie sollte der Impfschutz bei Neugeboren von infektiösen Müttern mit Hepatitis B aussehen?

! Kombinierte aktive und passive Impfung bereits postpartal.

i Ohne aktive und passive Impfung eines Neugeborenen kurz nach der Geburt liegt die Infektionsrate bei HBE-AG-positiven Müttern bei 90 %, bei HBE-AG-negativen bei 15 – 25 %.

Frage 111

? Was ist das eigentliche Ziel der Rötelnschutzimpfung?

! Durch einen hohen Impfschutz in der Bevölkerung soll die Häufigkeit von Infektionen nicht geschützter Schwangeren reduziert werden.

i Junge Frauen mit negativem oder grenzwertigem Impfschutz sollten unter einem entsprechenden Konzeptionsschutz nochmals geimpft werden. Die empfohlene zweimalige Impfung gegen Röteln gewährleistet weitgehend einen effektiven Schutz vor einer Rötelnembryopathie.

Frage 112

? Was ist der Zweck der neu eingeführten Impfung gegen humane Papillomaviren?

! Infektionen mit dem humanen Papillomavirus (16, 18) gelten als gesicherte Ursache für spätere Gebärmutterhalskarzinome.

i Die dreimalige Grundimmunisierung sollte vor dem ersten Geschlechtsverkehr abgeschlossen sein. Aktuell wird eine Impfung von Mädchen im Alter von 12 – 17 Jahren empfohlen. Die Dauer der Immunität ist im Augenblick noch nicht klar.

Frage 113

? An welche Altersklasse richtet sich die Impfung gegen Rotaviren?

! Es handelt sich um eine Schluckimpfung, die ab einem Lebensalter von sechs Wochen durchgeführt werden kann und bis zum Ende des ersten Lebenshalbjahres abgeschlossen sein sollte.

i Für Impfungen nach dem sechsten Lebensmonat besteht keine Zulassung. Auch Auffrischimpfungen zu einem späteren Zeitpunkt sind nicht vorgesehen. Die Rotavirusimpfung wird bereits in einigen Bundesländern flächendeckend durchgeführt, ist aber zurzeit noch keine von der STIKO allgemein empfohlene Impfung. Durch die Impfung wird das Risiko für eine Krankenhausbehandlung bei Säuglingen und Kleinkindern aufgrund einer Rotavirusinfektion erheblich reduziert.

Frage 114

? Aus welchem Grund wird die Auffrischung der Pertussisimpfung gerade bei Jugendlichen und jungen Erwachsenen empfohlen?

! Junge Erwachsene können im Falle einer Pertussiserkrankung ihre eigenen Kinder gerade im Säuglingsalter gefährden.

i Pertussis stellt für Neugeborene und Säuglinge eine potenziell lebensbedrohliche Erkrankung dar.

Frage 115

? Nach welchen Regeln erfolgt eine Impfung gegen eine RSV-Infektion?

! Es handelt sich um eine passive Immunisierung, die bei Risikopatienten während der RSV-Saison (etwa Oktober bis April) in vierwöchigen Abständen in einer gewichtsangepassten Dosierung intramuskulär erfolgt.

i Als Risikopatienten gelten extreme Frühgeborene und Säuglinge mit angeborenen Herzfehlern oder Lungenerkrankungen (z. B. bronchopulmonale Dysplasie).

Notfälle

Hans-Georg Koch

Kardiorespiratorische Notfälle

Frage 116

? Wie kann man bei Säuglingen im Schockzustand zuverlässig einen Zugang für die parenterale Verabreichung von Volumen und Medikamenten auch außerhalb einer Intensivstation legen?

! In Form eines intraossären Zugangs.

i Die Anlage des Zugangs erfolgt mit speziellen Knochenmarkpunktionskanülen an der proximalen Tibiainnenfläche. Aufgrund der guten Gefäßversorgung ist die intraossäre Infusion einer intravenösen Infusion vergleichbar. Die Anlagetechnik ist einfach und erfordert keine besondere Erfahrung.

Frage 117

? Was ist die häufigste Ursache für einen leblosen Zustand bei einem Kind?

! Atemstörungen.

i Während im Erwachsenenalter kardiale Probleme als Ursache für einen Kreislaufstillstand überwiegen, liegen im Kindesalter fast ausschließlich (pulmonale) respiratorische Probleme vor. Kardiale Ursachen sind im Kindesalter möglich, allerdings die absolute Ausnahme. Entsprechend wichtig ist im Rahmen einer Reanimation die Beatmung.

Frage 118

? Wenn man als Notarzt zu einem Säugling gerufen wird, der nach Angaben der Eltern eine Zyanoseattacke hatte und bei Eintreffen wieder absolut unauffällig wirkt, sollte man welche Empfehlung geben?

! Man sollte das Ereignis ernst nehmen und eine weitere Abklärung empfehlen. Das Kind sollte zur Überwachung und Abklärung stationär eingewiesen werden.

i Die Inzidenz des plötzlichen Kindstodes war in den letzten Jahren stark rückläufig. Auch wenn das Ereignis im vorliegenden Fall harmloser Natur gewesen sein kann, ist eine Ursachenabklärung nur in der Klinik möglich. Häufig sind die Eltern durch das Ereignis so sehr verunsichert, dass sie selbst schon eine stationäre Abklärung wünschen.

Frage 119

? Ein Kleinkind mit hochfieberhaftem Infekt entwickelt plötzlich extremitätenbetont punktförmige Hauteinblutungen. Welcher Verdacht liegt vor und was ist zu tun?

! Die Symptomatik ist verdächtig auf eine sich entwickelnde Meningokokkensepsis. Das Kind sollte mit einem venösen Zugang versorgt in die Klinik eingewiesen werden. Sinnvoll ist die Applikation eines meningokokkenwirksamen Antibiotikums, z. B. eines Cephalosporins.

i Man muss bis zum Beweis des Gegenteils von einer Meningokokkensepsis ausgehen. Diese geht mit einer hohen Letalität einher, wenn nicht rechtzeitig eine Therapie eingeleitet wird. Neben der Antibiotikabehandlung ist die frühzeitige Volumentherapie essenziell.

Frage 120

? Was versteht man unter einem Sonnenstich und wie äußert er sich?

! Bei längerer Sonneneinstrahlung des unbedeckten Kopfes kommt es zu einer Enzephalopathie mit Drucksteigerung. Die Patienten zeigen einen hochroten Kopf mit Kopfschmerzen, sind unruhig, teilweise benommen, haben Schwindel, Übelkeit und Erbrechen. In schweren Fällen können Bewusstlosigkeit und Krampfanfälle auftreten.

i Bei leichteren Fällen genügen Ruhe und Kühlung des Kopfes mit feuchten Tüchern. In schwereren Fällen sollte eine stationäre Einweisung erfolgen.

Frage 121

? Welche Maßnahme ist bei einer mittelschweren bis schweren Dehydratation indiziert?

! Venöser Zugang und Infusion von physiologischer Kochsalzlösung, etwa 10–20 ml/kg Körpergewicht in 30–60 Minuten.

i Am wichtigsten ist Volumenersatz. In bedrohlichen Fällen kann die Infusion auch intraossär erfolgen, wenn kein venöser Zugang zu legen ist.

Frage 122

? Welches Verhältnis von Herzmassage und Beatmung sollte bei Kindern im Rahmen einer Reanimation gewählt werden?

! 15 : 2.

i Diese Vorgabe entspricht den Empfehlungen der ERC.

Frage 123

? Welche effektive Möglichkeit der Beatmung hat man, wenn man in der intratrachealen Intubation ungeübt ist?

! Beatmung über eine Larynxmaske.

i Der Einsatz einer Larynxmaske erfordert wesentlich weniger Erfahrung als die Intubation und ist ähnlich effektiv.

Frage 124

? Welche Vermutung liegt nahe, wenn ein bis dahin gesundes Kleinkind plötzlich anhaltend hustet?

! Fremdkörperaspiration.

i Häufigste aspirierte Objekte sind rohe Äpfel, Nüsse, Pistazien, Popcorn und Karotten. Die Röntgenaufnahme des Thorax bietet nicht immer Hinweise auf eine Fremdkörperaspiration. Im Zweifelsfall muss eine endoskopische Klärung und Fremdkörperbergung erfolgen.

Frage 125

? Wie geht man bei einer akuten Atemwegsobstruktion durch einen Fremdkörper bei einem Kleinkind vor?

! Versuch der Entfernung des Fremdkörpers durch Schläge auf den Rücken und plötzliches Erhöhen des intrathorakalen Drucks durch Thoraxkompression oder Heimlich-Manöver. Danach Hilfe rufen und mit der kardiopulmonalen Reanimation (Beatmung, Herzdruckmassage) beginnen.

i Häufig gelingt die Entfernung des Fremdkörpers, sodass beim Kind zunächst dieser Versuch unternommen werden sollte, bevor Hilfe gerufen wird (Call fast). Im Gegensatz dazu wird bei Erwachsenen empfohlen, zunächst Hilfe zu rufen (Call first) und dann unverzüglich mit der Reanimation zu beginnen.

Frage 126

? Wie sind die Zeichen und wie ist das Vorgehen, wenn eine Jugendliche eine Hyperventilationstetanie entwickelt?

! Schnelle Atmung mit dem subjektiven Gefühl der Atemnot oder des Erstickens, Angstzuständen, Kribbeln der Hände und Pfötchenstellung, Blässe, Schwitzen und Tachykardie. Als Maßnahmen zunächst Beruhigung, Rückatmung mit Plastiktüte, in Ausnahmefällen Sedierung mit Midazolam oder Diazepam.

i Die Ursache ist in der Regel psychischer Natur. Betroffen sind überwiegend weibliche Individuen.

Vergiftungen

Frage 127

? Welche Behandlung ist bei einer Vergiftung mit Methanol oder Ethylenglykol effizient?

! Eine Behandlung mit Ethanol als Antidot.

i Angestrebt werden sollten Ethanolkonzentrationen im Blut von 0,5 – 1 ‰. Durch die Behandlung wird die Bildung toxischer Metaboliten gehemmt.

Frage 128

? Welche Bedeutung für die Giftelimination hat provoziertes Erbrechen?

! Aufgrund der im Vergleich zum Nutzen relativ hohen Risiken wird provoziertes Erbrechen nicht mehr empfohlen.

i Die Reduktion der durch Erbrechen eliminierbaren Giftmenge liegt 30 Minuten nach Ingestion nur bei 2 – 45 %.

Frage 129

? Ist die Verabreichung von Aktivkohle bei Vergiftungen eine sinnvolle Maßnahme?

! Bis auf wenige Ausnahmen ist die frühzeitige Verabreichung von Aktivkohle eine sehr effektive Maßnahme zur Giftelimination.

i Ausnahmen sind Vergiftungen mit Säuren, Laugen, Alkohol, Glykol und Schwermetallen.

Frage 130

? Welche Maßnahmen sind zur Prophylaxe von Strikturen des Ösophagus nach Ingestion von Säuren und Laugen sinnvoll?

! Die wichtigste Maßnahme ist Spülen, um die lokale Konzentration des ätzenden Agens zu reduzieren. Danach sollte eine Ösophagoskopie erfolgen, um das Ausmaß der Verätzung erfassen zu können.

i Üblich ist eine Steroidbehandlung, wobei der Effekt dieser Maßnahme auf die Vermeidung von Strikturen bisher nicht belegt werden konnte.

Frage 131

? An welche Ursache ist bei einem zuvor gesunden, dann aus unerklärlichen Gründen bewusstlosen Kind zu denken?

! An eine Intoxikation.

i Bei Kleinkindern handelt es sich meistens um eine akzidentelle Giftaufnahme, deren Ursachen offensichtlich ist (z. B. offene Medikamentenschachtel). Bei älteren Kindern muss man eher an einen Missbrauch von Medikamenten oder Substanzen (z. B. Schnüffeln von Lösungsmitteln) oder einen Suizidversuch denken.

Unfälle

Frage 132

? Wie wird der Schweregrad einer Verbrennung bzw. die Verbrennungstiefe definiert?

!
- Grad I: auf die Epidermis beschränkt, rote Haut
- Grad IIa: oberflächlich, rote Haut und Blasenbildung
- Grad IIb: tief dermal, blassere Haut mit Blasen und Hautfetzen
- Grad III: komplette Dermis, Haut wie Leder
- Grad IV: Haut inkl. Faszien, Muskel, Knochen; Verkohlung

i Bis zum Grad IIa entwickel sich in der Regel keine Narben. Ab Stadium III ist regelmäßig eine plastische Deckung erforderlich. Bei Säuglingen und Kleinkindern sollte ab einer verbrannten Fläche von 5% eine stationäre Behandlung erfolgen.

Frage 133

? Ein Kind konnte nach einem Ertrinkungsunfall rasch geborgen und erfolgreich wiederbelebt werden, sodass es nach kurzer Zeit wieder unbeeinträchtigt erscheint. Wie sollte man vorgehen?

! Jedes Kind nach Ertrinkungsunfall sollte zunächst stationär beobachtet werden.

i Es besteht die Gefahr eines sekundären Lungenödems, das sich innerhalb einiger Stunden entwickeln kann („sekundäres Ertrinken").

Frage 134

? Bei einem isolierten Schädel-Hirn-Trauma soll ab einem Glasgow-Coma-Scale- (GCS-) Score < 8 intubiert und beatmet werden. Welchen neurologischen Leistungen entspricht dieses orientierend?

! Um nicht zu intubieren, sollte der Patient wenigstens die Augen öffnen und gezielte Abwehrbewegungen auf Schmerzreize zeigen.

i Das klinische Bild unterliegt einer Dynamik. Patienten mit intrakraniellen Verletzungen können initial einen normalen GCS-Score aufweisen und sich sekundär dann erheblich verschlechtern.

Frage 135

? Wann spricht man von einem Polytrauma?

! Gleichzeitig entstandene Verletzung mehrerer Körperregionen oder Organsysteme, wobei wenigstens eine Verletzung oder die Kombination mehrerer Verletzungen lebensbedrohlich ist.

i Die Erhaltung der Vitalfunktionen (Kreislauf, Atmung) und der Transport in die nächste Schwerpunktklinik stehen im Vordergrund. Darüber hinaus sind die Stabilisierung von Frakturen, die Blutstillung, Analgesie sowie die Vermeidung einer Unterkühlung essenziell.

Pädiatrische Intensivmedizin

Armin Wessel

Schock

Frage 136

? Nennen Sie das ABC der Reanimation.

!
- Atemweg: freimachen und frei halten, ggf. Güdel-Tubus oder Intubation
- Beatmen: Mund zu Nase oder Mund zu Mund
- Circulation (Kreislauf): wiederherstellen, Herzdruckmassage

i Die Reihenfolge muss eingehalten werden, denn die effektive Ventilation und Oxygenierung sind Schlüssel einer erfolgreichen Reanimation. Bei Problemen mit der Beatmung, z.B. bei Reanimation durch Laien oder ohne adäquates Instrumentarium, sollte nur eine Herzdruckmassage durchgeführt werden.

Frage 137

? Wie lang ist die normale Rekapillarisierungszeit?

! Die Rekapillarisierungszeit beträgt normalerweise ≤ 2 s.

i Eine längere Rekapillarisierungszeit weist auf ein niedriges Herzzeitvolumen hin, sofern das Kind nicht unterkühlt ist.

Frage 138

? Wie beurteilen Sie den respiratorischen Status eine akut kritisch kranken Kindes?

!
- Inspektion: Hautfarbe, Atemexkursionen des Thorax, Gebrauch der Atemhilfsmuskulatur, Bewusstseinszustand
- Palpation: Atemexkursionen, Krepitationen (bei Hautemphysem)
- Auskultation: Stridor, Atemgeräusch seitengleich, Exspirium verlängert oder erschwert, Rasseln

i Die Beurteilung des respiratorischen Status sollte nach Regel und Abfolge der allgemeinen klinischen Untersuchung durchgeführt werden: Inspektion, Palpation, Auskultation:

Frage 139

? Welche Medikamente können notfalls auch intratracheal verabreicht werden?

! Lidocain, Epinephrin, Atropin, Naloxon.

i Merke: LEAN.

Frage 140

? Nennen Sie die Trias der klinischen Zeichen, an denen ein septischer Schock erkannt werden kann, bevor die Hypotension eintritt.

!
- Körpertemperatur abnormal (Hyper- oder Hypothermie)
- Vigilanz abnormal
- Temperatur der Extremitäten abnormal („warmer Schock" durch Vasodilatation, „kalter Schock" durch Vasokonstriktion)

i Es handelt sich um frühe Zeichen der veränderten Hämodynamik (Herzzeitvolumen), die lange vor dem Blutdruckabfall zu erkennen sind.

Frage 141

? Welche Maßnahmen sind im septischen Schock unverzüglich innerhalb der ersten Stunde zu treffen?

!
- Atemwege frei machen, intubieren und beatmen nach klinischem Zustand (nicht Labor abwarten!)
- Kreislauf durch die Gabe von Flüssigkeit bolusweise 20 ml/kg KG (per sicherem Venenweg) bis zur Gesamtmenge von 200 ml/kg KG stabilisieren. Wenn flüssigkeitsrefraktär, Adrenalin i. v. (kalter Schock) oder Noradrenalin i. v. (warmer Schock)
- Hypoglykämie und Hypokalzämie ausgleichen
- Hydrocortison 1 – 2 mg/kg KG i. v., Wiederholung binnen 24 Stunden, vor allem bei persistierender Hypotension.

i Die rasche Durchführung dieser Maßnahmen sofort bei Aufnahme verbessert die Prognose.

Frage 142

? Nennen Sie therapeutische Ziele der Behandlung des septischen Schocks nach initialer Stabilisierung des Kindes.

!
- normale Perfusion: Rekapillarisierungszeit < 2 s
- Perfusionsdruck: altersentsprechend
- Urinausscheidung: > 1 ml/kg/h
- zentralvenöse Sättigung: > 70 % (bei SaO_2 > 94 %)
- Herzindex (Cardiac Index): 3,3 > CI < 6,0 l/min/m²

i Diese Therapieziele wurden 2002 von J.A. Garcillo und A. I. Fields im Auftrag des American College of Critical Care Medicine publiziert. Die konsequente Anwendung dieser Therapieprinzipien des septischen Schocks haben in den

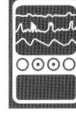

USA zu einem Rückgang der Sterblichkeit von 97% in den 1960er-Jahren auf 9% Anfang dieses Jahrhunderts geführt.

Frage 143

? Welche Parameter bestimmen das Sauerstoffangebot an die Organe?

! Das Sauerstoffangebot (AO$_2$) ist das Produkt aus arteriellem Sauerstoffgehalt (CaO$_2$) und dem Herzzeitvolumen (HZV):
AO$_2$ = CaO$_2$ x HZV

i *Im Schock ist das HZV erniedrigt und damit das Sauerstoffangebot vermindert. Eine Kompensation über den Sauerstoffgehalt ist akut nur beschränkt durch Sauerstoffatmung möglich (Erhöhung des Sauerstoffpartialdrucks s. u.).*

Frage 144

? Welche Bedeutung hat der Hämoglobingehalt des Blutes im Zusammenhang mit dem Sauerstoffangebot?

! Für CaO$_2$ gilt:
CaO$_2$ = Hb x 1,34 x SO$_2$
Das Sauerstoffangebot korreliert linear mit dem Hämoglobinwert. Dabei ist „Hb" der Hämoglobingehalt, „1,34" die Hüfner-Zahl (Sauerstoffbindungskapazität von 1 g Hämoglobin) und „SO$_2$" die Sauerstoffsättigung.

i *Zur Sicherung eines ausreichenden Sauerstoffangebotes im Schock ist es also sinnvoll, den Hämoglobingehalt möglichst im oberen Normbereich zu halten. Die obige Gleichung gilt näherungsweise unter Vernachlässigung des physikalisch gelösten Sauerstoffs bei normalem Sauerstoffpartialdruck (PaO$_2$). Exakt lautet die Gleichung:*
CaO$_2$ = Hb x 1,34 x SO$_2$ + (PaO$_2$ x 0,003)

Blutungen

Frage 145

? Begründen Sie, warum der Blutdruck allein zur Beurteilung der hämodynamischen Situation eines Kindes mit starkem Blutverlust nicht ausreicht.

! Bei einem Volumenmangel sinkt zuerst das Herzzeitvolumen ab, daraufhin wird der periphere Gefäßwiderstand kompensatorisch hoch geregelt, sodass der Blutdruck trotz der Hypovolämie und erniedrigtem Zeitvolumen normal bleibt. Folglich ist der Blutdruck ungeeignet für die Einschätzung der Hämodynamik in diesem Stadium.

i *Erst bei einem Verlust von 30–35% des Blutvolumens versagt der Kompensationsmechanismus: Der Blutdruck fällt rasch ab und der Kreislauf bricht zusammen.*

Frage 146

? Woran müssen Sie denken, wenn sich der Zustand eines Kindes vier Stunden nach einem Verkehrsunfall plötzlich verschlechtert?

! Nach diesem Zeitintervall ist differenzialdiagnostisch an eine Hirnblutung, einen Hämatopneumothorax oder eine intraabdominelle Blutung (Leber, Milz) zu denken.

i *Unmittelbar nach dem Unfall führen typischerweise schwerste ZNS-Schädigungen, der Abriss großer Gefäße oder die Verlegung oder ein Abriss der Atemwege zu sehr kritischen Situationen. Minuten bis Stunden nach einem Unfall stehen die oben erfragten Schädigungen im Vordergrund. Ein Multiorganversagens stellt sich typischerweise am nächsten Tag oder noch später ein.*

Frage 147

? Ein verunfalltes Kind ist im Schock. Ein Schädel-Hirn-Trauma ist nicht anzunehmen. Äußere Blutungen sind nicht zu erkennen. An welche inneren Blutungen sollten Sie denken?

! Blutungen in Brust, Bauch, Retroperitoneum, Becken, Oberschenkel.

i *Der Nachweis und die Lokalisation der Blutung erfolgt per CT oder Sonografie. Schädelblutungen führen, außer bei Säuglingen, selten zum Schock.*

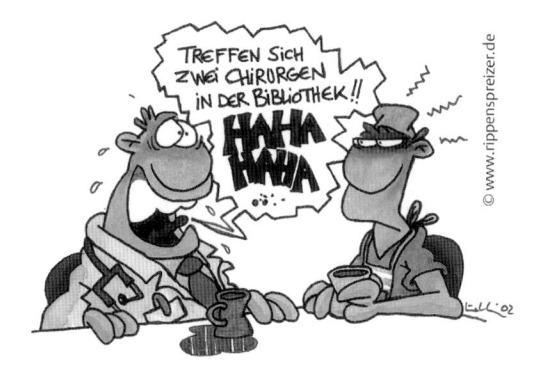

Schädel-Hirn-Trauma

Frage 148

? Wie kann die Bewusstseinslage eines Kindes mit Schädel-Hirn-Trauma (SHT) klassifiziert werden?

! Für die Primäreinschätzung eignet sich das einfache AVPU-Schema:
- alert
- voice, responsive to
- pain, responsive to
- unresponsive

Detaillierter als das AVPU-System ist der Glasgow-Coma-Scale- (GCS-) Score, der gegebenenfalls in einer für Kinder modifizierten Form Anwendung findet.

i Beide Skalen sind wiederholbar, um im Verlauf Änderungen der Vigilanz zu dokumentieren. Ein GCS-Score < 8 ist Ausdruck eines schweren SHT und erfordert Intensivmaßnahmen mit Intubation, Beatmung, Kreislaufunterstützung und Hirndrucksenkung. Der GCS-Score eignet sich nur zur Graduierung komatöser Zustände beim SHT. Für andere Komata ist seine Eignung nicht erwiesen.

Frage 149

? Was ist das primäre Ziel bei der Behandlung eines schweren SHT?

! Das primäre Ziel ist die Aufrechterhaltung eines ausreichenden zerebralen Perfusionsdrucks.

i Der zerebrale Perfusionsdruck ist die Differenz aus mittlerem arteriellen Druck minus intrakraniellem Druck: CPP = MAP – ICP. Zur verlässlichen Bestimmung sind eine invasive Blutdruckmessung und eine Hirndrucksonde erforderlich.
Angestrebter CPP:
- 1. Lebensmonat: > 40 mmHg
- 2.– 12. Lebensmonat: > 45 mmHg
- 2.– 7. Lebensjahr: > 50 mmHg
- ab 7. Lebensjahr: > 55 – 60 mmHg

Frage 150

? Woran sollten Sie bei einem Säugling oder Kleinkind mit SHT und unplausiblem Unfallhergang denken?

! Man sollte eine Kindesmisshandlung als Ursache des SHT in Betracht ziehen.

i Kindesmisshandlungen sind häufige Ursachen für ein SHT in dieser Altersgruppe.

Thorakale Komplikationen

Frage 151

? Ein 15-jähriger Junge klagt neun Stunden nach komplizierter HNO-Operation (Tumorresektion aus dem Ringknorpel) über einen plötzlichen heftigen Thoraxschmerz und Luftnot. Die transkutane Sauerstoffsättigung sinkt von 98 % auf 87 % ab. Sofort wird ein Röntgenbild angefertigt (Abb. 6.1). Wie ist die Diagnose?

! Die Diagnose ist Pneumothorax beidseits und Weichteilemphysem am Hals.

i Bei akuter respiratorischer Insuffizienz sollte immer unverzüglich ein Röntgenbild des Thorax angefertigt werden.

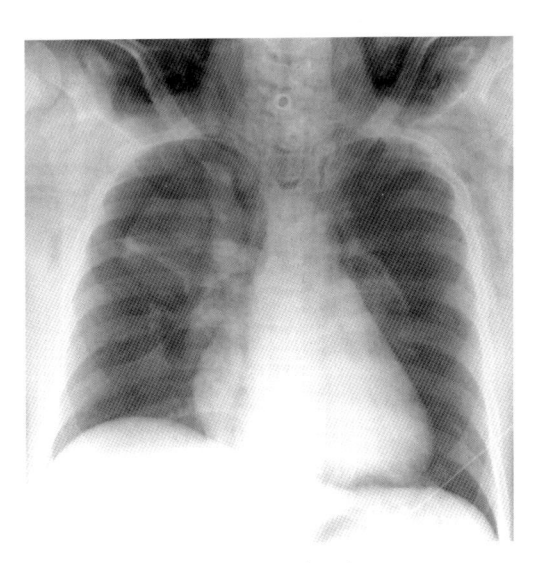

Abb. 6.1   Röntgenaufnahme des Thorax

Frage 152

? Was veranlassen Sie bei dem Patienten aus Frage 151?

! Der Patient wird sofort wegen drohender respiratorischer und hämodynamischer Instabilität intubiert. Die Pneumothoraces werden drainiert, ein zentraler Venenkatheter und eine arterielle Druckmessung werden gelegt. Über den ZVK wird Volumen substituiert. Die HNO-Ärzte werden eilig hinzugezogen.

i Ein sypmtomatischer Pneumothorax bedarf der unmittelbaren intensivmedizinischen Behandlung. In diesem Fall ist er nach einem operativen Eingriff aufgetreten. Deshalb muss die Disziplin, die den Eingriff durchführte sofort hinzugezogen werden.

Frage 153

? Ein neunjähriger Junge mit einem großen Tumor im linken Thorax wird im Laufe der Bestrahlung zunehmend dyspnoisch und schließlich orthopnoisch. Die Ruheherzfrequenz beträgt 130/Min. Der Blutdruck ist normal. Das Röntgenthoraxbild zeigt eine Totalverschattung der linken Thoraxhälfte. Das Echo zeigt folgenden Befund (Abb. 6.2). Was liegt vor?

! Es liegt eine Perikardtamponade vor. Die Indikation zur unmittelbaren Entlastungspunktion ist gegeben.

i Für eine Perikardtamponade sprechen die hohe Herzfrequenz und die Orthopnoe. Bei einem Perikarderguss ist die ansteigende Herzfrequenz ein früher Indikator der hämodynamischen Wirksamkeit des Ergusses. Der Blutdruck ist zur Einschätzung der Situation ungeeignet (!!), weil er lange normal bleibt. Wenn er aber abfällt droht unmittelbar der Herz-Kreislauf-Stillstand. Ein weiteres sicheres Tamponadezeichen ist die Eindellung der linksatrialen Wand durch den Erguss (Pfeile in Abb. 6.3). Das ist ein Hinweis darauf, dass der venöse Zustrom zum Herzen kompromittiert wird.

Bei der Punktion in Vollnarkose wurden 330 ml seröse Flüssigkeit gewonnen. Anschließend wurde eine Perikarddrainage eingelegt.

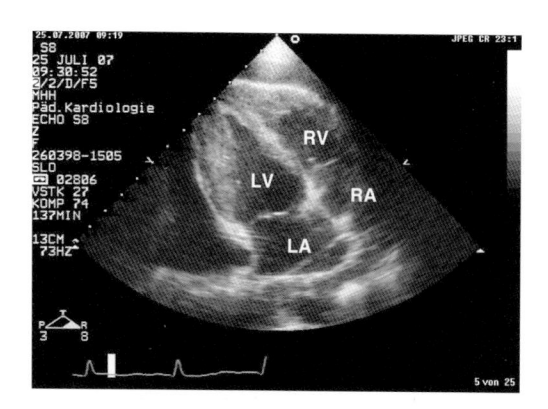

Abb. 6.2   Frage: Herzecho

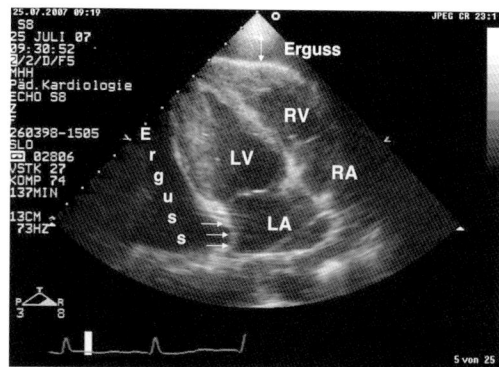

Abb. 6.3   Antwort: Herzecho

Angeborene Herzfehler

Frage 154

? Ein drei Wochen altes Neugeborenes wird wegen erschwerter Atmung vorgestellt. Die Symptome bestehen seit der Geburt, haben allerdings seit einer Woche zugenommen. Die Vorsorgeuntersuchungen haben keinen pathologischen Befund ergeben. Bei der klinischen Untersuchung fallen Rasselgeräusche über beiden Lungen und das Fehlen der Leistenpulse auf. Welche Verdachtsdiagnose stellen Sie?

! Dekompensierte Aortenisthmusstenose mit Lungenstauung.

i Die fehlenden Leistenpulse sind diagnostisch wegweisend.

Frage 155

? Beim Kind aus Frage 154 wird ein Röntgenthoraxbild angefertigt (Abb. 6.4). Untermauert es Ihre Verdachtsdiagnose?

! Ja, denn das Bild zeigt eine Kardiomegalie (durch Vergrößerung der Herzkammern) und eine diffuse Verschattung der Lungen links mehr als rechts (durch Lungenstauung aufgrund der Linksherzdekompensation).

i Das Röntgenbild passt gut zu der o. a. Diagnose.

Frage 156

? Setzen Sie sich kritisch mit der Technik des Röntgenbildes und den abgebildeten Strukturen auseinander (Abb. 6.4).

! Das Bild ist nicht orthogonal eingestellt: Der rechte Thorax wird breiter projiziert als der linke. Der zentrale Venenkatheter liegt zu weit im Vorhof und muss zurückgezogen werden.

i Das Ende eines zentralen Venenkatheters sollte am Übergang von oberer Hohlvene und rechtem Vorhof liegen. Ansonsten können Arrhythmien ausgelöst oder die Vorhofwand perforiert werden.

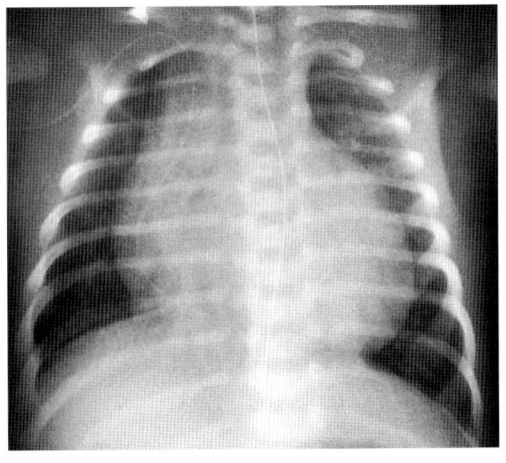

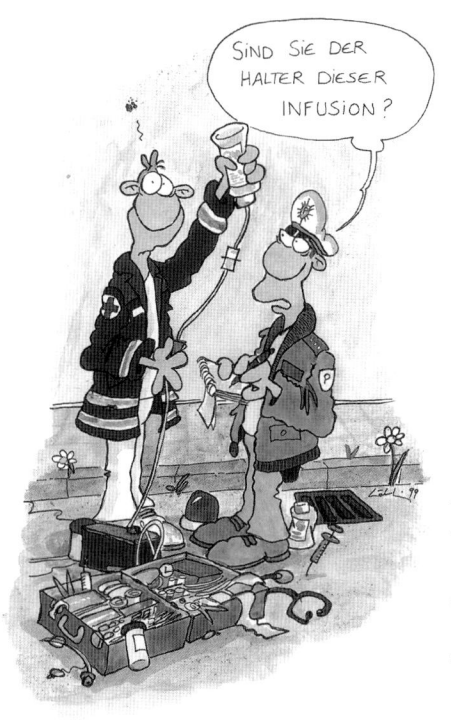

Abb. 6.4   Röntgenthorax

Intubation und Beatmung

Frage 157

? Wie muss der Kopf eines Kleinkindes (> 2 Jahre) zur Intubation positioniert sein?

! Bei flach auf dem Rücken liegenden Kind muss der Kopf etwas angehoben (z. B. durch Unterlegen eines gefalteten Handtuchs) und nach dorsal flektiert werden.

i In dieser Position sind die Längsachsen von Mundhöhle, Pharynx und Trachea in einer Linie ausgerichtet, sodass die Intubation erleichtert wird.

Frage 158

? Wann wird die kontrollierte IPPV-Beatmung eingesetzt?

! Sie wird immer dann eingesetzt, wenn eine Eigenatmung des Patienten nicht erwünscht oder nicht möglich ist.

i Grundsätzlich kann der IPPV-Modus auch als assistierte Beatmung eingesetzt werden. Dann löst der Patient durch den Unterdruck einer intendierten Inspiration den Respirator aus („Trigger"). Der Ablauf des Atemhubs erfolgt gemäß der vorgewählten Einstellungen. Der Respirator übernimmt die Atemarbeit, der Patient gibt die Atemfrequenz vor.

Frage 159

? Geben Sie ein Beispiel für die Normaleinstellung eines Respirators an, wenn Sie die Aufnahme eines zu beatmenden Kindes erwarten.

! - Atemfrequenz je nach Alter: 40 – 15/min
- Pin: 20 cmH$_2$O
- PEEP: 4 cmH$_2$O
- Atemzugvolumen: 6 – 10 ml/kg KG
- I:E-Verhältnis: 1 : 1,5 bis 1 : 2

i Nach Anschluss des Patienten ist die Einstellung des Respirators anhand der Blutgasanalyse zu optimieren.

Frage 160

? Wie ist die Indikation zur maschinellen Beatmung zu stellen?

! Wenn in der Blutgasanalyse eine Hypoxie mit einem Sauerstoffpartialdruck (PaO$_2$) < 50 mmHg bei einer FiO$_2$ = 0,21 oder eine Hyperkapnie mit einem Kohlendioxidpartialdruck (PCO$_2$) > 55 – 60 mmHg gemessen werden.

i Außerdem kann die drohende respiratorische Erschöpfung z. B. bei hämodynamisch bedeutsamen Herzfehlern eine Indikation zu maschinellen Beatmung sein.

Frage 161

? Beschreiben Sie den Ablauf einer „Chrash"-Intubation bei nicht nüchternem Patienten. Ein i. v. Zugang liegt bereits.

! - Magenentleerung per dicklumiger Sonde, die danach wieder entfernt wird
- Sauerstoffatmung für 3 – 5 Minuten
- Atropin 0,01 – 0,02 mg/kg KG (mind. 0,1 mg, max. 1 mg)
- Morphin 0,1 mg/kg KG
- Etomidat 0,2 – 0,3 mg/kg KG

Sofort danach ohne Zwischenbeatmung:
- Succinylcholin 1 – 2 mg/kg KG
- Intubation, orale
- Magensonde neu legen

i Die Technik wird bei nicht nüchternen Patienten angewandt, um die Regurgitation von Mageninhalt mit anschließender Aspiration möglichst zu vermeiden. Deshalb wird der Magen vorher entleert und auf die Zwischenbeatmung vor der Relaxation verzichtet.

Frage 162

? Das Kind lässt sich nach Intubation nicht beatmen. Was könnte die Ursache sein?

! - Displacement of the tube
- Obstruction of the tube
- Pneumothorax
- Equipment failure (Gaszufuhr, Beutel, Respirator)
- Stomach (Überblähung des Magens kann die Zwerchfellmechanik behindern)

i Merke: Kind ist nicht zur beatmen, denke an DOPES!

Frage 163

? Welche Beatmungsstrategie verfolgen Sie beim akuten Lungenversagen (ARDS)?

! Beim ARDS ist die Kombination eines niedrigen Tidalvolumens von etwa 6 ml/kg KG, mit hoher Atemfrequenz von etwa 30/min und hohem PEEP von 20 – 25 mbar sinnvoll.

i Mit dieser Strategie sollte möglichst frühzeitig begonnen werden.

Zentraler Venenkatheter

Frage 164

? Das EKG und die Röntgenaufnahme in Abb. 6.5 wurden unmittelbar nacheinander angefertigt. Was ist zu tun?

! Das EKG zeigt einen Bigeminus mit breiten Komplexen ohne erkennbare Vorhofaktion. Der zentrale Venenkatheter liegt tief im rechten Vorhof an der Trikuspidalklappe. Die Katheterspitze könnte möglicherweise bei jedem zweiten Schlag in den rechten Ventrikel ragen und eine Extrasystole auslösen. Als erstes sollte deshalb der Katheter zurückgezogen werden (Röntgenbild).

i *Falls bei inkorrekt liegendem zentralen Venenkatheter Arrhythmien auftreten, ist zunächst der Katheter neu zu platzieren, um mechanische Ursachen der Arrhythmie auszuschließen. Erst dann kommt eine medikamentöse Therapie infrage. Nach Rückzug des Katheters (Spitze an der Mündung der oberen Hohlvene) sistierte die Arrhythmie bei diesem Kind.*

Frage 165

? Auf welchen Wegen lassen sich zentrale Venenkatheter einbringen?

! Zentrale Venenkatheter lassen sich über die V. jugularis interna, V. subclavia oder V. basilaris einbringen.

i *Zentrale Venenkatheter sollten nur ausnahmsweise über die Vena femoralis eingebracht werden, da dieser Zugang ein erhöhtes Infektionsrisiko birgt.*

Frage 166

? Wo soll die Spitze eines Katheters liegen, der über eine der o. a. Venen eingeführt wurde?

! Die Katheterspitze sollte in der V. cava superior gerade oberhalb ihrer Einmündung in den rechten Vorhof liegen.

i *Zu hoch liegende Katheter können zu Thrombosen, zu tief im Vorhof liegende Katheter zu Herzrhythmusstörungen führen.*

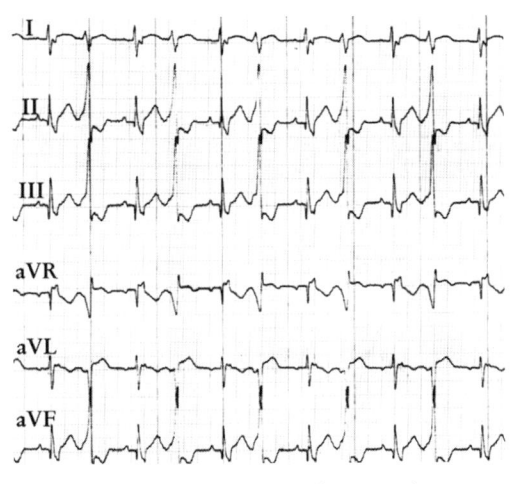

Abb. 6.5   Elektrokardiografie und Röntgenthorax

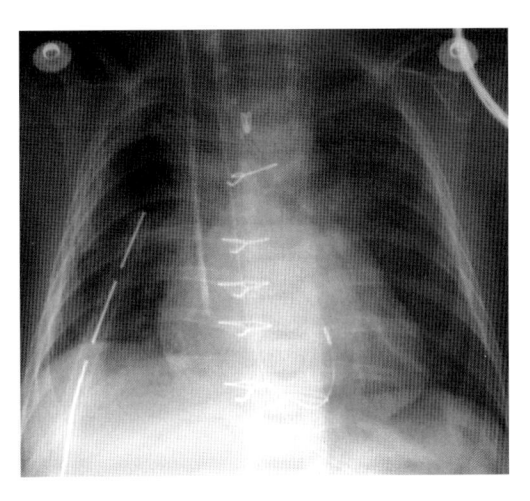

Flüssigkeitshaushalt

Frage 167

? Wie hoch ist der Flüssigkeitsbedarf eines Neugeborenen in der ersten Lebenswoche, eines Säuglings und eines Kleinkindes?

! In der ersten Lebenswoche beträgt der Flüssigkeitsbedarf etwa 70 – 100 ml/kg/Tag, im Säuglingsalter etwa 100 – 140 ml/kg/Tag und im Kleinkindesalter etwa 80 – 120 ml/kg/Tag.

i Diese Zahlen stellen Richtwerte dar. Der Bedarf einzelner Patienten kann hiervon abweichen.

Frage 168

? Welche Besonderheiten sind bezüglich des Flüssigkeitsbedarfs von Frühgeborenen zu beachten?

! Frühgeborene haben einerseits einen höheren Flüssigkeitsbedarf als Neugeborene, sie sind aber andererseits empfindlich gegen Überwässerung.

i Die Flüssigkeitszufuhr muss bei Frühgeborenen besonders sorgfältig durchgeführt werden, weil eine Überwässerung mit einem erhöhten Risiko für intrakranielle Blutungen und Persistenz des offenen Ductus Botalli verbunden ist.

Frage 169

? Wann besteht ein erhöhter Flüssigkeitsbedarf?

! Ein erhöhter Flüssigkeitsbedarf besteht z. B. bei Fieber (+1 Grad Körpertemperatur steigt der Flüssigkeitsbedarf um 20 – 30 %), unter Fototherapie und bei Verwendung vom Wärmestrahlern.

i Andererseits senken Beatmung, Relaxierung, Sedierung oder hohe Luftfeuchtigkeit den Flüssigkeitsbedarf.

Elektrolythaushalt

Frage 170

? Nennen Sie drei Sofortmaßnahmen bei einer akzidentellen Hyperkaliämie > 5,5 mval/l ohne Nierenversagen.

! – Kaliumzufuhr stoppen.
- Furosemid 1 mg/kg KG i. v.
- Natriumbikarbonat 1 – 3 mval/kg KG in 10 – 15 Minuten i. v.
- Salbutamol-Inhalation Körpergewicht < 25 kg: 10 Trpf., Körpergewicht > 25 kg: 20 Trpf., 0,1 mg/kg KG i. v.
- Glukose-Insulin-Infusion: 1 IE Insulin auf 3 – 5 g Glukose, z. B. 3 IE Glukose auf 50 ml G 20 % mit 1 ml/kg/h ergibt 0,06 IE Insulin/kg/h

i – Furosemid fördert die renale Kaliumausscheidung.
- Natriumbikarbonat alkalisiert (Wirkbeginn nach 5 – 10 Min.; Wirkdauer ~ 2 Stunden). Faustregel: Ein pH-Anstieg um +0,1 senkt den Kaliumspiegel um 1 mval/l.
- Salbutamol (Wirkbeginn nach 5 Min.; Wirkdauer 2 – 4 Stunden) und Glukose-Insulin (Wirkbeginn nach 15 – 30 Min., Wirkdauer 4 – 6 Stunden) verschieben das Kalium in den Intrazellarraum.
- Bei Salbutamol muss nach Stunden mit Rückdiffusion des Kaliums in den Intravasalraum gerechnet werden.

Frage 171

? Wie ist der mittlere Erhaltungsbedarf von Natrium, Kalium, Kalzium und Phosphat pro Tag?

! – Natrium: 3 – 5 mmol/kg/Tag
- Kalium: 1 – 3 mmol/kg/Tag
- Kalzium: 0,1 – 1 mmol/kg/Tag
- Phosphat: 0,5 – 1 mmol/kg/Tag

i Der Erhaltungsbedarf kann individuell schwanken.

Frage 172

? Bei einem 30 kg schweren Jungen wird ein Serumnatriumwert von 120 mmol/l gemessen. Wie behandeln Sie die Hyponatriämie?

! Grundsätzlich:
(Na-Sollwert – Na-Istwert) x KG x 0,33 = Na-Defizit (in mmol)
Hier:
(135 – 120) x 30 x 0,33 = 150 mmol
Entsprechend 150 ml 5,85 %iger NaCl-Lösung.

i Der Ausgleich erfolgt per Dauertropfinfusion über mindesten sechs bis acht Stunden. Bei Infusion via peripherem Venenweg muss die Lösung verdünnt werden.

Frage 173

? Welche Gefahr besteht bei unkontrollierter Kaliuminfusion?

! Herzstillstand durch Hyperkaliämie.

i Das ist eine realistische Gefahr, deshalb ist bei Kaliuminfusion größte Sorgfalt geboten.

Frage 174

? Welche Vorsichtsmaßnahmen sind bei kaliumhaltigen Infusionen zu beachten?

! – Es sollten bevorzugt gefärbte Lösungen (z. B. blaue Färbung) verwendet werden (verbesserte Erkennbarkeit).
– Kaliuminfusionen dürfen nicht frei tropfen, sondern müssen gesteuert per Infusionsmaschine (Perfusor, Infusomat) zugeführt werden.
– Die maximale Kaliummenge sollte 4 mmol/kg/Tag nicht überschreiten. Falls eine höhere Kaliumzufuhr erforderlich ist, sollten in einer Perfusorspritze maximal 4 mmol/kg KG Kalium enthalten sein.

i Diese Maßnahmen sollten stets beachtet werden, um schwere Zwischenfälle zu vermeiden.

Parenterale Ernährung

Frage 175

? Welche Arten der parenteralen Ernährung kennen Sie?

! Die partielle und die totale parenterale Ernährung.

i Bei der totalen parenteralen Ernährung entfällt die orale Kalorienzufuhr ganz.

Frage 176

? Wie lange kann die parenterale Ernährung über einen peripheren Venenweg durchgeführt werden?

! Für fünf bis sieben Tage kann eine partielle parenterale Ernährung über periphere Venenzugänge erfolgen.

i Voraussetzung dafür ist, dass die Osmolalität der Infusionslösung unter 600 – 700 mosmol/l liegt.

Frage 177

? Warum sollte bei totaler parenteraler Ernährung eine minimale enterale Ernährung angestrebt werden?

! Mit einer minimalen enteralen Ernährung kann das Risiko potenzieller Komplikationen wie Mukosaatrophie und Cholestase vermindert werden.

i Die minimale enterale Ernährung leistet dabei aber keinen Beitrag zur Substratzufuhr.

Frage 178

? Wie hoch ist der gesamte Energiebedarf bei totaler parenteraler Ernährung von Frühgeborenen, Säuglingen und elfjährigen Kindern?

! – Frühgeborene: 110 – 120 kcal/kg/Tag
– Säuglinge: 90 – 100 kcal/kg/Tag
– Elfjähriger: 30 – 60 kcal/kg/Tag

i Die Zufuhr dieser Energiemengen muss angestrebt werden, um eine katabole Stoffwechsellage zu vermeiden.

Frage 179

? Welche Energieträger werden bei parenteraler Ernährung infundiert?

! Aminosäuren, Kohlenhydrate, Fette.

i Diese Energieträger sind in ausgewogener Relation zueinander zu verabreichen.

Frage 180

? Welcher Richtwert kann für die Glukosezufuhr bei Kindern gelten?

! Etwa 8 – 12 g/kg/Tag.

i Die Glukosezufuhr wird anhand des Blutzuckerspiegels überwacht. Als Grenzwerte zur Hypo- bzw. Hyperglykämie gelten 2,75 mmol/l (50 mg/dl) bzw. 8,3 mmol/l (150 mg/dl).

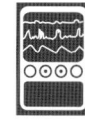

Frage 181

? Welches Risiko besteht bei exzessiver Glukosezufuhr?

! Es kann zur Lipogenese mit Leberverfettung und Leberfunktionsstörungen kommen.

i Dies kann auftreten wenn der Glukoseanteil der parenteralen Ernährung in der Absicht Kalorien zuzuführen zu hoch angesetzt wird. Statt eines erhöhten Glukoseanteils sollten Aminosäuren und Fettemulsion eingesetzt werden.

Frage 182

? Welche Richtwerte gelten für die Zufuhr von Aminosäuren (AS) im Rahmen einer totalen parenteralen Ernährung von Frühgeborenen, Säuglingen und Schulkindern?

! – Frühgeborene: 2,5 g AS/kg/Tag
– Säuglinge 2 – 1,7 g AS/kg/Tag
– Schulkinder: etwa 1 g AS/kg/Tag

i Die Dosis orientiert sich an der altersabhängigen Eiweißsyntheserate. Dabei ist die Studienlage für die Dosis bei älteren Kindern unzureichend.

Frage 183

? Wie lässt sich die Aminosäurezufuhr überwachen?

! Durch Bestimmung der Harnstoff- und Ammoniakkonzentration im Plasma.

i Die Harnstoffproduktion ist ein empfindliches Maß der Aminosäureverwertung. Deshalb steigen bei zu hoher Aminosäurezufuhr oder/und eingeschränkter Metabolisierbarkeit der Aminosäuren die Harnstoff- und Ammoniakkonzentration im Plasma an.

Frage 184

? Was ist eine häufige Nebenwirkung der totalen parenteralen Ernährung bei Frühgeborenen und Säuglingen?

! Eine Cholestase, die bei bis zu 50 % der langfristig parenteral ernährten kleinen Frühgeborenen vorkommt.

i Der Verlauf der Cholestase lässt sich durch die Reduktion der Proteinzufuhr und durch die Gabe von Ursodesoxycholsäure günstig beeinflussen.

Frage 185

? Welche Richtwerte gelten für die parenterale Fettzufuhr bei Säuglingen und Kindern?

! – Säuglinge: 3 – 4 g/kg/Tag
– ältere Kinder: 2 – 3 g/kg/Tag

i Die Dosis orientiert sich an der Fettoxidation.

Frage 186

? Anhand welcher Parameter lässt sich die Fettzufuhr überwachen?

! Die Fettzufuhr wird anhand der Triglyzeridkonzentration im Plasma oder Serum überwacht.

i Die Lipidzufuhr sollte reduziert werden, wenn unter laufender Infusion folgende Grenzwerte überschritten werden: 2,8 mmol/l (250 mg/dl) bei Säuglingen und 4,5 mmol/l (400 mg/dl) bei älteren Kindern.

Frage 187

? Was ist neben Aminosäuren, Kohlenhydraten und Fetten bei totaler parenteraler Ernährung zu supplementieren?

! Es müssen Vitamine und Spurenelemente gegeben werden.

i Derzeit sind keine Präparate kommerziell verfügbar, die den gängigen Empfehlungen entsprechen. Grundsätzlich sollten Vitaminpräparate mit Lipidemulsionen zusammen (Reduktion der Vitaminabsorption an der Kunststoffzuleitung) und lichtgeschützt infundiert werden (Reduktion der Bildung freier Radikale aus Multivitaminpräparaten).

Frage 188

? In welchen Zeitintervallen ist die totale parenterale Ernährung anhand geeigneter Laborparameter zu kontrollieren?

! In der Initialphase zweimal, später einmal wöchentlich.

i Bei instabilen Werten sind häufigere Kontrollen angezeigt.

Schmerztherapie

Frage 189

? Was beschreibt das WHO-Schema für die Schmerzbekämpfung?

! Drei Stufen:
- Nichtopioide
- schwache Opioide ± Nichtopioide
- starke Opioide ± Nichtopioide

Außerdem ist auf jeder Stufe der Einsatz adjuvanter Therapien zu prüfen.

i Nach einhelliger Meinung wird die Schmerzsymptomatik gerade bei Kindern unterschätzt und zu spät in die nächsthöhere Stufe gewechselt.

Frage 190

? Welches sind die gebräuchlichsten Mittel der Nichtopioidgruppe?

! Paracetamol, Ibuprofen, Diclofenac, Metamizol.

i Nicht steroidale Antiphlogistika wie Ibuprofen und Diclofenac wirken sehr gut bei Schmerzen, bei denen Prostaglandine eine Rolle spielen. Wegen ihrer Nebenwirkungen verbieten sie sich aber bei einer drohenden oder bestehenden Thrombozytopenie und bei Niereninsuffizienz.

Frage 191

? Welches Mittel des WHO-Schemas, Stufe 1, sollte bevorzugt bei viszeralen Schmerzen eingesetzt werden?

! Metamizol.

i In Stufe 2 ist die Kombination mit Tramadol bewährt.

Frage 192

? Kann bei Kindern schon eine Opioidtherapie mit einer patientengesteuerten Schmerzpumpe durchgeführt werden?

! Im Prinzip ja, frühestens mit dem Beginn des Schulalters.

i Der Einsatz der Pumpen mit starkwirksamen Opioiden setzt ein gut geschultes Personal voraus.

Frage 193

? Was ist die häufigste Nebenwirkung einer Opioidgabe?

! Die Obstipation.

i Da die Kontrolle des Stuhlgangs üblicherweise dem Pflegepersonal überlassen ist, ist hier eine besondere Aufmerksamkeit vom behandelten Arzt gefordert.

Frage 194

? Welche adjuvante Therapie ist bei starken Kopfschmerzen durch Hirndruck indiziert?

! Die Gabe von Dexamethason.

i Der Effekt beruht wohl vor allem auf der abschwellenden Wirkung.

Frage 195

? Wie ist die Schmerztherapie in der häuslichen Palliativmedizin zu steuern?

! Im Prinzip wie in der Klinik, auch hier gilt das WHO-Stufenschema und vor allem die rechtzeitige Heraufsetzung.

i Allerdings muss wegen der geringeren professionellen Überwachung stärker bezüglich der Nebenwirkungen und der Verfügbarkeit der Substanzen (Betäubungsmittelrezept) antizipatorisch gedacht werden.

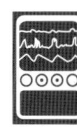

Infektiologie

Günter Mau

Epidemiologie

Frage 196

? Wie ist die Definition von Mortalität und Letalität?

! **Letalität beschreibt die Häufigkeit von Todesfällen in einer Gruppe Erkrankter, Mortalität die Sterblichkeit durch eine Erkrankung in der gesamten Population.**

i Letalität definiert demnach das Risiko einer speziellen Erkrankung, während Mortalität ein epidemiologischer Begriff ist, der das Risiko für alle beschreibt.

Frage 197

? Was bedeuten die Begriffe Inzidenz und Prävalenz?

! **Inzidenz ist die Zahl von Neuerkrankungen in einem bestimmten Zeitraum, Prävalenz beschreibt die Zahl der betroffenen Fälle zu einem definierten Zeitpunkt.**

i Inzidenzen der vorangehenden Zeiträume sind die Grundlage einer Prävalenz.

Frage 198

? Was bezeichnet man als Kolonisation?

! **Die Besiedlung eines Organismus ohne Immunantwort oder Krankheit.**

i Unter bestimmten Bedingungen (z. B. Veränderungen von Barrieren) kann aus einer Kolonisation eine Infektion werden.

Frage 199

? Was ist der Unterschied zwischen der Inkubationszeit und der Latenzzeit?

! - **Inkubationszeit: Zeit zwischen Ansteckung und Krankheitsbeginn**
  - **Latenzzeit: Zeitraum zwischen Ansteckung und Erregerausscheidung**

i Die Latenzzeit ist meist kürzer als die Inkubationszeit, sodass vor allem viele Viruserkrankungen bereits vor dem Ausbruch der Krankheit schon ansteckend sind.

Frage 200

? Was definiert die Sensitivität und die Spezifität eines Tests?

! - **Die Sensitivität beschreibt die Fähigkeit eines Testes, eine bestehende Krankheit zu entdecken.**
  - **Die Spezifität beschreibt die Wahrscheinlichkeit, dass ein Gesunder nicht fälschlich als krank bezeichnet wird.**

i Der Wert von Tests steigt mit der Höhe von Sensitivität und Spezifität. Je nach Fragestellung sind jedoch durchaus Kompromisse möglich. So kann zum Suchen ein Test mit einer relativ hohen Sensitivität, zum Beweis als Grundlage therapeutischer Entscheidungen einer mit einer hohen Spezifität geeignet sein kann.

Frage 201

? Was ist der häufigste Übertragungsweg von Infektionen?

! **Über die Hände.**

i Natürlich werden viele Krankheiten aerogen übertragen, aber auch bei diesen spielt der Händekontakt eine große Rolle.

Bakterielle Infektionen

Frage 202
? Warum sind die meisten Staphylokokkeninfektionen begrenzt (Abszesse, Furunkel etc), manche aber auch epidermiolytisch?

! Verschiedene Staphylokokkenstämme können Toxine bilden, so u. a. ein Exfoliatin, das dann zur Epidermiolyse führt.

i *Enterotoxine sind die Auslöser einer staphylokokkenbedingten Lebensmittelvergiftung.*

Frage 203
? Resistente Staphylokokkenstämme (MRSA, MRSE) sind in Kliniken und Anstalten ein großes Problem. Wo findet sich das Hauptreservoir für die Übertragung durch das Personal?

! Nasenschleimhaut.

i *Bei unklarer Häufung von Infektionen muss deswegen neben Handabstrichen immer auch ein Abstrich der Nasenschleimhaut durchgeführt werden. Der Sanierungsversuch erfolgt mit Mupirocin-Nasensalbe.*

Frage 204
? Wann sind Scharlachpatienten unter einer suffizienten Antibiotikatherapie nicht mehr ansteckend?

! Nach ein bis zwei Tagen.

i *Eine längere Isolation ist nicht notwendig. Allerdings muss die Therapie ausreichend dosiert sein, um Rezidive zu verhindern, v. a. bei Tonsillen mit tiefen Krypten.*

Frage 205
? Sollen Probanden mit einem positiven Streptokokkenabstrich ohne Krankheitssymptomatik antibiotisch behandelt werden?

! Nein. Eine Besiedlung zum Beispiel im Schulalter ist häufig.

i *Träger von Streptokokken sind für ihre Umgebung nicht gefährlich. Es gibt auch keine Indikation, die Umgebung von erkrankten Kindern z. B. nach Scharlach zu behandeln.*

Frage 206
? Welche Körperregion sollte man bei Patienten mit hochrotem, teils geflecktem Enanthem, Tonsillitis und belegter Zunge genau inspizieren?

! Axillar- und Inguinalregion.

i *Das Scharlachexanthem kann sehr variabel und gerade am Anfang diskret sein. Am stärksten ausgeprägt ist es in den beiden genannten Körperregionen.*

Frage 207
? In welchem Alter ist das Risiko für eine Pneumokokkeninfektion besonders groß?

! In den ersten 2–3 Lebensjahren.

i *Während die Häufigkeit der bisherigen Infektionen mit den Pneumokokken, gegen die der Impfstoff einen Schutz aufbaut, durch den 7-valenten Konjugatimpfstoff abnehmen wird, werden teilweise andere Stämme den Platz einnehmen. Nach Einführung neuer, höhervalenterer Impfstoffe könnte das Problem abnehmen.*

Frage 208
? Ein Patient wird wegen einer Meningokokkenmeningitis aufgenommen. Welche prophylaktischen Maßnahmen müssen erwogen werden?

! Eine antibiotische Prophylaxe aller engen Kontaktpersonen der letzten vier bis sieben Tage, unabhängig vom Alter, mit Rifampicin, ggf. auch Ciprofloxacin.

i *Rifampicin wird mit dem Speichel ausgeschieden. Dadurch entstehen relativ hohe Konzentrationen in der Mundhöhle.*

Frage 209
? Wie lang ist die Inkubationszeit bei einer Salmonellenenteritis?

! Mehrere Stunden bis wenige Tage.

i *Die Inkubationszeit einer staphylokokkenbedingten Lebensmittelvergiftung ist durchschnittlich noch kürzer, ebenso der Krankheitsverlauf, da es sich um eine direkte Toxinwirkung handelt.*

Frage 210

? Bei welcher Form einer Salmonellenenteritis ist eine Antibiotikatherapie indiziert?

! Bei septischen Formen mit erheblichen Allgemeinreaktionen, insbesondere bei Säuglingen und anderen Risikopatienten, wie immuninkompetenten Patienten.

i Ältere Studien lassen vermuten, dass bei einer unkomplizierten Gastroenteritis die Dauer der postinfektiösen Erregerausscheidung durch eine antibiotische Therapie verlängert wird.

Frage 211

? Was ist die häufigste Ursache der so gennannten Reisediarrhö?

! Enterotoxische Kolibakterien.

i Bei älteren Kindern und Erwachsenen wird häufig eine Kurztherapie mit Cotrimoxazol oder Chinolonen durchgeführt. Allerdings spielt die virale Reisediarrhö ebenfalls eine große Rolle.

Frage 212

? Woran muss man denken, wenn eine klinisch diagnostizierte Bronchopneumonie nicht auf eine Therapie mit Cephalosporinen reagiert?

! An eine Mykoplasmeninfektion.

i Die Therapie muss auf Makrolide oder Tetrazykline umgestellt werden. Chlamydieninfektionen weisen das gleiche Muster aus.

Frage 213

? Welche Komplikationen können bei Mykoplasmeninfektionen auftreten?

! Erythema exsudativum multiforme, neurologische Erkrankungen, Auftreten von Kälteagglutininen.

i Die meisten Mykoplasmeninfektionen heilen aus, ohne Komplikationen zu provozieren. Bei o. g. Störungen muss man andererseits immer an Mykoplasmen als Ursache denken.

Frage 214

? Was versteht man unter einem Borrelienlymphozytom?

! Einen borrelienbedingten, lymphoretikulären Hauttumor, bei Kindern bevorzugt im Bereich des Ohrläppchens.

i Lymphozytome können im Gegensatz zum Erythema migrans relativ lange persistieren.

Frage 215

? Ist ein persistierender IgM-Borrelienantikörper ein Beweis für eine persistierende oder nicht ausgeheilte Borreliose?

! Nein.

i Nicht nur IgG-, sondern auch IgM-Antikörper persistieren nach einer erfolgreich behandelten Borreliose relativ lange.

Frage 216

? Worauf ist eine periphere Fazialisparese mit mäßiger Liquorpleozytose hochverdächtig?

! Auf eine Neuroborreliose.

i Die Wahrscheinlichkeit ist so groß, dass mit einer Behandlung nicht bis zum Erhalt der Testergebnisse gewartet werden sollte. Deswegen ist die Lumbalpunktion bei Kindern mit einer Fazialisparese absolut indiziert.

Frage 217

? Welche anderen Erkrankungen können Borrelien hervorrufen?

! Neben der Fazialisparese und der serösen Meningitis kommen noch andere neurologische Krankheiten, wie das Bannwarth-Syndrom und isolierte Neuritiden verschiedener Hirnnerven sowie als eher spät auftretende Komplikationen Arthritiden und eine kardiale Beteiligung vor.

i Das weite Spektrum möglicher Krankheitssymptome sollte nicht dazu verleiten, bei positivem Antikörperbefund alle möglichen nicht geklärten Krankheitsbilder einer durchgemachten Borreliose anzulasten.

Frage 218

? Welches ist die wichtigste Maßnahme, um eine Infektion mit einer Borreliose nach einem Zeckenstich zu verhindern?

! Die rasche Entfernung der Zecke.

i Die Übertragung von Erregern von einer infizierten Zecke zum Menschen benötigt nahezu einen Tag. Es ist ratsam, den Körper nach einem Aufenthalt im Freien abends regelmäßig nach Zecken abzusuchen und diese zu entfernen. Retrospektiv ist jedoch bei nachweislich an Borreliose Erkrankten oft kein Zeckenstich erinnerlich.

Frage 219

? Wann wird ein Tuberkulin-Test nach einer Tb-Neuinfektion positiv?

! Nach 4–7 Wochen.

i Die Tuberkulinreaktion ist keine Frühdiagnostik. Bei der Frage nach einer Ansteckung bei einem Tuberkulosekontakt sollte deswegen sofort ein Test angelegt werden, der nach etwa sechs Wochen wiederholt wird, und falls er negativ ausfällt, nochmals etliche Wochen später.

Frage 220

? Was macht eine Tuberkuloseinfektion im Säuglings- und Kleinkindesalter so gefährlich?

! Die Gefahr einer Generalisierung.

i Der Wert der nicht mehr zu Verfügung stehenden Tb-Impfung bestand vor allem darin, dass sie eine Generalisierung, aber nicht unbedingt die Infektion verhütete.

Frage 221

? Sind Kinder mit einer floriden Tuberkulose im Allgemeinen sehr ansteckend?

! Nein.

i Eine Ansteckungsgefahr geht vor allem von Patienten mit offener Tuberkulose aus, d,h. Patienten mit Kavernen. Aufgrund der Chronizität der Infektion kommen Kavernen bei Kindern praktisch noch nicht vor.

Frage 222

? In welchen Stadien einer Pertussis ist mit einem positiven Effekt einer antibiotischen Therapie zu rechnen?

! Vor allem im Stadium catarrhale und im gerade beginnenden Stadium convulsivum.

i Je länger der Beginn der Erkrankung zurückliegt, desto geringer ist der Effekt einer Therapie, da die schwere Bronchitis überwiegend durch Pertussistoxine bedingt ist. Allerdings kann eine spätere Therapie noch einer Erregerelimination dienen, um die Ansteckungsfähigkeit zu verkürzen.

Virusinfektionen

Frage 223

? Was charakterisiert die Bornholm-Krankheit?

! Hohes Fieber mit krampfartigen Schmerzen der unteren Thorax- und oberen Bauchmuskulatur.

i Verursacher sind Coxsackie- und Echoviren. Die Bornholm-Krankheit wird auch zur Beschreibung der Symptomatik als epidemische Pleurodynie bezeichnet.

Frage 224

? Was charakterisiert eine echte Influenza-Infektion?

! Der sehr akute Beginn mit hohem Fieber und Zeichen einer Infektion der oberen Luftwege.

i Das Vorkommen ist an Jahreszeiten gebunden. In Mitteleuropa kommt diese saisonale Grippe in den Sommermonaten epidemisch nicht vor. Allerdings begann eine Epidemie der „neuen Grippe" durchaus in den Sommermonaten.

Frage 225

? Was macht einen Grippekrupp so gefährlich?

! Der Verlauf ist prolongiert und es kann zur Entwicklung von flottierenden Pseudomembranen der Trachea kommen.

i Losgelöste Membranen können zu dramatischen Zwischenfällen im Sinne einer akuten Atemwegsobstruktion führen.

Frage 226

? Wann ist der typische Zeitpunkt der Manifestation eines Krupps (Laryngotracheitis)?

! Die späten Abendstunden.

i Die Ursache der zeitlichen Bindung ist nicht geklärt. Erreger des Krupps sind verschiedene Viren (Parainfluenza-, Adeno-, RS-Viren).

Frage 227

? Was ist das wichtigste Unterscheidungsmerkmal bei der Untersuchung eines Patienten mit einem Krupp und einer Epiglottitis?

! **Bei der Laryngotracheitis ist der Bellhusten mit inspiratorischem Stridor das wichtigste Leitsymptom, bei Epiglottitis die karchelnde Atmung bei Fieber.**

i *Auch wenn die Epiglottitis durch die Hib-Impfung sehr selten geworden ist, muss bei einem fiebernden Kleinkind mit behinderter Inspiration daran gedacht werden, weil ein Zeitverlust bei der Diagnosestellung katastrophal sein kann.*

Frage 228

? Welche Erreger sind die häufigsten Verursacher einer Gastroenteritis im Kindesalter?

! **Rotaviren.**

i *Betroffen sind weltweit vor allem Säuglinge und Kleinkinder. Die meisten Patienten bedürfen nur einer symptomatischen Behandlung. Frühgeborene, Neugeborene und kleine Säuglinge können aber auch mit einem sepsisähnlichen Verlauf schwer erkranken. Noroviren weisen eine ähnliche Klinik auf. Seit einiger Zeit gibt es einen Impfschutz gegen die Rotavirusinfektion in Form einer Schluckimpfung im ersten Lebenshalbjahr.*

Frage 229

? Wie ist der Fieberverlauf bei Masern?

! **Zweigipflig.**

i *Etwa zehn Tage nach Ansteckung kommt es zum Prodromalstadium mit Fieber, das in zwei bis drei Tagen abklingt, um am 13.–14. Tag mit Exanthemausbruch wieder anzusteigen.*

Frage 230

? Wann und wo finden sich Koplick-Flecken bei Masern?

! **Etwa am 12. bis 13 Tag (also in dem Prodromalstadium) beidseits bukkal gegenüber den unteren Molaren.**

i *Koplicksche Flecken sind oft der erste Hinweis auf Masern, da das Prodromalstadium ansonsten unspezifisch verläuft.*

Frage 231

? Warum sind bakterielle Infektionen nach Masern häufig und verlaufen oft auch schwer?

! **Masern führen zu einer passageren Immunsuppression.**

i *So kann nach Masern ein vorher positiver Tuberkulintest zeitweise negativ werden.*

Frage 232

? Welche Lymphknoten können typischerweise bei Röteln vergrößert sein?

! **Die nuchalen Lymphknoten.**

i *Eine entsprechende Überprüfung bei Verdacht auf Röteln ist sehr hilfreich, da das Rötelnexanthem sehr variabel ausgeprägt sein kann.*

Frage 233

? Tritt eine begleitende Meningitis bei einer Mumpserkrankung vor oder nach der Parotitis auf?

! **Sowohl als auch.**

i *Bei Mumpsinfektionen ist sehr oft eine geringe, asymptomatische Liquorpleozytose vorhanden. (Es werden bis zu 65 % berichtet.)*

Frage 234

? Was kennzeichnet die Mumpsorchitis?

! **Sie tritt erst mit der Pubertät auf, im Allgemeinen eine Woche nach der Parotitis.**

i *Obgleich die Hoden später oft etwas kleiner sind, sind die betroffenen Patienten später selten infertil.*

Frage 235

? Welches Virus löst das Exanthema subitum aus?

! **Das Herpesvirus Typ 6 (und 7).**

i *Typisch ist die hochfieberhafte Erkrankung des Säuglings. Nach drei Tagen tritt mit der Entfieberung das Exanthem auf. Deswegen wird die Erkrankung auch als Dreitagefieber bezeichnet.*

Frage 236

? Was ist die häufigste Komplikation eines Exanthema subitum?

! Ein Fieberkrampf.

i Bis zu 20% der Patienten sind betroffen. Ob der schnelle, hohe Fieberanstieg oder eine direkte Virusinfektion des ZNS (bis zu 40%) Auslöser sind, ist nicht geklärt.

Frage 237

? Welches Virus ruft die Ringelröteln hervor?

! Das Parvovirus B19.

i Bei Gesunden handelt es sich um eine ungefährliche Krankheit, ein Exanthem tritt nur bei etwa 20% der Fälle auf.

Frage 238

? Für welche Menschen ist die Ansteckung mit Parvovirus B19 gefährlich?

! Für Schwangere und Patienten mit einer hämolytischen Anämie.

i Bei Ersteren kann es zu einem fetalen Hydrops kommen, bei Letzteren droht bei Erkrankung eine aplastische Krise.

Frage 239

? Wie äußert sich die Erstinfektion mit Herpes-simplex-Virus Typ 1?

! Als Stomatitis aphthosa.

i Es ist die typische Erkrankung des Kleinkindesalters.

Frage 240

? Welche Patienten sind durch eine Herpesinfektion besonders gefährdet?

! Immunsupprimierte und Patienten mit einem Ekzem.

i Bei betroffenen Patienten ist der frühzeitige Einsatz von Aciclovir als Virostatikum absolut indiziert.

Frage 241

? Tritt eine Herpesenzephalitis nur im Rahmen von Erstinfektionen auf?

! Nein. Zwei Drittel der Patienten erkranken im Rahmen von Reaktivierungen.

i Erstsymptome sind oft schwere Krampfanfälle. Der frühzeitige Einsatz von Aciclovir ist für die Prognose entscheidend. Aus diesem Grunde sollte bei klinischen Zeichen einer Enzephalitis unmittelbar mit einer Behandlung begonnen werden, auch wenn noch kein Erregernachweis vorliegt.

Frage 242

? Warum kommt es bei Rezidiven einer Infektion mit Herpes-simplex-Virus Typ 1 überwiegend zu einem Lippenherpes?

! Das Herpesvirus wandert nach seiner Erstbesiedlung in der Mundschleimhaut in das Ganglion des N. trigeminus ein und wird von dort aus reaktiviert.

i Reaktivierungen sind die Folge veränderter immunologischer Reaktionen, wie sie bei der Menses, psychologischem Stress, Infektionen etc auftreten können.

Frage 243

? Wie lange sind Varizellen ansteckend?

! Etwa 2 Tage vor Ausbruch des Exanthems bis ca. 7 Tage danach.

i Eine darüber hinausgehende Isolation ist normalerweise nicht sinnvoll. Ausnahmen sind Patienten mit atypischem Verlauf z. B. bei Immunsuppression.

Frage 244

? Welche Kinder sind vom Auftreten eines Zosters besonders betroffen?

! Immuninkompetente und kleine Kinder, die die Varizellen noch unter einem mütterlichen Restschutz als Säuglinge durchgemacht haben.

i Immunsuppression ist in jedem Lebensalter ein Risikofaktor für eine Reaktivierung des Varicella-Zoster-Virus. Bei Säuglingen führt vermutlich der partielle Nestschutz zu einer unvollkommenen Immunität, der Zoster verläuft bei diesen Patienten im Allgemeinen unkompliziert.

Frage 245

? Welches Antibiotikum sollte bei einer auf ein Pfeiffer-Drüsenfieber verdächtigen Angina nicht verordnet werden?

! Ampicillin und seine Derivate.

i Fast 100% der Pfeiffer-Patienten entwickeln ein schweres, oft hämorrhagisches Ampicillinexanthem, das dann oft erst zur stationären Einweisung führt.

Virusinfektionen

Frage 246

? Welche Antikörper werden beim Pfeiffer-Drüsenfieber als erste positiv und welche zuletzt?

! Anti-VCAG als erste und Anti-EBNA als letzte.

i Mithilfe der Antikörperkonstellation lässt sich die Diagnose einer persistierenden Infektion entweder verifizieren oder ausschließen. Die Ausbildung von Anti-EBNA-Antikörpern zeigt eine überstandene EBV-Infektion an.

Frage 247

? Wie hoch ist das Risiko für eine neurologische Defektheilung nach einer FSME-Infektion?

! Bei Erwachsenen geht man von einer Rate von 10–20% bleibender neurologischer Defekte nach FSME-Infektion aus. Bei Kindern ist das Risiko wesentlich geringer.

i Bei einem zweigipfligen Krankheitsverlauf kommt es in der ersten Phase zu grippalen Symptomen. Etwa 10% der Patienten entwickeln nach weiteren ein bis drei Wochen eine neurologische Symptomatik mit überwiegend aseptischer Meningitis, die folgenlos ausheilt. Wenn eine Meningoenzephalitis oder Meningoenzephalomyelitis auftritt, sind neurologische Defekte zu erwarten.

Parasitosen

Frage 248

? Ein etwa 15-jähriges Mädchen klagt über vaginalen Fluor. Woran ist zu denken?

! An eine Trichomonadeninfektion.

i Wenn bei präpuberalen Mädchen mit Fluor Trichomonaden festgestellt werden, muss man immer auch an sexuellen Missbrauch denken.

Frage 249

? Bei einem Kinde mit hohem Fieber und vorausgegangenen Ferienaufenthalt in Kenia besteht der Verdacht auf eine Malaria. Was ist diagnostisch sofort zu tun?

! Es muss im Blutausstrich (gegebenenfalls im sog. dicken Tropfen) nach Plasmodien gesucht werden.

i Eine Malaria tropica ist wegen ihrer Komplikationen (z. B. ZNS- und Nierenbeteiligung) immer ein Notfall.

Frage 250

? Welche Empfehlungen muss man einer seronegativen Schwangeren geben, um eine Toxoplasmoseinfektion zu verhindern?

! Vermeidung von Kontakt mit Katzenkot, Meidung von rohem Fleisch (z. B. Tartar).

i Katzen scheiden mit dem Kot Oozyten aus. Die Muskulatur von Schlachttieren dient als Zwischenwirt.

Frage 251

? Was ist das häufigste Symptom einer akuten Toxoplasmoseinfektion bei ansonsten gesunden Menschen?

! Eine Lymphadenopathie.

i Differenzialdiagnostisch sind vor allem maligne Lymphome und die Katzenkratzkrankheit abzugrenzen. Staphylokokkenbedingte Lymphadenitiden und ein Pfeiffer-Drüsenfieber haben eine andere Klinik.

Frage 252

? Welche Entwicklungszyklen durchlaufen Askariden im Menschen?

! Nach Ingestion von Askarideneiern wandern die Larven vom Darm hämatogen in die Lunge ein. Durch Verschlucken landen sie wieder im Darm, wo sie weiter heranwachsen.

i Dieser Weg erklärt den röntgenologischen Befund des so genannten Löffler-Infltrats.

Frage 253

? Worauf ist eine juckende perianale Rötung verdächtig?

! Auf eine Oxyuriasis.

i Die beste Nachweismethode für die Eier ist ein Abstrich mit einem durchsichtigen Klebestreifen in den Morgenstunden. Durch die heutzutage üblicherweise vorhandenen Tiefspültoiletten entdecken Kinder und Eltern die Würmer nicht mehr so häufig wie früher im Stuhl.

Frage 254

? Was ist das häufigste biochemische Leitsymptom einer Wurminfektion?

! Eine Vermehrung der Eosinophilen und eine erhöhte IgE-Konzentration.

i Manche Wurmerkrankung verursachen typischerweise zusätzlich eine IgG-Erhöhung (z. B. Toxacara), manche zeigen eher selten eine Reaktion (z. B. Oxyuren).

Pilzinfektionen

Frage 255

? Ist der Nachweis von Candida-Hefen im Stuhl älterer Kinder als pathologisch anzusehen?

! Nein, Hefen gehören zur normalen Darmflora.

i Es gibt keinen Beweis dafür, dass Hefen im Stuhl für Bauchschmerzen verantwortlich sind. Wenn sich das Gleichgewicht zwischen bakterieller und Pilzbesiedlung des Darms z. B. durch eine Antibiotikabehandlung verschiebt, können Candida spp. die Schleimhäute besiedeln oder eine Soordermatitis hervorrufen.

Frage 256

? Welche Patienten sind durch generalisierende Pilzinfektionen gefährdet?

! Vor allem immuninkompetente Patienten und solche mit Kathetern etc.

i Hefen haben einen ausgeprägten Tropismus für Plastikmaterial wie Katheter, Tuben etc, sodass in solchen Fällen auch immunkompetente Patienten besiedelt werden können. Schwere Grundkrankheiten, die zur Anwendung von Plastikteilen führen, begünstigen eine Generalisierung.

Frage 257

? Wie kontagiös ist eine Mikrosporie?

! Sie ist hochkontagiös.

i Die Mikrosporie kommt praktisch nur im Kindesalter vor und kann sich in Gruppen schnell verbreiten. Die anfänglich kleinen schuppenden Herde mit abgebrochenen Haaren im Bereich des Capillitium sehen zuerst nicht sehr beunruhigend aus.

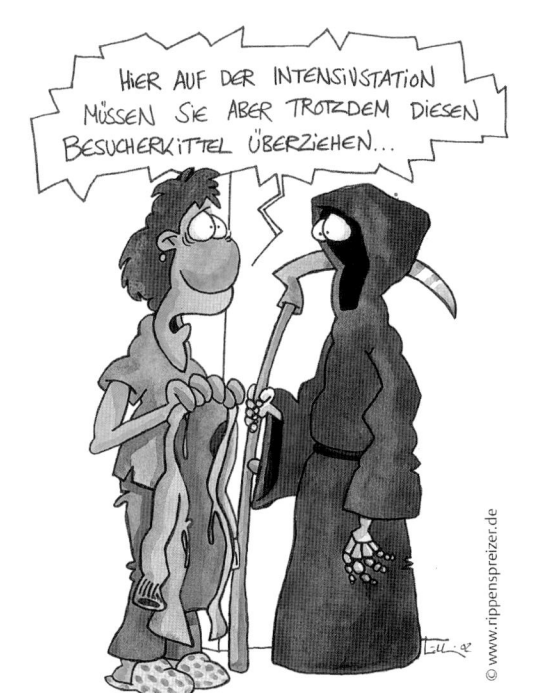

Immunologie

Hans-Georg Koch

Frage 258

? Wie kann man eine physiologische von einer pathologischen Infektanfälligkeit abgrenzen?

! Hinweise auf eine pathologische und damit abklärungsbedürftige Infektanfälligkeit können vorliegen, wenn mehr als acht Minor-Infektionen pro Jahr auftreten, die einzelnen Infekte schwer oder chronisch rezidivierend verlaufen, ungewöhnliche Residuen, z. B. Bronchiektasien, auftreten oder opportunistische Erreger nachgewiesen werden.

i Die Grenze zwischen einer normalen physiologischen und einer pathologischen Infektanfälligkeit ist fließend. Der betreuende Arzt muss basierend auf seiner Erfahrung die Notwendigkeit einer rationalen Diagnostik und den häufig geäußerten Wunsch der Eltern nach einer detaillierten Abklärung abwägen.

Frage 259

? Nach welchem Stufenplan sollte die immunologische Abklärung erfolgen, wenn ein Patient ungewöhnlich häufig Bronchialinfekte aufweist?

! Differenzialblutbild, Serumelektrophorese, quantitative Bestimmung der Immunglobuline inkl. IgG-Subklassen, Komplement CH50, Impfantikörper, Lymphozytendifferenzierung (B-, T-Subpopulationen, NK-Zellen).

i Bei Auffälligkeiten eines oder mehrerer immunologischer Parameter sollte man mit einem pädiatrisch-immunologischen Zentrum Kontakt aufnehmen, um das weitere Vorgehen abzustimmen. Neben den immunologischen Parametern sind noch andere Ursachen der Symptomatik abzuklären. Hierzu zählen z. B. eine Iontophorese zur Diagnostik einer Mukoviszidose und eine Röntgenaufnahme des Thorax, die möglicherweise Hinweise auf eine Fremdkörperaspiration oder morphologische Veränderungen zeigt.

Frage 260

? Wie sind humorale Immundefekte definiert?

! Fehlen bzw. Verminderung mindestens einer Immunglobulinklasse oder -subklasse.

i Es sind verschiedene humorale Immundefekte bekannt. In der Regel ist das IgG erniedrigt, häufig zusätzlich andere Immunglobulinklassen. Die schwerste Erkrankung ist die X-chromosomal vererbte Agammaglobulinämie. Daneben werden der variable humorale Immundefekt (CVID – common variable immunodeficiency), das Hyper-IgM-Syndrom, der IgG-Subklassenmangel und der IgA-Mangel erwähnt.

Frage 261

? Bei einem sechs Monate alten Säugling tritt ein Atemwegsinfekt auf. Daraufhin erfolgt die quantitative Bestimmung der Immunglobulinfraktionen im Blut, um einen Immundefekt auszuschließen. Das Ergebnis einer deutlich erniedrigten IgG-Fraktion bei normalem IgA und IgM beunruhigt die Eltern. Wie sollte man die Eltern beraten?

! Es liegt eine transiente Hypogammaglobulinämie des Säuglings vor. Die Konzentration der IgG-Fraktion wird sich in den nächsten Monaten normalisieren. Mit einer gesteigerten Infektanfälligkeit ist nicht zu rechnen. Weitere Untersuchungen sind nicht erforderlich.

i Die transiente Hypogammaglobulinämie ist im Säuglingsalter nicht selten. Eine klinische Relevanz lässt sich nicht erkennen. Die normalen IgM- und IgA-Fraktionen sprechen für eine regelrechte B-Zell-Funktion. Das Immunsystem des Säuglings befindet sich in der Ausreifung.

Frage 262

? Welches ist der häufigste angeborene Immundefekt?

! Der selektive IgA-Mangel ist mit einer Prävalenz von bis zu 1 : 200 der häufigste angeborene Immundefekt.

i Der selektive IgA-Mangel geht allenfalls mit nur einer mäßiggradig gesteigerten Infektanfälligkeit einher. Manche Patienten haben zusätzlich einen IgG-Subklassenmangel. Eine Zöliakie wird bei einem selektiven IgA-Mangel gehäuft gefunden. Eine spezifische Therapie beispielsweise durch Immunglobingaben ist nicht erforderlich bzw. aufgrund eines erhöhten Risikos für eine allergische Reaktion kontraindiziert. Eine frühzeitige Antibiotikabehandlung kann sinnvoll sein. Eine Impfung besonders gegen Pneumokokken wird empfohlen.

Frage 263

? Wie sollte die Anamnese bei Verdacht auf einen angeborenen Immundefekt erhoben werden?

! Es sollte nach den typischen Warnzeichen für einen angeborenen Immundefekt gefragt werden.

i Es wurden folgende charakteristische Warnzeichen definiert:
- positive Familienanamnese für einen angeborenen Immundefekt,
- acht oder mehr eitrige Otitiden pro Jahr,
- zwei oder mehr schwere Sinusitiden pro Jahr,
- zwei oder mehr Pneumonien pro Jahr,
- effektlose Antibiotikatherapie über zwei oder mehr Monate,
- Impfkomplikation bei Lebendimpfungen,
- Gedeihstörung im Säuglingsalter mit/ohne Durchfälle,
- rezidivierende Haut- oder Organabszesse,
- zwei oder mehr viszerale Infektionen (z. B. Meningitis, Sepsis, Osteomyelitis, Empyem),
- persistierende Candida-Infektionen jenseits des ersten Lebensjahres,
- akute oder chronische Graft-versus-Host-Reaktion,
- rezidivierende Infektionen mit atypischen Mykobakterien.

Frage 264

? Welche Relevanz hat ein IgG-Subklassendefekt?

! Es sind verschiedene Konstellationen bekannt, bei denen einzelne IgG-Subklassen (z. B. IgG1/IgG3 oder IgG2/IgG4) erniedrigt sind. Gelegentlich kann auch ein IgA-Mangel vorliegen. Es kann sich sowohl um ein transientes Phänomen mit der Tendenz der Ausreifung handeln, als auch um einen klinisch relevanten Immundefekt, der mit einer pathologisch erhöhten Infektrate besonders der Luftwege einhergeht.

i Bei einer deutlich erhöhten Infektrate kann die Substitution von Immunglobulinen sinnvoll sein. Ein frühzeitiger Einsatz von Antibiotika ist sinnvoll.

Frage 265

? Welchen Immundefekt bezeichnet man als Bruton-Syndrom und wie wirkt es sich aus?

! Als Bruton-Syndrom wird die X-chromosomal vererbte Agammaglobulinämie bezeichnet. Es handelt sich um einen B-Zell-Defekt, bei dem alle Immunglobulinklassen deutlich erniedrigt sind oder fehlen. Betroffene Patienten entwickeln frühzeitig schwere Atemwegsinfekte (Pneumonie, Bronchiektasien, Sinusitis).

i Aufgrund des X-chromosomalen Erbgangs sind überwiegend männliche Individuen betroffen. Unter einer konsequenten regelmäßigen Substitution von Immunglobulinen haben betroffene Patienten eine deutlich verbesserte Prognose.

Frage 266

? Wie erfolgt die regelmäßige Substitution von Immunglobulinen?

! Es steht sowohl die regelmäßige intravenöse Infusion zur Verfügung, die alle 2–4 Wochen erfolgt, als auch die subkutane Infusion, die von geschulten Patienten selbst zuhause durchgeführt werden kann. Für jeden Patient wird eine Zielkonzentration der Immunglobuline (IgG) festgelegt, die durch das jeweilig gewählte Regime erreicht werden soll.

i Die Therapie ist sehr teuer und sollte von einem Zentrum mit entsprechender Erfahrung festgelegt und koordiniert werden.

Frage 267

? Wie ist ein variabler Immundefekt (CVID) definiert?

! Als primärer Antikörpermangel mit gehäuften bakteriellen Infekten besonders der Atemwege und unzureichender Bildung von Antikörpern nach Impfungen. Die Verteilung der B-Zell-Subpopulationen wird zu einer weiteren Subtypisierung der Erkrankung verwendet.

i Bei diesem Immundefekt wird die Diagnose oft sehr spät gestellt, da sowohl die klinischen Zeichen als auch die Labordiagnostik initial wenig auffällig sein können. Als therapeutische Maßnahmen werden regelmäßige Infusionen mit Immunglobulinen durchgeführt sowie frühzeitig mit Antibiotika behandelt.

Frage 268

? Welches Risiko besteht bei Patienten nach Splenektomie oder eingeschränkter Milzfunktion und welche Maßnahmen sollten ergriffen werden?

! Bei Zustand nach Splenektomie oder defekter Milzfunktion haben die betroffenen Patienten ein hohes Risiko, eine fulminante, lebensbedrohliche Sepsis durch bekapselte Erreger (z. B. Pneumokokken) oder gramnegative Bakterien zu entwickeln.

i Eine Impfung gegen Pneumokokken und Meningokokken sollte durchgeführt werden. Eine Penicillinprophylaxe kann erforderlich sein.

Immunologie

Frage 269

? Welcher angeborene Immundefekt gilt als die Maximalform der angeborenen Immundefekte? Wie sind natürlicher Verlauf und Prognose?

! Es handelt sich um den schweren kombinierten Immundefekt (severe combined immunodeficiency – SCID). Die Patienten entwickeln bereits in den ersten Lebenswochen schwere Durchfallerkrankungen und eine Gedeihstörung. Oft liegen charakteristisch erythematöse Hautefforeszenzen vor. Es ist eine frühzeitige Stammzelltransplantation anzustreben. Unbehandelt versterben die Patienten noch im ersten Lebensjahr.

i Die Diagnosestellung erfolgt bei typischer Klinik durch Nachweis einer Lymphopenie, Charakterisierung der Lymphozyten durch FACS-Analyse und nachfolgende molekulargenetische Bestätigung. Die auffälligen Hautveränderungen beruhen auf einer Graft-versus-Host-Reaktion durch mütterliche T-Lymphozyten, die man anhand einer HLA-Typisierung charakterisieren und von den kindlichen Zellen abgrenzen kann.

Frage 270

? Welche charakteristischen Symptome zeigen sich beim Wiscott-Aldrich-Syndrom?

! Thrombozytopenie, Ekzem, rezidivierende Infektionen.

i Bei Thrombozytopenie liegt ein kleines Plättchenvolumen vor. Die Diagnose kann molekulargenetisch gesichert werden (Untersuchung des WASP-Gens).

Frage 271

? Welche Syndrome mit Immundefizienz und Chromosomenbrüchigkeit kennen Sie?

! Nijmegen-Breakage-Syndrom, Bloom-Syndrom und Ataxia teleangiectatica (Louis-Bar-Syndrom).

i Diesen Erkrankungen ist eine besondere Disposition zu malignen Neoplasien gemeinsam.

Frage 272

? An welche Erkrankung sollte man denken, wenn ein männliches Kleinkind an blutigen Durchfällen und rezidivierenden Infektionen leidet?

! Wiscott-Aldrich-Syndrom

i Da die Diagnosestellung erhebliche Konsequenzen für die weitere Behandlung hat, sollte unbedingt nach einer Thrombozytopenie gesucht und eine molekulargenetische Abklärung angestrebt werden.

Frage 273

? Haben Patienten mit Hyper-IgE-Syndrom allergische Beschwerden?

! Nein. Es handelt sich um einen angeborenen Immundefekt, bei dem charakteristischerweise extrem hohe IgE-Konzentrationen vorliegen.

i Betroffene Patienten entwickeln rezidivierende Hautabszesse, die durch Staphylokokken ausgelöst werden, sowie abszedierende Pneumonien. Es liegen dysmorphe Stigmata mit auffälliger Fazies, eine Gelenküberstreckbarkeit und eine verzögerte Dentition vor.

Frage 274

? Welches ist der häufigste Defekt im Komplementsystem?

! Das hereditäre Angioödem (HAE) durch einen C1-Esterase-Inhibitor-Mangel.

i Charakteristisch sind Schwellungen von Haut, Schleimhaut, Genitalien oder Gastrointestinaltrakt. Heftige abdominelle Schmerzen können auf die Erkrankung hinweisen. Ein akutes Larynxödem kann lebensbedrohlich sein. Als kausale Therapie steht die Infusion von C1-Esterase-Inhibitor zur Verfügung, die zu einer raschen Besserung der Symptomatik führt.

Frage 275

? Wie manifestiert sich eine septische Granulomatose?

! Typisch sind rezidivierende Lymphadenitiden und Abszesse innerer Organe (z. B. Leber, Milz, Lunge). Auch perianale Abszesse können auftreten.

i Ursächlich liegt der septischen Granulomatose ein Defekt in der Produktion von Sauerstoffradikalen zugrunde, sodass der intrazelluläre Abbau phagozytierter Erreger nicht gewährleistet ist. Die Produktionsfähigkeit für Sauerstoffradikale kann in Blutproben gemessen und damit die Diagnose gestellt werden. Wichtig ist eine konsequente antibakterielle (z. B. Trimethoprim-Sulfamethoxazol) und antimykotische (z. B. Itraconazol) Prophylaxe. Bei manifesten Infektionen müssen Antibiotika gegeben werden, die eine hohe intrazelluläre Konzentration erreichen. Eine Stammzelltransplantation kann effektiv sein.

Frage 276

? Welche chromosomale Störung liegt dem Di-George-Syndrom zugrunde?

! Eine Mutation des Chromosoms 22q11.

i Bei Mutationen/Mikrodeletionen in dieser genetischen Region können syndromale Erkrankungen auftreten, die dem CATCH22- oder DiGeorge-Syndrom zuzuordnen sind. Typisch für das DiGeorge-Syndrom sind bei auffälliger Fazies ein Vitium cordis, eine Hypokalzämie sowie ein Immundefekt. Der Immundefekt kann sehr variabel ausgeprägt sein.

Frage 277

? Gibt es einen spezifischen Immundefekt gegenüber einer EBV-Infektion?

! Das X-chromosomal vererbte lymphoproliferative Syndrom (XLP).

i Diese seltene, auch als Duncan- oder Purtilo-Syndrom bezeichnete Erkrankung führt bei einer EBV-Infektion zur Lymphoproliferation und einem unkontrollierten, in der Regel fatalen Verlauf. Ursächlich konnte der molekulare Defekt identifiziert werden.

Frage 278

? Welche therapeutische Option hat die Prognose der schweren kongenitalen Neutropenie erheblich verbessert?

! rh-G-CSF (rekombinanter Granulozyten-Kolonien-Stimulationsfaktor).

i Die als Kostmann-Syndrom bezeichnete Erkrankung geht mit extrem niedrigen Neutrophilenzahlen einher. Im Knochenmark zeigt sich ein Arrest in der Ausreifung der Neutrophilen. Unbehandelt versterben die Kinder in den ersten Lebensmonaten an bakteriellen Infektionen. Mit Einsatz von rh-G-CSF lassen sich die peripheren Neutrophilenzahlen erhöhen und die Infektionsgefährdung deutlich senken. Bei unzureichendem therapeutischen Ansprechen kann eine Stammzelltransplantation hilfreich sein.

Frage 279

? Wie unterscheidet man eine Autoimmunneutropenie von einem Kostmann-Syndrom?

! Die Bestimmung von Anti-Neutrophilen-Antikörpern ist wegweisend. Im Knochenmark findet sich kein Reifungsarrest.

i Die Autoimmunneutropenie ist die häufigste Form der Neutropenie und findet sich besonders im Säuglingsalter. Die assoziierte Infektionsneigung ist gering. Man kann in der Regel mit einer Normalisierung innerhalb der ersten Lebensjahre rechnen.

Frage 280

? Welche Kriterien sprechen für eine hämophagozytische Lymphohistiozytose (HLH)?

! Fieber, Panzytopenie, Splenomegalie, Hypertriglyzeridämie, Hypogammaglobulinämie, erhöhtes Ferritin, erhöhter löslicher Interleukin-2-Rezeptor, Hämophagozytose.

i Die LHL ist eine potenziell lebensbedrohliche Erkrankung, die unverzüglich behandelt werden muss. Eine primäre, angeborene LHL manifestiert sich meist in den ersten Lebensmonaten. Eine sekundäre LHL wird durch Infekte ausgelöst und tritt später auf. Die Erkrankung kann als inflammatorische Multisystemerkrankung verstanden werden, die eine immunsuppressive Therapie erfordert.

Frage 281

? Welches ist die häufigste Ursache eines periodischen Fiebersyndroms?

! Familiäres Mittelmeerfieber.

i Die Erkrankung äußert sich durch periodische Fieberschübe, die mit hohen systemischen Entzündungsparametern und Schmerzen (Bauch, Thorax, Gelenke) einhergehen. Die Diagnose wird molekulargenetisch bestätigt. Therapie der Wahl ist die Gabe von Colchicin.

Frage 282

? Welche Maßnahme ist effektiv, um Patienten mit Komplementdefekten vor schwerwiegenden Infektionen zu schützen?

! Eine Impfung gegen Pneumokokken, Meningokokken und Haemophilus influenzae.

i Bei angeborenem Mangel der Komplementfaktoren C1 – C9 treten bevorzugt bakterielle Infektionen mit den o.g. Erregern auf. Spezifische Impfungen schützen effektiv vor diesen Erkrankungen. Eine Substitution der fehlenden Faktoren ist nicht möglich.

Allergologie

Hans-Georg Koch

Atopie

Frage 283

? Ist eine erhöhte IgE-Konzentration spezifisch für eine Atopiedisposition?

! Nein. Erhöhte IgE-Konzentrationen können auch bei nicht allergischen Erkrankungen auftreten.

i Erhöhtes IgE kann neben allergischen Erkrankungen beispielsweise bei Infektionen (z. B. durch Parasiten, Mykoplasmen), Immundefekten (z. B. Hyper-IgE-Syndrom, Wiskott-Aldrich-Syndrom, AIDS), malignen Tumoren, Verbrennungen und bei einer GvHD auftreten.

Frage 284

? Korreliert die Höhe der spezifischen IgE-Konzentration mit der Schwere der klinischen Reaktion?

! Generell gibt es eine Korrelation der Konzentration des spezifischen IgE mit der Ausprägung der klinischen Symptomatik. Im Einzelfall lässt sich die Symptomatik jedoch nicht voraussagen.

i Es ist sowohl möglich, dass ein Kind mit niedrigem spezifischen IgE ausgeprägte allergische Symptome entwickelt, als auch dass ein Kind mit hohem spezifischen IgE-Antikörpertiter klinisch unbeeinträchtigt bleibt. Weitere Testungen (z. B. Haut-Pricktest, orale Provokation) können zur Klärung beitragen.

Frage 285

? Gelten für Atopiker andere Impfempfehlungen als für Nichtatopiker?

! Grundsätzlich sind die Impfempfehlungen unabhängig von einer Atopie.

i Berücksichtigt werden muss das individuelle Risiko für eine allergische Reaktion. Bei einer klinisch manifesten Hühnereiweißallergie sollten keine Gelbfieber- und Grippeimpfungen erfolgen. Die Dreifachimpfung gegen Masern, Mumps und Röteln sollte unter klinischer Überwachung erfolgen.

Frage 286

? Nennen Sie einige Minimalvarianten des atopischen Ekzems.

! Lippen- und perianales Ekzem, Einrisse im Bereich der Ohrläppchenumschlagfalte.

i Betroffene Stellen mit lokaler Belastung (Speichel, Stuhl, mechanische Einrisse beim Ausziehen von Hemden und Pullovern) sind oft als Indiz auf das Vorliegen einer entsprechenden Disposition zu finden.

Frage 287

? Wie kann man die Ausprägung einer atopischen Dermatitis erfassen?

! Die Ausprägung einer atopischen Dermatitis wird mit dem SCORAD-Score erfasst.

i Der Score erfasst Ausbreitung und Intensität der Hautveränderungen sowie subjektive Symptome wie Juckreiz und Schlafverlust. Nach den individuell erreichten Punktwerten wird der Schweregrad der atopischen Dermatitis beschrieben (leicht, mäßiggradig bis schwer).

Frage 288

? Welche Therapieziele hat man bei der Behandlung einer atopischen Dermatitis?

! Im Vordergrund steht, die Symptomatik für Patient und Familie erträglich zu halten. Hierzu muss der Juckreiz tolerabel sein, offene Hautstellen sollten abheilen, die Nachtruhe sollte gewährleistet sein.

i Eine Ausheilung der atopischen Dermatitis ist nicht zu erreichen. Allerdings können die Symptome durch eine konsequente Stufentherapie gelindert werden. Intensive Schulungsmaßnahmen haben sich als positiv erwiesen.

Frage 289

? Welche Therapieelemente stehen zur Behandlung einer atopischen Dermatitis zur Verfügung?

! Hautbasispflege, antiinflammatorische Dauertherapie, antiinfektiöse Therapie von Superinfektionen, v. a. gegen Staphylokokken, Allergenkarenz bei nachgewiesenen Allergenen, Diät bei relevanter Nahrungsmittelallergie sowie supportive Maßnahmen (z. B. Vermeidung von Wolle). Zum Waschen keine alkalihaltigen Seifen.

i *Eine konsequente Hautpflege mit rückfettenden Cremes oder Salben ist unabdingbar. Der Einsatz von Kortikosteroiden sollte auf akute Exazerbationen beschränkt bleiben.*

Frage 290

? Wann wird ein „Atopie-Patch-Test" (APT) eingesetzt?

! Der APT wird vornehmlich bei Patienten mit atopischer Dermatitis eingesetzt, um den Effekt von Inhalations- oder Nahrungsmittelallergenen auf die Haut zu testen.

i *Aufgetragene Testsubstanzen werden für 48 Stunden belassen und 72 Stunden abgelesen. Ein positiver APT korreliert mit einer allergischen Spätreaktion.*

Frage 291

? Welcher Test gilt als Goldstandard in der Diagnostik von Nahrungsmittelallergien?

! Die doppelblinde, Placebo-kontrollierte orale Nahrungsmittelprovokation (DBPCFC).

i *Dieser aufwändige Test wird in der Regel unter stationären Bedingungen durchgeführt und findet besonders bei Patienten mit atopischer Dermatitis Anwendung oder wenn subjektive Symptome objektiviert werden sollen.*

Anaphylaktische Reaktion und Allergien

Frage 292

? Mit welchen Symptomen kann sich eine drohende anaphylaktische Reaktion ankündigen?

! Klinische Zeichen sind Husten, Kloßgefühl oder Kratzen im Hals, Juckreiz, Flush, Schleimhautschwellung, Urtikaria, Schwindel und Schwäche, Dyspnoe.

i *In der Regel treten schwere anaphylaktische Reaktionen innerhalb weniger Minuten nach Allergenkontakt auf. Eine rasche Einleitung der Notfalltherapie ist zwingend notwendig und erfordert ein frühes Erkennen typischer klinischer Zeichen.*

Frage 293

? Welche therapeutischen Maßnahmen stehen bei einer anaphylaktischen Reaktion zur Verfügung?

! Unterbrechung der Allergenzufuhr, Pharmakotherapie mit Antihistaminika, Kortikosteroiden, Adrenalin und Volumen.

i *Die Intensität der Pharmakotherapie hängt von der klinischen Symptomatik ab. Während bei einer lokal betonten Reaktion kühlende Maßnahmen und orale Antihistaminika ausreichend sein können, erfordern systemische Manifestationen mit Beeinträchtigung der Atmung und/oder des Kreislaufs die intravenöse Verabreichung der Medikamente. Die frühzeitige Anlage eines intravenösen Zugangs ist empfehlenswert.*

Frage 294

? Unter welchen Voraussetzungen kann bei allergischer Rhinitis eine spezifische Immuntherapie in Erwägung gezogen werden?

! Bei nachgewiesener IgE-vermittelter Allergie, nicht vermeidbarer Allergenexposition, erheblichem Leidensdruck und Einschränkungen im täglichen Leben bei Kindern ab dem sechsten Lebensjahr.

i *Lokale Antihistaminika sind nur begrenzt wirksam, lokale Kortikosteroide effektiver. Eine Hyposensibilisierung kann langfristig zu einer deutlichen Verbesserung der Symptomatik und einer Reduktion des Medikamentenbedarfs führen. Zusätzlich scheint eine spezifische Immuntherapie einen präventiven Effekt bezüglich der Ausbreitung des Sensibilisierungsspektrums und der Ausbildung eines Bronchialasthmas zu haben.*

Frage 295

? Was versteht man unter Vocal Cord Dysfunction (VCD)?

! Eine Atemstörung durch eine paradoxe Stimmbandfunktion.

i Episodisch treten Atemstörungen auf, die als Asthma bronchiale fehlgedeutet werden können. Ausgelöst werden diese Episoden beispielsweise durch Anstrengung, Angst oder Hyperventilation. Diagnostisch wegweisend ist eine Laryngoskopie in der Episode.

Frage 296

? Worauf begründet sich die Diagnose einer Hausstaubmilbenallergie?

! Typische Symptomatik mit perennialen, morgendlich betonten Atembeschwerden, Bestimmung spezifischer IgE-Konzentrationen oder Hauttest, Messung des Hausstaubmilbenallergens in der häuslichen Umgebung.

i Symptome wie Reizhusten oder erschwerte Atmung, die jahreszeitenunabhängig besonders morgens auftreten, können auf eine Hausstaubmilbenallergie hinweisen. Entsprechende Blutuntersuchungen (spezifische IgE-Konzentration) oder ein Haut-Pricktest bestätigen den Verdacht. Zur Messung der häuslichen Allergenkonzentration stehen Schnelltests zur Verfügung. Primärer therapeutischer Ansatz ist die Reduktion der häuslichen Allergenbelastung. Zusätzlich kann eine Hyposensibilisierung erwogen werden.

Frage 297

? Welche Bedeutung hat die Latexallergie und bei welchen Patienten muss sie besondere Beachtung finden?

! Latexallergien haben in den letzten Jahren deutlich zugenommen. Ein besonderes Risiko haben Kinder mit Spina bifida.

i Offensichtlich hat aufgrund des stark gestiegenen Gebrauchs von latexhaltigen Produkten (z. B. Schutzhandschuhe) die Sensibilisierung zugenommen. Kinder mit Spina bifida weisen ein extrem hohes Risiko auf, eine klinisch manifeste Latexallergie zu entwickeln. Bei diesen Kindern ist auf eine latexfreie Umgebung, besonders auf Operationen ohne Latexkontakt zu achten. Auch atopische Kinder (atopische Dermatitis, Asthma bronchiale, Heuschnupfen) weisen eine hohe Sensibilisierungsrate gegen Latex auf.

Frage 298

? Welche Maßnahmen sollten bei einer nachgewiesenen Insektengiftallergie ergriffen werden?

! Präventivmaßnahmen zu Vermeidung eines Insektenstichs (Barfußlaufen im Freien vermeiden, keine offenen Mülleimer, nicht im Freien essen, nicht aus Dosen trinken), Mitführen eines Notfall-Sets. Eine spezifische Immuntherapie sollte unter stationären Verhältnissen eingeleitet werden.

i Insektenstiche können bei sensibilisierten Patienten zu lebensbedrohlichen anaphylaktischen Sofortreaktionen führen. Eine spezifische Immuntherapie sollte angestrebt werden. Während der Saison können einfache präventive Maßnahmen und Verhaltensregeln das Risiko für ein bedrohliches Ereignis erheblich senken.

Frage 299

? Was versteht man unter einem oralen Allergie-Syndrom (OAS)?

! Wenn im Rahmen einer Sensibilisierung gegen Pollen oder Latex aufgrund von Kreuzallergien Symptome einer Nahrungsmittelallergie auftreten.

i Im Rahmen eines OAS treten durch Nahrungsmittel ausgelöste Symptome in der Regel im Mund- und Rachenraum auf. Typische Kreuzreaktionen werden beispielsweise bei Baumpollenallergie (gegen Apfel, Steinobst, Nüsse, Gewürze), bei Roggenpollen (gegen Soja, Getreide, Hülsenfrüchte, Erdnuss) oder Latex (gegen Banane, Avokado, Esskastanie, Kiwi) beobachtet.

Frage 300

? Durch welche Faktoren kann im Kindesalter eine akute Urtikaria ausgelöst werden?

! Häufig durch virale Infekte, gelegentlich auch durch IgE-vermittelte Nahrungsmittelallergien.

i Eine akute Urtikaria tritt im Kindesalter häufig als einmaliges Ereignis auf. Sie ist in der Regel selbstlimitierend und bedarf keiner spezifischen allergologischen Diagnostik. Sie ist von einer chronischen Urtikaria abzugrenzen, die ursächlich abgeklärt werden sollte.

Frage 301

? Wann kann ein Haut-Pricktest nicht durchgeführt werden?

! Bei möglicher anaphylaktischer Reaktion durch das zu testende Antigen, wenn der Patient unter Therapie mit Antihistaminika oder Kortikosteroiden steht sowie bei ekzematischen oder infektiösen Hauterkrankungen.

i Der Haut-Pricktest ist der gebräuchlichste Allergietest, der eine spezifische Sensibilisierung für eine Reaktion vom Soforttyp nachweisen kann. Er ist grundsätzlich in jedem Lebensalter durchführbar. Eine aussagefähige Untersuchung erfordert ein standardisiertes Vorgehen mit Positivkontrollen (Histamin) und Negativkontrollen. Beim Vorliegen der o. g. Kontraindikationen muss auf den Test verzichtet werden. Es besteht eine gute Übereinstimmung mit dem Nachweis des spezifischen IgE.

Frage 302

? Welche Maßnahmen können sich als sinnvoll erweisen, um eine Allergenkarenz bei bekannter Atemwegsallergie zu erreichen?

! Die Planung von Reisen in pollenarme Regionen, die Verwendung von Pollenfiltern (bei Pollenallergie) und Matratzenüberzügen, häufiges Wischen des Fußbodens und/oder häufiges Staubsaugen (bei Hausstaubmilbenallergie) sowie die Vermeidung von Haustieren (bei Tierhaarallergie).

i Die Beachtung von Maßnahmen der Allergenkarenz kann signifikant zu einer Reduktion der klinischen Symptome beitragen.

Frage 303

? Welche Medikamente sind Bestandteil einer Dauertherapie des Asthma bronchiale?

! Die Behandlung des Asthma bronchiale erfolgt nach einem Stufenplan, der mit Inhalationen von Betamimetika beginnt. Bei unzureichendem Therapieerfolg können Leukotrienantagonisten und/oder inhalative Kortikosteroide eingesetzt werden. Systemische Kortikosteroide können bei schweren Verläufen erforderlich sein.

i Lang wirksame Betamimetika haben das früher häufiger eingesetzte Theophyllin in der Dauertherapie weitgehend verdrängt. Ipratropiumbromid wird nur bei akutem Asthmaanfall eingesetzt und hat seinen Platz in der Dauertherapie weitgehend verloren.

Frage 304

? Welche Voraussetzungen sollten für die Durchführung einer Hyposensibilisierung vorliegen?

! Eine IgE-vermittelte Erkrankung, ein enges und klinisch relevantes Allergenspektrum, eine Wiederholung der Symptomatik bei Exposition, die Unmöglichkeit einer Allergenkarenz, ein Alter über sechs Jahre.

i Bei Kindern und Jugendlichen werden überwiegend Hyposensibilisierungen durch subkutane Injektionen durchgeführt. Sublinguale Schemata sind aufgrund mangelnder wissenschaftlicher Daten bisher nur wenig etabliert.

Frage 305

? Auf welchen Kriterien beruht die Diagnose einer Arzneimittelallergie?

! Auf Anamnese, klinischer Symptomatik, Nachweis einer spezifischen Sensibilisierung, oraler Provokation.

i Bei einer allergischen oder pseudoallergischen Reaktion nach Medikamentenexposition ist eine Abklärung erforderlich, um bei zukünftigen Behandlungen erneute, potenziell gefährliche Ereignisse vermeiden zu können. Die häufig während der Behandlung von Infekten beobachteten Exantheme sind meist auf die Infektion zurück zu führen und sind weniger Ausdruck einer allergischen Reaktion auf Medikamente.

Frage 306

? Ein vollgestillter Säugling setzt im Alter von vier Monaten wiederholt blutig tingierte Stühle ab. Welche Ursache ist wahrscheinlich?

! Eine Kuhmilchproteinallergie.

i Eine allergisch bedingte Kolitis auf der Basis einer Kuhmilchproteinallergie ist eine häufige Ursache für zunehmend blutige Stühle bei einem sonst beschwerdefrei erscheinenden Säugling. Zur Diagnostik kann das spezifische IgE untersucht bzw. eine Hauttestung durchgeführt werden. Negative allergische Testungen schließen jedoch eine Kuhmilchproteinallergie nicht aus. In diesen Fällen kann versuchsweise eine kuhmilchfreie Ernährung (entsprechende Diät der stillenden Mutter oder Hydrolysatnahrung) eingeführt und die Diagnose durch anschließende Provokation bestätigt werden.

Frage 307

? Welche Bedeutung hat ein Pollenflugkalender?

! Der Pollenflugkalender kann für die Beurteilung einer klinisch relevanten Sensibilisierung gegen Pollen relevant sein.

i Von einer Pollenallergie sollte man nur ausgehen, wenn neben den allergologischen Parametern (klinische Symptomatik, Nachweis der Sensibilisierung) auch eine Übereinstimmung mit der Blühsaison vorliegt. Allerdings kann die Blühsaison in verschiedenen Regionen und auch von Jahr zu Jahr erheblich variieren.

Neonatologie

Hans-Georg Koch

Postpartale Diagnostik und Primärversorgung

Frage 308

? Warum benötigt ein hypotrophes Neugeborenes spezielle Untersuchungen?

! Eine intrauterine Wachstumsretardierung weist auf eine (chronische) Erkrankung der Mutter, der Plazenta bzw. des Neugeborenen hin, die möglichst abgeklärt werden sollte.

i *Unter den kindlichen Ursachen spielen intrauterine Infektionen und genetische Störungen eine besondere Rolle. Eine histologische Untersuchung der Plazenta kann Aufschluss über die zugrunde liegende Problematik geben. In den meisten Fällen bleibt die Ursache jedoch im Verborgenen und das Wiederholungsrisiko ist relativ hoch.*

Frage 309

? Welche spezielle Untersuchung ist bei einem makrosomen Neugeborenen bei einer Mutter mit bekanntem Schwangerschaftsdiabetes obligat?

! Kontrolle der Blutglukose.

i *In der beschriebenen Situation ist eine Hypoglykämie des Neugeborenen schon bald nach der Geburt nicht unwahrscheinlich, sodass wiederholt der Blutzuckerwert gemessen werden muss. Bei einer Hypoglykämieneigung kann eine orale Kohlenhydratlösung angeboten werden, ggf. auch intravenöse Glukosegabe.*

Frage 310

? Was sind klinische Zeichen einer Hypoglykämie bei Neugeborenen?

! Trinkschwäche, Apathie, Zittrigkeit, Hypotonie, Krampfanfall, Koma.

i *Hypoglykämien können auch relativ asymptomatisch verlaufen und sind dennoch gefährlich. Die Bestimmung der Blutglukose ist eine einfache, aber auch sehr wichtige Untersuchung bei Neugeborenen, besonders wenn sie Risikofaktoren für eine Hypoglykämieneigung bieten (Frühgeburt, Hypotrophie, Kinder diabetischer Mütter etc).*

Frage 311

? Nach welchen Kriterien wird die Bestimmung des Gestationsalters eines Früh- oder Neugeborenen vorgenommen?

! Es gibt verschiedene Scores zur Beurteilung des Gestationsalters. Am gebräuchlichsten ist der Score nach Finnström.

i *Der Bestimmung des Gestationsalters nach Finnström beruht auf der Beurteilung der Reife der Haut, des Ohrmuschelknorpels, der plantaren Hautfältelung, dem Brustdrüsengewebe und der Mamillen, der Fingernägel sowie dem Kopfhaar. Der Score ist unabhängig vom neurologischen Zustand zu erheben und hinreichend zuverlässig.*

Frage 312

? Wann bezeichnet man ein Früh- oder Neugeborenes als Small for Gestational Age (SGA)?

! Wenn das Geburtsgewicht unter der 10. Perzentile für das entsprechende Gestationsalter liegt.

i *Die Ursachen für eine Wachstumshemmung sind vielfältig (z. B. Mangelversorgung, intrauterine Infektionen, genetische Störungen). Betroffene Neugeborene können in den ersten Tagen aufgrund der reduzierten Glykogenreserven eine Hypoglykämieneigung zeigen.*

Frage 313

? Was ist bei der Primärversorgung eines Neugeborenen mit Hydrops fetalis zu beachten?

! Eine Volumenbelastung sollte vermieden werden. Es empfiehlt sich die Anlage eines Nabelvenenkatheters mit ZVD-Messung. Bei einer Anämie kann ein Teilaustausch mit Erythrozytenkonzentraten erfolgen. Pleuraergüsse können die Lungenfunktion beeinträchtigen und müssen ggf. drainiert werden.

i *Das Vorliegen eines Hydrops fetalis ist meistens schon pränatal durch sonografische Untersuchungen bekannt. Bei unbekannter Ursache (nicht immunologischer Hydrops, keine kardiologische Ursache) sollte man Material asservieren, um eine mögliche genetische Ursache mit Wiederholungsrisiko in einer weiteren Schwangerschaft zu diagnostizieren.*

Frage 314

? Gibt es eine Prophylaxe für Neuralrohrdefekte?

! Werdenden Müttern wird empfohlen, perikonzeptionell täglich 400 µg Folsäure einzunehmen.

Der Ausgleich eines Folsäuremangels bzw. die Substitution von Folsäure vor der Konzeption und in den ersten Schwangerschaftswochen reduziert das Risiko für Neuralrohrdefekte erheblich.

Frage 315

? Welche Vorgehensweise sollte man im Kreißsaal bei Vorliegen einer Spina bifida wählen?

! Die Zele sollte mit sterilen Tüchern und ggf. einem Plastiksack abgedeckt werden. Auf latexfreies Arbeiten sollte geachtet werden. Lagerung und Transport in Seitenlage.

Es wird ein frühzeitiger operativer Verschluss der Zele angestrebt. Perioperativ sollte prophylaktisch ein Antibiotikum gegeben werden. Bei sehr ausgeprägten Defekten und komplexen Störungen kann ein abwartendes Verhalten möglich sein. Das Vorgehen sollte zwischen Eltern, Neonatologen, Neuropädiater und Neurochirurg geklärt werden.

Frage 316

? Nach welchen Scores lässt sich der Zustand der hypoxisch-ischämischen Hirnschädigung nach Asphyxie objektivieren?

! Die bekanntesten Scores wurden von Thompson bzw. Sarnat entwickelt.

Es werden komplexe neurologische Parameter erfasst, die sowohl den Reflexstatus als auch die Regulation von Atmung, Kreislauf und Verdauung umfassen.

Frage 317

? Welche Bedeutung hat die zerebrale Doppler-Sonografie in der Neonatologie?

! Mithilfe der Doppler-Sonografie der zerebralen Arterien lassen sich durch die Auswertung systolisch-diastolischer Flussmuster nicht invasiv wertvolle Informationen über die zerebrale Durchblutungssituation gewinnen.

Die zerebrale Doppler-Sonografie ergänzt die Informationen, die man durch Messung des Blutdrucks erhalten kann, signifikant. Auch bei eingeschränkter Kreislaufsituation lassen sich Informationen gewinnen, die zeigen, ob ein ausreichender Blutfluss vorliegt, um das Gehirn zu versorgen.

Frage 318

? Was ist gemeint, wenn bei einem Neugeborenen eine „STORCH"-Diagnostik durchgeführt werden soll?

! Es soll serologisch nach abgelaufenen intrauterinen Infektionen gesucht werden, wobei STORCH für die Erreger steht (Syphilis, Toxoplasmose, Röteln, Cytomegalie, Herpes simplex).

Neben der Serologie sollte man mindestens eine Schädelsonografie, eine augenärztliche Untersuchung und einen Hörtest durchführen.

Frage 319

? Wie beurteilt man die Ausprägung eines neonatalen Drogenentzugssyndroms?

! Der Finnegan-Score ist ein Instrument, um die Ausprägung eines neonatalen Drogenentzugs zu überwachen. Nach diesem Score kann der Bedarf der medikamentösen Therapie abgeschätzt und die Entwöhnung gesteuert werden.

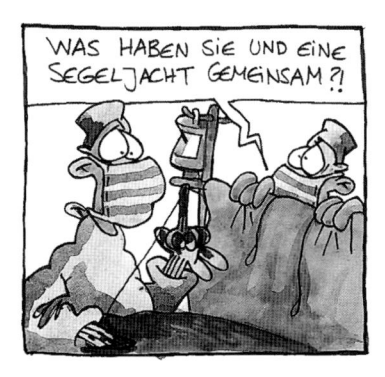

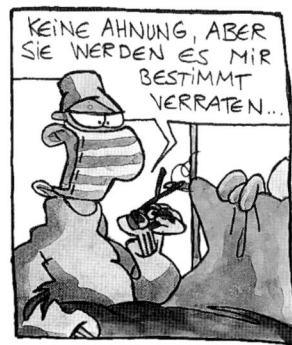

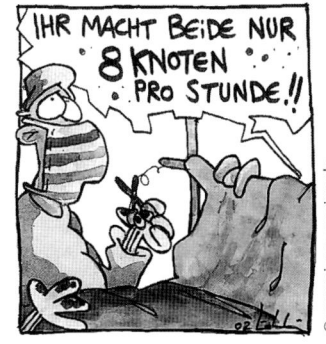

i Meist ist eine medikamentöse Behandlung über einige Wochen erforderlich, wobei sowohl Morphin als auch Phenobarbital Anwendung finden. Die spätere intellektuelle Entwicklung der betroffenen Kinder ist unterdurchschnittlich, wobei auch soziale Faktoren zu beachten sind.

Frage 320

? Mit welchen klinischen Symptomen geht ein neonatales Drogenentzugssyndrom einher?

! Betroffene Neugeborene entwickeln postpartal eine Symptomatik, die durch zunehmende Verhaltensauffälligkeiten (Irritabilität, Zittrigkeit, schrilles Schreien, kurze Schlafperioden) und viszerale Symptome (Erbrechen, Durchfall, Schwitzen, Tachypnoe, Fieber und Krämpfe) charakterisiert ist.

i Es handelt sich meistens um Kinder von Müttern, die im Methadonprogramm substituiert werden.

Frage 321

? Welche Bedeutung hat Naloxon bei der Primärversorgung eines Neugeborenen im Kreißsaal?

! Naloxon kann als Opiatantagonist eine Atemdepression des Neugeborenen beheben, wenn die Mutter kurz vor der Geburt Opiate erhalten hat. Der Effekt ist jedoch nur passager, da die Halbwertszeit von Naloxon kürzer ist als diejenige von Opiaten.

i Nicht mit Naloxon behandelt werden Neugeborene drogenabhängiger Mütter, da ein Entzugssyndrom mit Krampfanfällen ausgelöst werden kann. Aufgrund der kurzen Wirkdauer müssen Neugeborene auch bei sofortigem Ansprechen mit Monitor überwacht werden, weil die Gefahr eines Rückfalls in die Atemdepression besteht.

Reanimation

Frage 322

? An welche Komplikation muss man denken, wenn sich der Zustand eines zunächst erfolgreich reanimierten Neugeborenen wieder verschlechtert?

! In diesem Falle könnte sich ein Pneumothorax entwickelt haben, der zwingend entlastet werden muss.

i Die Diagnose ist mitunter schwierig. Bei der Auskultation kann eine Verlagerung des Herztones auffallen. Hilfreich kann die Durchführung einer Diaphanoskopie sein. Die Durchführung einer Einmalpunktion genügt als erste Maßnahme. In einer frustranen Reanimationssituation eines Früh- oder Neugeborenen sollen die Reanimationsmaßnahmen nicht eingestellt werden, solange ein Spannungspneumothorax nicht ausgeschlossen wurde.

Frage 323

? Welchen Stellenwert hat Sauerstoff in der Reanimation von Früh- und Neugeborenen?

! Bei der Reanimation von Früh- und Neugeborenen genügt in den meisten Fällen ein Blähmanöver oder eine Maskenbeatmung ohne zusätzlichen Sauerstoff bzw. Sauerstoff in niedriger Konzentration bis 40% (FiO_2 0,4).

i Die primäre Verwendung von reinem Sauerstoff bei der Reanimation von Früh- und Neugeborenen bietet keine nachweisbaren Vorteile. Es werden sogar negative Auswirkungen diskutiert (oxidativer Stress, freie Sauerstoffradikale). Höhere Sauerstoffkonzentrationen sind lediglich bei ausbleibendem Erfolg erforderlich, wenn keine ausreichende Oxygenierung zu erreichen ist.

Frage 324

? Wie ist das Vorgehen bei anhaltender Bradykardie im Rahmen der Reanimation eines Früh- oder Neugeborenen?

! Bei anhaltender Bradykardie unter regelrechter Ventilation kann Adrenalin verabreicht werden. Hierbei ist die venöse Applikation effektiver als eine intratracheale Verabreichung. Bis zum Erreichen einer regelrechten Herzfrequenz sollte eine Herzmassage durchgeführt werden.

i In den meisten Fällen normalisiert sich die Pulsfrequenz unter adäquater Beatmung. Die Maskenbeatmung ist die wichtigste Maßnahme in der neonatalen Reanimation. Bei Kreislaufhypotonie kann eine Volumenbehandlung sinnvoll sein, besonders wenn beispielsweise fötale Blutverluste vorliegen (z. B. fetofetale Transfusion, Placentapraevia-Blutung)

Frage 325

? Welche Symptomatik kann im Rahmen der Reanimation eines Neugeborenen im Kreißsaal auf eine Zwerchfellhernie hinweisen und wie ist das Vorgehen?

! Ein disloziertes Herzgeräusch und eine asymmetrische Belüftung des Thorax können auf eine Zwerchfellhernie hinweisen. Es darf keine Maskenbeatmung erfolgen. Das Neugeborene sollte unverzüglich intubiert und beatmet werden. Die Lagerung sollte auf die betroffene Seite erfolgen. Zur Entlüftung des Magens sollte eine Magensonde gelegt werden und zum Transport offen bleiben.

Ein Enterothorax geht in der Regel mit einer Lungenhypoplasie einher. Es ist mit schwerwiegenden Beatmungsproblemen zu rechnen, zumal auch ein hohes Risiko für die Entwicklung einer persistierenden pulmonalen Hypertonie vorliegt.

Asphyxie und zerebrale Störungen

Frage 326

? Wie wird eine peripartale Asphyxie des Neugeborenen definiert?

! Am gebräuchlichsten ist die Definition nach den Kriterien des American College of Obstetricians an Gynecologists: Nabelschnur-pH < 7,0; Apgar-Score 0–3 für > 5 Minuten, neurologische Auffälligkeiten, Multiorganzeichen.

Eine alleinige, auch ausgeprägte Azidose bedeutet noch keine Asphyxie. Treten jedoch postpartal neurologische Zeichen auf, z. B. Krampfanfälle, verschlechtert sich die Prognose. Eine frühzeitig begonnene und sachgemäß durchgeführte Hypothermiebehandlung soll das Auskommen verbessern.

Frage 327

? Welche Maßnahme ist initial zur Behandlung einer weißen Asphyxie nach Blutung aus einer Placenta praevia zusätzlich zur Beatmung erforderlich?

! Nach schwerem Blutungsschock des Neugeborenen ist die Volumenbehandlung und insbesondere die Transfusion eines Erythrozytenkonzentrats unbedingt notwendig.

Im Kreißsaal sollte jederzeit Zugriff auf eine „Notfallkonserve" bestehen. Hierfür eignet sich ein Erythrozytenkonzentrat der Blutgruppe 0 rh negativ.

Frage 328

? Welche Bedeutung hat das amplitudenintegrierte EEG in der Neonatologie?

! Es dient der zuverlässigen Beurteilung der hypoxisch-ischämischen Enzephalopathie sowie dem Nachweis einer zerebralen Anfallsaktivität.

Mit dieser einfach anzuwenden Technik steht ein Instrument zur Verfügung, das ergänzende wertvolle Informationen zum zerebralen Zustand von Früh- und Neugeborenen vermittelt.

Frage 329

? Wie wird der Stellenwert einer therapeutischen Hypothermie zur Behandlung einer hypoxisch-ischämischen Enzephalopathie gesehen und wie wird sie durchgeführt?

! Eine in den ersten Stunden nach einem hypoxisch-ischämischen Ereignis eingeleitete therapeutische Hypothermie kann einen positiven Effekt auf das Langzeitergebnis haben. Es erfolgt entweder eine Ganzkörperkühlung auf eine Kerntemperatur von 32–34 °C oder eine isolierte Kühlung des Kopfes für insgesamt drei Tage. Besonders bei Patienten mit mittelschwerer Enzephalopathie sind positive Effekte zu erwarten.

Eine Hypothermiebehandlung sollte nur bei Patienten mit nachgewiesener, höhergradiger hypoxisch-ischämischer Enzephalopathie durchgeführt werden und auf Zentren mit Erfahrung in dieser Technologie begrenzt bleiben.

Frage 330

? Welche Formen zerebraler Schädigungen treten besonders bei Frühgeborenen auf?

! Intraventrikuläre Blutungen in unterschiedlicher Ausprägung von einer minimalen subenpendymalen Blutung bis hin zu Ventrikeleinbruchblutungen mit Parenchymbeteiligung. Davon abzugrenzen ist die periventrikuläre Leukomalazie.

Während kleinere Blutungen meist folgenlos bleiben, steigt die Wahrscheinlichkeit für bleibende neurologische Langzeitschäden mit dem Grad der intraventrikulären Blutung. Höhergradige Blutungen können mit einem shuntpflichtigen Hydrozephalus einhergehen, wohingegen die periventrikuläre Leukomalazie häufiger zur Zerebralparese führt.

Frage 331

? Bei einem Frühgeborenen der 25. Schwangerschaftswoche wird zwei Wochen postpartal der in Abb. 10.1 dargestellte schädelsonografische Befund erhoben. Wie kann man ihn beschreiben, welche prognostische Aussage ergibt sich daraus?

! Sonografisch zeigen sich in Parasagittalschnitten sowie im Koronarschnitt beidseits Zeichen einer abgelaufenen Hirnblutung: rechts III° mit Zeichen der Parenchymeinblutung, links II–III° mit beginnender Aufweitung des Seitenventrikels als Zeichen einer Liquorzirkulationsstörung im Sinne eines beginnenden posthämorrhagischen Hydrozephalus.

i Es handelt sich um einen bei extremen Frühgeborenen charakteristischen Befund. Es ist zu befürchten, dass sich ein signifikanter Hydrozephalus entwickelt, der zunächst durch Punktionen entlastet und möglicherweise später dauerhaft mit einem ventrikuloperitonealen Shunt versorgt werden muss. Bezüglich der neurologischen Entwicklung ist eine abgelaufene höhergradige Hirnblutung ungünstig, individuell jedoch nur sehr schwer zu bewerten.

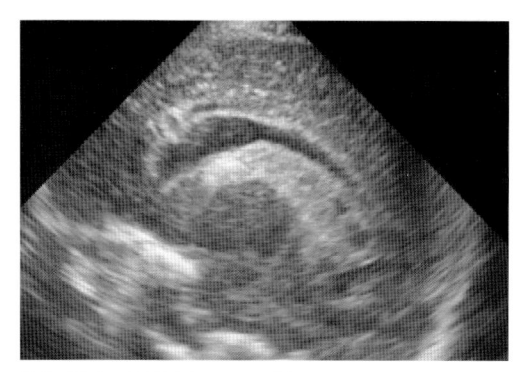

Abb. 10.1 Schädelsonographie.
a Linker Seitenventrikel

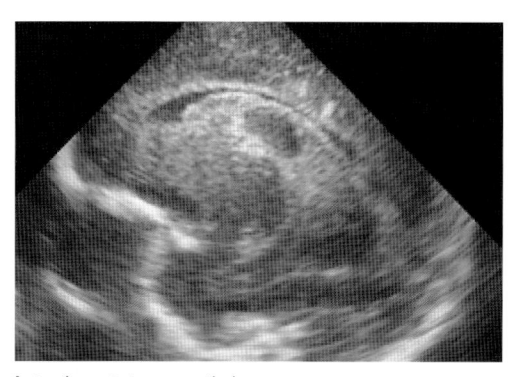

b Rechter Seitenventrikel

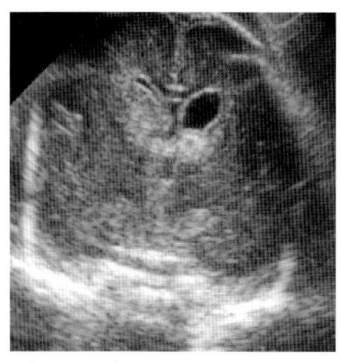

c Koronarschnitt

Frage 332

? Was versteht man unter 5-Tage-Krämpfen?

! Multifokale klonische Krampfanfälle, die bevorzugt bei reifen Neugeboren zum Ende der ersten Lebenswoche auftreten und innerhalb weniger Tage wieder verschwinden.

i 5-Tage-Krämpfe weisen eine sehr gute Prognose auf und sind nicht mit bleibenden Schäden assoziiert.

Frage 333

? Welche Bedeutung haben zentrale Apnoen bei Neu- und Frühgeborenen?

! Zentrale Apnoen sind ein Zeichen der Unreife und treten bei Frühgeborenen häufig auf. Es handelt sich in der Regel um zentrale Apnoen. Infektionen, Hypothermie, Anämie und andere Faktoren können die Frequenz und Intensität von Apnoen verstärken.

i Reife Neugeborene sind nur ausnahmsweise betroffen. Zentrale Apnoen müssen von obstruktiven Apnoen oder Apnoen bei Krampfanfällen abgegrenzt werden. Stimulationen können zentrale Apnoen unterbrechen. Die medikamentöse Behandlung mit Methylxanthinen oder Koffein zeigt positive Effekte.

Frage 334

? Welche Maßnahmen in der Versorgung Frühgeborener können das Risiko für das Auftreten einer intraventrikulären Blutung senken.

! Kortikosteroidprophylaxe der Mutter, Minimal Handling, Kontrolle des Blutdrucks, bei sehr unreifen Frühgeborenen frühzeitige Surfactant-Behandlung, optimale Beatmung unter Vermeidung von Schwankungen der CO_2-Konzentration, Verschluss eines persistierenden Ductus arteriosus.

i Intraventrikuläre Blutungen treten in der Regel in den ersten Lebenstagen auf. Die Prognose ist abhängig von der Ausprägung der Blutung. Parenchymblutungen sind eher mit bleibenden neurologischen Defekten vergesellschaftet, z. B. Bewegungsstörungen. Als weitere wichtige Komplikation ist die Entwicklung eines Hydrocephalus internus zu nennen.

Respiratorische Störungen und Beatmung

Frage 335

? Welcher Pathomechanismus scheint eine wichtige Bedeutung für die Entwicklung einer Frühgeborenenretinopathie zu haben?

! Der sauerstoffabhängig regulierte Endothelwachstumsfaktor VEGF führt nach einer durch initiale Hyperoxie bedingten Obliteration früher Retinagefäße später zu einer pathologischen Neovaskularisation der Retina.

i Die Pathomechanismen der Frühgeborenenretinopathie sind nur teilweise verstanden. Eine besondere Bedeutung der Sauerstoffbehandlung wird jedoch allgemein akzeptiert. Ein verbessertes Monitoring der Sauerstoffversorgung und der Retinaentwicklung sowie kürzere Beatmungsdauern haben zu einem verbesserten Therapieergebnis beigetragen.

Frage 336

? Wie wird die augenärztliche Versorgung von Frühgeborenen geplant?

! Untersucht werden alle Frühgeborenen mit einem Geburtsgewicht unter 1500 g bzw. einem Gestationsalter unter 32 Schwangerschaftswochen ab der sechsten Lebenswoche bzw. Frühgeborene der 32.– 36. SSW mit einer Sauerstoffversorgung über mehr als drei Tage. Abhängig von der individuellen Dynamik sind alle ein bis zwei Wochen Kontrollen erforderlich sowie ggf. eine Intervention durch Kryopexie oder Laserkoagulation.

i Für jede neonatologische Abteilung ist die Verfügbarkeit eines in Frühgeborenenretinopathie versierten Ophthalmologen obligat. Die Zahl der an einer Frühgeborenenretinopathie erblindeten Frühgeborenen hat sich durch die verbesserte neonatologische und ophthalmologische Versorgung erheblich reduziert.

Frage 337

? Wofür wird in der Neonatologie eine Beatmung mit NO eingesetzt?

! NO kann bei reifen oder beinahe reifen Neugeborenen ab der 34. SSW eingesetzt werden, wenn eine persistierende pulmonale Hypertension vorliegt.

i Inhalatives Stickstoffmonoxid (NO) hat eine relaxierende Wirkung auf die glatten Muskelzellen des Endothels der Pulmonalgefäße.

Frage 338

? In welchen Fällen kann eine Hochfrequenzoszillation (HFO) bei der Beatmung von Neu- und Frühgeborenen Vorteile bieten?

! Besonders beim Vorliegen eines interstitiellen Emphysems nach konventioneller Beatmung oder einem schweren Lungenversagen, das mit konventioneller Beatmung nicht beherrschbar ist, kann eine HFO indiziert sein.

i Wissenschaftliche Studien können bisher nicht belegen, dass HFO in anderen Situationen der konventionellen Beatmung überlegen ist.

Frage 339

? Wie geht man bei Verdacht auf Mekoniumaspiration vor?

! Noch vor dem ersten Atemzug sollte der Larynx laryngoskopisch inspiziert und ggf. Mekonium endotracheal abgesaugt werden. Bei entsprechender klinischer Symptomatik sollte frühzeitig eine Substitution von Surfactant erfolgen.

i Eine Mekoniumaspiration kann besonders bei übertragenen Neugeboren auftreten oder wenn die Geburt bei erbsenbreiartigem Fruchtwasser erfolgt.

Frage 340

? Wann ist eine Behandlung mit Surfactant indiziert?

! Surfactant wird bei Nachweis eines Atemnotsyndroms intratracheal appliziert. Bei unreifen Frühgeborenen < 28. Schwangerschaftswochen wird Surfactant von vielen Zentren bereits unmittelbar postpartal im Rahmen der Erstversorgung im Kreißsaal gegeben.

i Das Atemnotsyndrom der Früh- und Neugeborenen ist zu einem wesentlichen Anteil auf einen Mangel oder Verbrauch an Surfactant zurückzuführen. Die Behandlung mit Surfactant verbessert in der Regel die Beatmungssituation und letztendlich auch die Beatmungsdauer. Viele neonatale Atemstörungen sind jedoch nicht durch einen Surfactant-Mangel verursacht (z. B. Pneumonie), sodass der therapeutische Effekt der einzelnen Surfactant-Behandlung abgewartet werden muss.

Frage 341

? Gibt es eine „Fruchtwasseraspiration"?

! Da die fetale Lunge von einer Flüssigkeit gefüllt ist, die postpartal eliminiert wird, gibt es keine Fruchtwasseraspiration. Gemeint ist eine Persistenz alveolarer Flüssigkeit über die Geburt hinaus, die auf einer eingeschränkten oder verzögerten Resorption beruht. Der korrekte Begriff wäre eine transitorische Tachypnoe des Neugeborenen, die auch als „Wet Lung" oder „Flüssigkeitslunge" bezeichnet wird.

i Prädisponiert sind reife Neugeborene oder späte Frühgeborene besonders nach Entbindung durch Sektio. Eine Abgrenzung von einer konnatalen Pneumonie oder einem Atemnotsyndrom gelingt erst im Verlauf.

Frage 342

? Was bezeichnet man als bronchopulmonale Dysplasie (BPD)?

! Abhängigkeit von Beatmung oder Sauerstoffzufuhr über den 28. Lebenstag hinaus mit typischen radiologischen Zeichen der Lungenstruktur.

i Es handelt sich um eine typische Folge der Behandlung von sehr unreifen Frühgeborenen, wobei entzündliche Mechanismen eine wesentliche Rolle zu spielen scheinen.

Frage 343

? Wie ist die Langzeitentwicklung nach bronchopulmonaler Dysplasie?

! Die Sauerstoffabhängigkeit nimmt in den ersten Lebenswochen in der Regel ab. Es bleibt eine bronchiale Hyperreagibilität und eine Disposition zum Asthma. Die psychomotorische Entwicklung der betroffenen Kinder ist häufig erheblich verlangsamt.

i Die BPD ist immer noch eine ernste Komplikation sehr unreifer Frühgeborener, die mit einer erhöhten Letalität und Entwicklungsproblemen einhergeht. Es ist unklar, ob ein Teil der unerwünschten Auswirkungen auf die Entwicklung auch auf Medikamente (z. B. Dexamethason, Diuretika) zurückzuführen ist. Besonders Dexamethason scheint einen ungünstigen Einfluss auf die zerebrale Entwicklung haben zu können, ist in manchen Fällen dennoch unverzichtbar.

Frage 344

? Nennen Sie einige Gründe, die bei Neugeborenen sekundär zu einer persistierenden pulmonalen Hypertension führen können?

! Typische Auslöser einer PPHN bei Neugeborenen sind eine peripartale Asphyxie, eine Lungenhypoplasie z. B. bei Zwerchfellhernie, eine Mekoniumaspiration, eine fetofetale Transfusion als Akzeptor und eine Pneumonie.

i Ausgelöst durch einen Trigger (z. B. Hypoxie) kommt es zu einem Circulus vitiosus mit pulmonaler Vasokonstriktion, nachfolgendem Rechts-links-Shunt, Hypoxie, Azidose und Verstärkung der pulmonalen Vasokonstriktion.

Frage 345

? Was versteht man unter ECMO?

! Extrakorporale Membranoxygenierung als Technik zur Sauerstoffversorgung des Organismus, wenn die verfügbaren Beatmungsstrategien nicht mehr ausreichen.

i Diese Technik eignet sich für alle Erkrankungen, bei denen mit einer Erholung der Lungen- bzw. Herzfunktion gerechnet wird. Von der Behandlung ausgeschlossen werden sollten angeborene Erkrankungen, die ohne ECMO dauerhaft nicht überleben können.

Frage 346

? Mit welchen Konsequenzen muss man im Kreißsaal rechnen, wenn präpartal über längere Zeit ein ausgeprägtes Oligo-oder Ahydramnion vorgelegen hat?

! Es ist mit einer erheblichen Lungenunreife bzw. Lungenhypoplasie zu rechnen.

i Die regelrechte Sekretion von Lungenflüssigkeit in die Alveolen während der Schwangerschaft ist für eine Lungenausreifung und eine regelrechte Residualkapazität entscheidend. Unmittelbar postpartal wird die Lungenflüssigkeit ausgelöst durch Stresshormone resorbiert.

Kardiale Störungen

Frage 347

? Welches ist die häufigste tachykarde Herzrhythmusstörung bei Neugeborenen?

! Die supraventrikuläre Tachykardie, die meist auf akzessorische Leitungsbahnen zurückgeführt werden kann.

i Die SVT kann unterschiedlich relevant werden. In der Regel führt sie zu erheblicher Herzinsuffizienz. Eine Vagusstimulation kann kurzfristig Abhilfe schaffen. Bei persistierender SVT kann Adenosin unter Monitorüberwachung und EKG-Ableitung durch i. v. Injektion kurzfristig einen Sinusrhythmus herstellen. Bei massiver Herzinsuffizienz kann eine Kardiokonversion erforderlich werden.

Frage 348

? Welche Ursache hat ein AV-Block 3. Grades bei einem Neugeborenen ohne Vitium cordis häufig?

! Mütterlicher systemischer Lupus erythematodes

i In der Regel ist ein mütterlicher SLE bekannt. Falls nicht, sollte bei einem AV-Block 3. Grades des Neugeborenen eine entsprechende immunologische Untersuchung der Mutter erfolgen. Reife Neugeborene tolerieren oft gut Herzfrequenzen um 60–80/min. Gemeinsam mit einem kinderkardiologischen Zentrum sollte nach einem sicheren dauerhaften antiarrhythmischen Konzept gesucht werden.

Frage 349

? Welche Auswirkungen kann ein persistierender Ductus arteriosus bei Frühgeborenen haben?

! Zeichen der Herzinsuffizienz mit Kardiomegalie und Wasserretention, Verschlechterung der pulmonalen Situation, Niereninsuffizienz, nekrotisierende Enterokolitis durch Minderperfusion der Mesenterialarterien.

i Ein persistierender Ductus arteriosus ist gerade bei Frühgeborenen häufig nachweisbar. Es hängt von der klinischen Relevanz ab, die man echokardiographisch und dopplersonografisch objektiviert, ob die Indikation zu einer Behandlung gestellt wird (Indometacin, Ibuprofen, bei Therapieversagern chirurgisch).

Frage 350

? Welche hämodynamischen Auswirkungen kann ein persistierender Ductus arteriosus haben?

! Ein PDA führt kardial zu einer Volumenbelastung und Zunahme des Herzzeitvolumens, pulmonal zu einer Überflutung bis zum Lungenödem. Die Abdominalorgane und die Nieren sind in der diastolischen Phase nur eingeschränkt perfundiert.

i Ein hämodynamisch relevanter PDA kann zu einer Verschlechterung der Beatmungssituation mit zunehmendem O_2-Bedarf führen. Das Kind gedeiht schlechter. Die eingeschränkte Nierenperfusion führt zur Niereninsuffizienz. Es liegt ein erhöhtes Risiko für eine nekrotisierende Enterokolitis vor.

Hyperbilirubinämie

Frage 351

? Wann liegt ein erhöhtes Risiko für die Entwicklung eines Kernikterus vor?

! Bei Rh-Inkompatbilität sowie bei Neugeborenen mit schweren Erkrankungen (z. B. Sepsis, Asphyxie, Azidose, Hypalbuminämie)

i Die Empfehlungen für Grenzen zu Fototherapie und Blutaustausch berücksichtigen, dass gesunde Neugeborene eine höhere Toleranz gegenüber einer Hyperbilirubinämie aufzuweisen scheinen als Frühgeborene und kranke reife Neugeborene. Die in diesen Fällen niedriger angesetzten Grenzwerte sollen einen Sicherheitsbereich gewährleisten. Exakte wissenschaftliche Daten existieren für diese Patientengruppen jedoch nicht.

Frage 352

? Wie ist das klinische Bild eines Kernikterus?

! Schwerste geistige Behinderung mit wechselnden neurologischen Tonusphasen, Taubheit, Spastik und Athetose.

i Aufgrund der geregelten Untersuchung von Schwangeren, der Durchführung einer Immunprophylaxe bei Rhesus-Inkompatibilität und der gezielten Untersuchung von Neugeborenen in den ersten Lebenstagen wird ein Kernikterus nur noch sehr selten beobachtet.

Frage 353

? Welche Blutgruppenunverträglichkeit liegt am häufigsten vor?

! Die AB0-Inkopatibilität. Eine Risikokonstellation (Mutter Blutgruppe 0, Kind Blutgruppe A oder B) findet sich bei bis zu 10 – 15 % der Schwangerschaften. Mit einer signifikanten Hämolyse mit Hyperbilirubinämie rechnet man in 3 – 5 % der Fälle.

i Bei AB0-Inkopatibilität treten plazentagängige IgG-Antikörper gegen Blutgruppe A oder B in den fötalen Kreislauf über. Der Coombs-Test ist häufig negativ, kann aber bei hoher Antiköperbeladung der Erythrozyten auch positiv sein.

Frage 354

? Was ist bei der Durchführung einer Fototherapie bei Hyperbilirubinämie zu beachten?

! Bestrahlungsquelle (blaues Licht, 460 nm) in korrektem Abstand, Augen abdecken, große Körperoberfläche bestrahlen, Wechsel von Rücken- und Bauchlage, zusätzliche Flüssigkeitsverluste ausgleichen, bei ungenügenden Möglichkeiten der Beobachtung Monitorüberwachung. Intensität und Dauer der Bestrahlung ist vom Ausmaß der Hyperbilirubinämie abhängig.

i Die Fototherapie kann auch Nebenwirkungen haben (z. B. Dehydratation, Schädigung der Augen, Durchfälle, Bronze-Baby-Syndrom bei direkter Hyperbilirubinämie, Störung der Mutter-Kind-Beziehung), sodass die Indikation zu dieser Therapie wohl begründet sein muss.

Frage 355

? Welche Diagnostik sollte man bei einem Neugeborenenikterus und Verdacht auf Hämolyse durchführen?

! Bilirubin direkt und indirekt, Hämatokrit, Retikulozyten, direkter Coombs-Test, Blutgruppenbestimmung.

i Die Bestimmung des direkten Bilirubins kann eine Cholestase aufdecken. Coombs-Test und Blutgruppenbestimmung von Mutter und Kind weisen auf eine Blutgruppenunverträglichkeit hin. Hämoglobin und Retikulozyten zeigen das Ausmaß der Hämolyse an.

Frage 356

? Welche Ursache einer direkten Hyperbilirubinämie des Neugeborenen wird chirurgisch behandelt?

! Eine extrahepatische Gallengangsatresie sollte innerhalb der ersten sechs Lebenswochen diagnostiziert und einer Hepatojejunostomie nach Kasai zugeführt werden. Die Erfolgsquote liegt bei etwa 70 %.

i Eine verzögerte Diagnosestellung führt zur Entwicklung einer Leberzirrhose und lässt die Erfolgsquote erheblich sinken. Für Patienten mit extrahepatischer Gallengangsatresie, die von der Operation nach Kasai nicht profitieren oder zu spät diagnostiziert wurden, bleibt letztendlich nur die Lebertransplantation als therapeutische Option.

Frage 357

? Worauf beruht das Prinzip der Fototherapie?

! Nicht wasserlösliches indirektes Bilirubin wird in wasserlösliche, nicht toxische Isomere umgewandelt.

i Die Isomere können ohne zusätzliche Glukuronidierung über Galle und Niere ausgeschieden werden. Die Isomerenbildung ist teilweise reversibel, teilweise irreversibel.

Frage 358

? Nennen Sie klinische Symptome, die eine Polyglobulie bei einem reifen Neugeborenen auslösen kann.

! z. B. Hypoglykämie, Hypokalzämie, Hyperbilirubinämie, respiratorische Störungen, Herzinsuffizienz, Nierenvenenthrombose, nekrotisierende Enterokolitis.

i Eine Polyglobulie mit einem Hämatokrit deutlich über 65 – 70 % kann zu einem Hyperviskositätssyndrom führen, das viele Organfunktionen beeinträchtigt. Sinnvoll ist eine Hämodilution, die durch Ersatz eines abgenommenen Blutvolumens mit physiologischer Kochsalzlösung erfolgen kann. Besonders betroffen sind Neugeborene mit einer Fetopathia diabetica, übertragene und hypotrophe Neugeborene.

Infektionen

Frage 359

? Die Mutter eines reifen Neugeborenen hat unter der Geburt Fieber entwickelt und wurde antibiotisch behandelt. Wie wird man sich bei dem Neugeborenen verhalten?

! Bei unauffälliger primärer Adaptation wird man zunächst auf eine direkte antibiotische Behandlung des Neugeborenen verzichten, das Kind jedoch bezüglich seiner Vitalparameter überwachen und einen Infektionsstatus erheben (Blutbild, CRP, IL-6, Abstriche). Bei klinischen Auffälligkeiten, die für eine Infektion des Neugeborenen sprechen, sind eine Kontrolle der Infektionsparameter und eine unverzügliche antibiotische Behandlung indiziert.

i *Eine Neugeborenensepsis (z. B. durch B-Streptokokken) ist eine lebensbedrohliche Erkrankung, die frühzeitig behandelt werden muss. Von einer prophylaktischen Behandlung wird abgeraten. Im Vordergrund steht das Monitoring der Vitalfunktionen in den ersten Lebenstagen, um frühzeitig das Auftreten behandlungsbedürftiger Krankheitssymptome zu erfassen. Indikatoren für eine beginnende Infektion sind ein Anstieg oder vielmehr noch ein Abfall der Leukozytenzahlen auf < 4000/µl, eine Thrombozytopenie sowie ein Anstieg der Entzündungsparameter, wobei IL-6 als Frühindikator geeigneter ist als CRP.*

Frage 360

? Ein zunächst unproblematisches Frühgeborenes entwickelt im Alter von mehreren Wochen eine beatmungspflichtige Bronchiolitis. Welcher Erreger ist wahrscheinlich der Auslöser?

! Es könnte sich um eine nosokomial erworbene Infektion mit dem RS-Virus handeln. Die Diagnose kann über den Nachweis von RSV-spezifischem Material in Rachenabstrich oder Sekret gestellt werden.

i *Die Infektion mit dem RS-Virus kann für Früh- und Neugeborene sowie junge Säuglinge bedrohlich sein. Die vorliegende pulmonale Obstruktion spricht erfahrungsgemäß nur unzureichend auf Inhalationen mit Betamimetika oder die Behandlung mit Kortikosteroiden an. Eine passive Immunisierung von bereits Erkrankten mit dem RSV-spezifischen Antikörper Palivizumab ist nicht indiziert. Unreife Frühgeborene, Patienten mit Lungenerkrankungen (bronchopulmonale Dysplasie) oder angeborenen Herzfehlern haben ein erhöhtes Risiko für einen schweren Krankheitsverlauf und sollten während der Infektsaison passiv immunisiert werden. Der Erregernachweis kann in der Klinik eine Kohortierung ermöglichen, wenn mehrere Patienten gleichzeitig erkrankt sind.*

Frage 361

? Ein hypotrophes Neugeborenes fällt im Hörscreening durch nicht auslösbare otoakustische Emissionen auf. Bei der Ableitung akustisch evozierter Potenziale bestätigt sich eine beidseitige Schwerhörigkeit. Blutuntersuchungen zeigen deutlich erhöhte Transaminasen im Sinne einer Hepatitis. Nach welcher Infektionskrankheit sollte in jedem Fall gesucht werden?

! Die geschilderte Problematik wäre mit einer konnatal erworbenen CMV-Infektion kompatibel. Die Diagnose wird durch den Nachweis einer CMV-Viruslast in Blut und Urin gesichert. Zum Nachweis einer konnatal erworbenen CMV-Infektion kann auch die Karte aus dem Neugeborenen-Screening untersucht werden.

i *Die frühzeitig in den ersten Lebenstagen vorliegenden Symptome sprechen für eine intrauterin erworbene CMV-Infektion. Ob eine Behandlung mit Ganciclovir in diesem Stadium noch einen Effekt hat, ist umstritten. Die postpartal erworbene CMV-Infektion geht mit floriden Entzündungszeichen (Hepatitis, Pneumonie, Leukopenie, Thrombopenie) einher. Auch diese Infektion kann zu einer Schwerhörigkeit führen.*

Frage 362

? Wie verhält man sich, wenn eine HIV-positive Mutter zur Entbindung ansteht?

! Zunächst sollte das Infektionsrisiko für das Neugeborene abgeschätzt werden. Wenn die Mutter adäquat virustatisch behandelt ist und eine niedrige Viruslast aufweist, ist das Risiko des Neugeborenen gering, sofern die Geburt per Sektio bei noch ruhendem Uterus und geschlossener Fruchtblase nach 37 Schwangerschaftswochen erfolgt. Postpartal sollte kontaminiertes Fruchtwasser abgesaugt werden. Das Kind erhält dann eine virostatische Therapie mit Zidovudin. Die Ernährung erfolgt mit Formelnahrung unter Verzicht auf Muttermilch. Bei hohem Transmissionsrisiko erhält das Neugeborene eine virostatische Kombinationstherapie.

i *Das Infektionsrisiko für das Neugeborene lässt sich durch die genannten Maßnahmen auf deutlich unter 5% senken. Ob eine Infektion erfolgt ist, wird durch serologische Untersuchungen im Verlauf der ersten Lebensmonate ersichtlich.*

Frage 363

? Wie hoch ist das Risiko eines Neugeborenen ohne spezifische Impfung an einer Hepatitis B zu erkranken, wenn die Mutter an einer floriden Hepatitis B leidet?

! Das Risiko für eine Hepatitis B ist sehr hoch und liegt bei über 90%. Bei einer peripartalen Infektion ist mit einem schweren und chronischen Krankheitsverlauf zu rechnen.

i Bei florider Hepatitis B der Mutter unter der Geburt muss das Neugeborene innerhalb von zwölf Stunden postpartal aktiv und passiv gegen Hepatitis B geimpft werden.

Frage 364

? Zu welchen fötalen Symptomen führt eine Infektion der Mutter mit Parvovirus B19?

! Bei einer Infektion in der Frühschwangerschaft (meist vor der 20. SSW) entwickelt sich eine passagere Knochenmarkdepression des Föten mit Anämie bis hin zum Hydrops fetalis. Die intrauterine Infektion kann zum Absterben des Föten führen.

i Die fötale Anämie kann durch intrauterine Transfusion des Föten über die Nabelschnur überbrückt werden. Wird diese kritische Phase überstanden, scheint eine gute Prognose vorzuliegen.

Frage 365

? Wie verläuft eine peripartal erworbene Infektion mit Varizellen?

! Der Verlauf hängt sehr vom Zeitpunkt der Infektion ab. Die schwersten Verläufe werden gesehen, wenn die Mutter in einem Zeitraum von vier Tagen vor der Geburt bis zwei Tage nach Geburt ein Exanthem entwickelt. In diesem Fall muss mit einer lebensbedrohlichen Erkrankung des Neugeborenen gerechnet werden, wenn die sechs bis zwölf Tage nach der Geburt ausbricht. Eine passive Immunisierung bzw. antivirale Therapie ist indiziert.

i Bei Ausbruch des Exanthems bei der Mutter in der Spätschwangerschaft vor der kritischen Periode verläuft die Varizelleninfektion des Föten meist blande. Eine Infektion in der Neugeborenenzeit kann zu einem leichten Verlauf führen, wenn bereits mütterliche Antikörper vorliegen. Anderenfalls kann auch die neonatale Varizelleninfektion zu einem lebensbedrohlichen Krankheitsbild führen.

Frage 366

? Welche Impfempfehlungen gelten für Frühgeborene?

! Die Empfehlungen der STIKO zur Impfung von Säuglingen gelten auch für Frühgeborene. Die erste Impfung sollte im Alter von zwei Monaten erfolgen, wobei das chronologische Alter und nicht das korrigierte Alter ausschlaggebend ist. Die Notwendigkeit einer passiven RSV-Impfung hängt vom Grad der Unreife, vorliegenden Erkrankungen (bronchopulmonale Dysplasie, Herzfehler) und Jahreszeit ab.

i Die erste Impfung eines sehr unreifen Frühgeborenen wird unter stationären Bedingungen erfolgen. Falls die Impfung mit Apnoen oder Bradykardien einherging, sollte auch die zweite Impfung stationär mit dem entsprechenden Monitoring erfolgen.

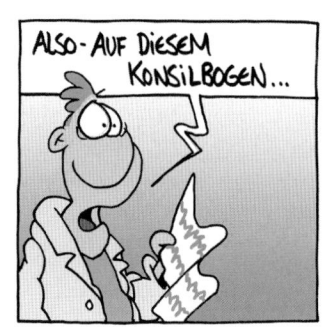

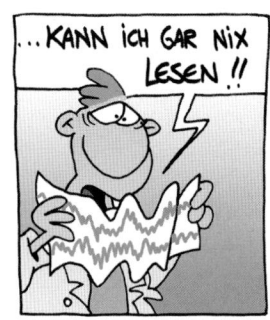

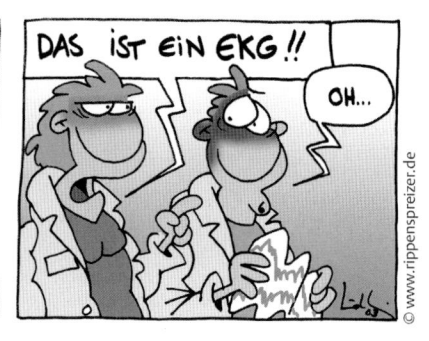

Gastrointestinale Störungen

Frage 367

? Wodurch wird ein Mekoniumpfropfsyndrom ausgelöst?

! In seltenen Fällen liegt eine Mukoviszidose vor. Häufiger handelt es sich um ein Problem der Eindickung des Mekoniums, das besonders bei Frühgeborenen im Rahmen der intensivmedizinischen Versorgung der ersten Lebenstage beobachtet wird.

i *Besonders reife Neugeborene mit Mekoniumpfropfsyndrom sollten bezüglich einer Mukoviszidose untersucht werden. Wenn die Ileussymptomatik nicht durch enterale Spülungen und Einläufe zu beheben ist, muss eine chirurgische Ausräumung angestrebt werden.*

Frage 368

? Welche Kriterien stellen eine Indikation für eine operative Revision einer nekrotisierenden Enterokolitis (NEC) dar?

! Die Indikation für eine chirurgische Revision einer NEC ist gegeben, wenn eine intestinale Perforation nachweisbar ist, bzw. sich der klinische Zustand des Frühgeborenen unter laufender Therapie mit Antibiotika sowie Stabilisierung von Kreislauf und Atmung zusehends verschlechtert.

i *Beweisend für eine NEC ist der radiologische oder sonografische Nachweis einer Pneumatosis intestinalis, die in der Regel mit einem deutlichen Anstieg der systemischen Entzündungsparameter einhergeht und in einem septischem Krankheitsbild mündet.*

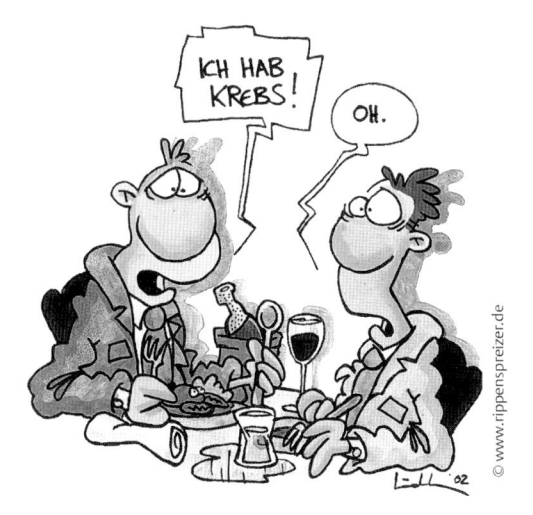

Frage 369

? Ein reifes Neugeborenes fällt im Kreißsaal auf, da sich keine Magensonde legen lässt. Das Kind speichelt auffällig. Eine Röntgenaufnahme des Thorax und des Abdomens (Abb. 10.2) ergibt die Diagnose.

! Es handelt sich um eine Ösophagusatresie Typ IIIb mit tracheoösophagealer Fistel. Darstellen lässt sich ein oberer Blindsack des Ösophagus bei umgeschlagener Magensonde. Intestinale Luft spricht für das Vorliegen einer tracheoösophagealen Fistel.

i *Auf Beatmung sollte möglichst verzichtet werden, um das Abdomen nicht weiter zu blähen. Man sollte eine Absaugsonde in den oberen Blindsack legen, um einer Aspiration entgegen zu wirken.*

Blindsack mit Magensonde

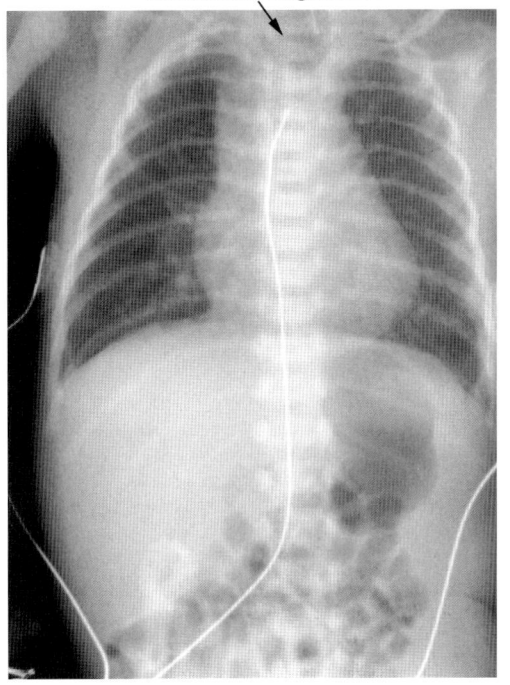

Abb. 10.2 Röntgenaufnahme von Thorax und Abdomen

Frage 370

? Aufgrund eines Polyhydramnions war bereits in der Schwangerschaft der Verdacht auf eine intestinale Obstruktion des Feten geäußert worden. Postpartal wird eine Röntgenaufnahme angefertigt (Abb. 10.3). Welchen Befund zeigt diese?

! Ein typisches Double-bubble-Phänomen.

i *Dieses Phänomen wird durch Luftansammlung im Magen sowie im Bulbus duodeni. Das restliche Abdomen ist luftleer. Der Befund spricht für eine Duodenalatresie, die operativ korrigiert werden muss. Eine Duodenalatresie kann mit anderen Fehlbildungen assoziiert sein. Sie wird z. B. gehäuft bei Trisomie 21 und Mukoviszidose gefunden.*

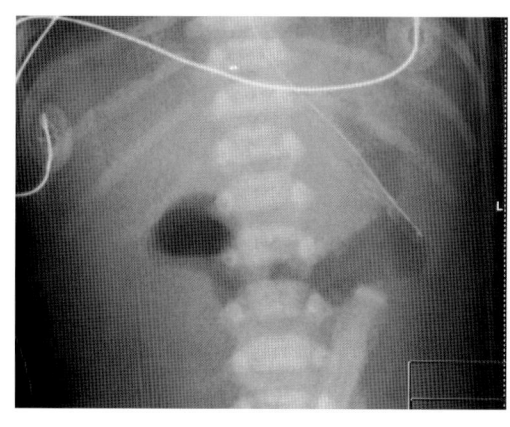

Abb. 10.**3** Röntgenaufnahme des Neugeborenen

Geburtsverletzungen und physiologische Veränderungen des Neugeborenen

Frage 371

? Was sind die häufigsten Kopfverletzungen eines Neugeborenen nach einer Spontangeburt?

! Caput succedaneum und Kephalhämatom.

i *Unter einem Caput succedaneum versteht man eine Schwellung der Kopfhaut, während beim Kephalhämatom eine subperiostale Einblutung vorliegt, die auf die jeweiligen Schädelknochen begrenzt ist.*

Frage 372

? Ein reifes Neugeborenes erholt sich nach schwieriger Geburt nur zögerlich und bleibt lethargisch. Am zweiten Lebenstag entwickelt das Kind einen zerebralen Krampfanfall. Die Schädelsonografie ist nicht wegweisend. Befunden Sie die zerebrale Computertomografie (Abb. 10.4).

! Eine subdurale Blutung.

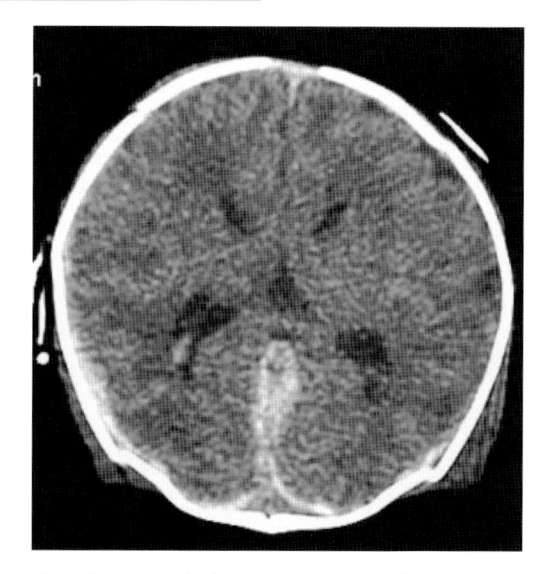

Abb. 10.**4** Zerebrale Computertomografie.

i *Subdurale Blutungen sind selten und treten nach traumatischen Geburten auf. Die Computertomografie ist für diese Indikation der Sonografie überlegen. Bei neurologisch auffälligen Neugeborenen sollte man immer auch an eine Hirnblutung denken.*

Frage 373

? Welche Hautveränderungen eines Neugeborenen beunruhigen die Eltern, sind aber harmlos?

! Neugeborenenexanthem (Erythema toxicum neonatorum), Cutis marmorata, plane Lid- und Nackennaevi, Milien, Neugeborenenakne.

i *Hier steht die Beruhigung der Eltern im Vordergrund. Eine weitere Abklärung oder Behandlung ist nicht erforderlich.*

Frage 374

? Welche Relevanz hat ein weißlicher Ausfluss bei weiblichen Neugeborenen?

! Keine Relevanz

i *Weißlicher Ausfluss bei weiblichen Neugeborenen ist als physiologisch zu werten und beruht auf der mütterlichen Hormonwirkung.*

Frage 375

? Bereits intrauterin war bei einem reifen Neugeborenen eine Hydronephrose aufgefallen. Wie verhält man sich nach der Geburt?

! Abwartend. In den ersten Lebenstagen sonografische Untersuchung, um die Verhältnisse erfassen und dokumentieren zu können. Nach etwa sechs bis acht Wochen renale Funktionsdiagnostik durch Isotopennephrogramm, um das Ausmaß der Harnwegsobstruktion zu erfassen.

i *Es besteht keine Notwendigkeit für eine frühere Diagnostik oder Intervention. Bei einer hochgradigen Obstruktion kann nach der Funktionsdiagnostik bei dekompensierter Abflussbehinderung eine operative Entlastung erforderlich sein, z. B. über eine transkutane Ableitung.*

Frage 376

? Welche Konsequenzen hat eine Klavikulafraktur bei einem Neugeborenen?

! Häufig keine Konsequenzen, gelegentlich Schonhaltung der betroffenen Seite oder Armparese.

i *Die Klavikulafraktur gehört zu den häufigeren Geburtsverletzungen, die oft erst Tage nach der Geburt durch eine Schwellung im Sinne einer Kallusbildung auffällt. Meistens sind keine besonderen Maßnahmen erforderlich.*

Frage 377

? Welche Neugeborenen sind durch eine Hypoglykämie besonders gefährdet?

! Hypotrophe Kinder und Neugeborene mit einem hohen Insulinspiegel, wie bei einer Fetopathia diabetica und einer Nesidioblastose.

i *Bei diesen Kindern ist sowohl die Glukoneogenese als auch die direkte energetische Nutzung von Fettsäuren gestört.*

Frage 378

? Vor der Geburt wird sonografisch eine zystische abdominelle Raumforderung beim Feten nachgewiesen und die Verdachtsdiagnose einer Ovarzyste gestellt. Was ist postpartal zu tun?

! Bei fehlender Klinik (z. B. durch die Größe) ist unter regelmäßiger sonografischer Kontrolle ein abwartendes Verhalte gerechtfertigt.

i *Die Hauptgefahr ist eine Zystendrehung, die mit der Größe der Zyste zunimmt. Unkomplizierte, einkammerige ovarielle Zysten weisen oft noch vitale Ovaranteile auf, die bei einer Drehung verloren gehen würden. Mehrkammerige, septierte Zysten enthalten meist kein funktionelles Gewebe mehr. Ist die Regression der Zyste nach wenigen Monaten nicht befriedigend, muss die Exstirpation durchgeführt werden, wenn Punktionen zu keinem bleibenden Therapieerfolg führten.*

Sudden Infant Death Syndrome

Frage 379

? Wie wird der plötzliche Kindstod oder das Sudden Infant Death Syndrome (SIDS) definiert?

! Plötzlicher Tod eines Säuglings, dessen Ursache durch genaue Anamneseerhebung, pathologische Untersuchung und Untersuchung des Ereignisortes nicht geklärt werden kann.

i *Es sind zahlreiche Risikofaktoren bekannt, von denen Schlafen in Bauchlage und Rauchen in der elterlichen Wohnung wichtig zu sein scheinen. Die Beachtung der Empfehlung einer Schlafposition auf dem Rücken hat die Inzidenz des SIDS erheblich reduziert.*

Frage 380

? Welche Indikationen werden für eine häusliche Monitorüberwachung akzeptiert?

! Zustand nach akut lebensbedrohlichem Ereignis, anhaltende länger dauernde Apnoen über den errechneten Geburtstermin hinaus, Geschwister von SIDS-Opfern, Kinder mit zentraler Hypoventilation oder Atemregulationsstörung, Kinder unter häuslicher Sauerstofftherapie.

i *Im Einzelfall können durchaus weitere Gründe für eine häusliche Monitorversorgung infrage kommen. Der Wert dieser aufwändigen und belastenden Maßnahme wird von den Eltern meistens erheblich überschätzt. Die Monitorversorgung eines Kindes sollte nicht ohne entsprechendes Reanimationstraining der Eltern für den Ernstfall erfolgen.*

Frage 381

? Welche Maßnahmen der primären Prävention haben sich zur Vermeidung des plötzlichen Kindstodes bewährt?

! Optimierung der Schlafbedingungen (Rückenlage, Schlafsack, eigenes Bett, Raumtemperatur von 16–18 °C), Stillen, Verzicht auf Rauchen.

i *Epidemiologische Studien zeigten, dass die Schlafposition in Rückenlage die effektivste Maßnahme ist, um einen plötzlichen Säuglingstod zu verhindern. Daneben ist das Rauchen (aktiv, passiv) in der Umgebung ein weiterer wichtiger Faktor.*

Frage 382

? Wie sind scheinbar lebensbedrohliche Ereignisse (ALTE) definiert?

! Plötzliche Atmungsaussetzer, akute Veränderung der Hautfarbe, extreme Veränderung des Muskeltonus.

i *Die beschriebenen Symptome treten akut auf und werden von den Bezugspersonen als sehr dramatisch empfunden. ALTE ist keine Diagnose sondern lediglich die Beschreibung einer Akutsymptomatik.*

Prophylaxe

Frage 383

? Welche Faktoren tragen zur Entwicklung einer Frühgeborenenanämie bei?

! Geringer Ausgangshämatokrit, postpartale Blutverluste (z. B. intraventrikuläre Hämorrhagie, Blutentnahmen), verringerte Blutbildung (Mangel an Eisen oder Erythropoetin), rasches Körperwachstum.

i *Frühgeborene haben eine ausgeprägte Anämieneigung. Oft ist eine Substitution mit Eisenpräparaten erforderlich, die anhand der Transferrinsättigung gesteuert werden kann. Die Behandlung mit Erythropoetin kann zur Vermeidung von Erythrozytentransfusionen beitragen.*

Frage 384

? Wie lauten die Empfehlungen zur Durchführung einer Vitamin-K-Prophylaxe?

! Reife, gesunde Neugeborene sollten jeweils 2 mg Vitamin K p. o. zu den Vorsorgeuntersuchungen U1, U2 und U3 erhalten. Früh- und Neugeborene mit fraglicher Resorptionsfähigkeit sollten nach der Geburt 1 mg Vitamin K parenteral (s. c., i. m.) erhalten.

i *Besonders bei Frühgeborenen oder Neugeborenen mit Cholestase ist eine parenterale Applikation notwendig. Dadurch kann ein Morbus haemorrhagicus neonatorum verhindert werden. Der Effekt der oralen Prophylaxe ist wenig untersucht, sodass diese Applikationsform gesunden, reifen Neugeborenen vorbehalten bleiben soll.*

Pädiatrische Stoffwechselmedizin

Hans-Georg Koch

Frage 385

? Welche Prognose hat ein Neugeborenes mit klassischer Phenylketonurie?

! Mit Einleitung einer diätetischen Therapie innerhalb der ersten ein bis zwei Lebenswochen und konsequenter Fortführung unter Monitoring der Konzentrationen von Phenylalanin (und Tyrosin) im Blut zeigen Patienten mit Phenylketonurie eine normale intellektuelle Entwicklung.

i Die Diagnose wird in der Regel nach auffälligem Neugeborenen-Screening in der ersten Lebenswoche gestellt (erhöhte Phenylalaninkonzentration im Blut, Ausschluss eines Defektes im Tetrahydrobiopterin-Stoffwechsel durch BH4-Test). Die erforderliche Diät beruht auf einer Restriktion der Phenylalaninzufuhr unter Substitution phenylalaninfreier Aminosäuremischungen. Bei Neugeborenen und Säuglingen ist partielles Stillen möglich. Im ersten Lebensjahr erfolgen Verlaufskontrollen der Phenylalanin- und Tyrosinkonzentrationen im Blut in der Regel einmal wöchentlich. Später können die Kontrollen bei gutem Verlauf alle zwei Wochen erfolgen. Die Diätführung bedarf einer ständigen Begleitung durch eine qualifizierte Diätberatung.

Frage 386

? Ein Kleinkind mit einer bekannten Methylmalonazidurie wird mit Fieber, Durchfall und Erbrechen im Notdienst vorgestellt. Welche Maßnahmen sind erforderlich?

! Stationäre Aufnahme und venöser Zugang. Es sollte eine parenterale Substitution von hoch dosierter Glukoselösung mit Elektrolyten erfolgen sowie L-Carnitin verabreicht werden. Die Bestimmung von Ammoniak, Glukose, Laktat im Blut sowie eine Blutgasanalyse können Aufschluss über das Ausmaß einer Stoffwechselentgleisung geben. Zusätzlich bestimmt werden sollten Elektrolyte sowie ein Blutbild.

i Banale fieberhafte Infekte führen bei Methylmalonazidurie und anderen Organoazidurien sehr rasch zu einer katabolen Stoffwechsellage und einer drohenden Stoffwechselentgleisung, die innerhalb weniger Stunden vital bedrohlich werden kann. In der Regel verfügen Patienten über Notfallpläne, die von Stoffwechselzentren individuell erstellt wurden und ohne Zeitverzögerung eine adäquate Therapieeinleitung ermöglichen sollen. Bei fehlender Erfahrung und spätestens bei Auftreten einer Hyperammonämie oder zunehmenden Laktatazidose sollte das weitere Vorgehen unverzüglich mit dem zuständigen Stoffwechselzentrum abgestimmt werden.

Frage 387

? Wie äußert sich eine klassische Galaktosämie?

! Nach Verabreichung von Muttermilch oder Formelnahrung in den ersten Lebenstagen verschlechtert sich der Allgemeinzustand sehr rasch mit Trinkschwäche, Erbrechen und Dehydrierung. Es entwickelt sich eine ausgeprägte Hepatopathie mit Hyperbilirubinämie, Cholestase und Gerinnungsstörung.

i Die Symptomatik ist unspezifisch. Da die klassische Galaktosämie (Defekt der Gal-1-Phosphat-Uridyltransferase, GALT) Bestandteil des Neugeborenen-Screenings ist, wird die Diagnose in der Regel rasch gestellt. Nach Absetzen von Muttermilch und anderer laktosehaltiger Milchnahrung, Infusion von Glukose/Elektrolytlösungen und Nahrungsaufbau mit laktosefreier Nahrung (z. B. Formelnahrung auf Soja-Basis) erfolgt eine rasche Erholung. Lebenslang ist eine strenge laktosereduzierte Ernährung erforderlich. Auch bei konsequenter Einhaltung der Diät entwickeln einige Patienten erhebliche psychomotorische Defizite. Typisch ist eine oromotorische Dyspraxie mit Störung der Sprachentwicklung. Mädchen entwickeln häufig eine ovarielle Dysfunktion.

Frage 388

? Welche Symptomatik erwarten Sie bei einer Tyrosinämie Typ I?

! Meistens verschlechtert sich das Allgemeinbefinden bereits in der Neonatalperiode deutlich mit Trinkschwäche und Erbrechen, einer Hepatopathie mit Neigung zur Hypoglykämie und einer Gerinnungsstörung bis hin zum Leberversagen. Zusätzlich liegt eine renale Tubulopathie vor (Fanconi-Syndrom). Langfristig besteht ein hohes Risiko für ein hepatozelluläres Karzinom und eine Niereninsuffizienz. Seit eine Behandlung mit Nitisinon (Orfadin) möglich ist, hat sich die Prognose der Patienten deutlich verbessert.

i Nitisinon hemmt die Bildung hepatotoxischer Metaboliten (Succinylaceton). Zusätzlich ist eine diätetische Behandlung erforderlich, wobei die Zufuhr von Tyrosin und Phenylalanin kalkuliert eingeschränkt wird. Die Notwendigkeit einer Lebertransplantation ist seit Einführung von Nitisinon deutlich zurückgegangen.

Frage 389

? Wie behandelt man einen Biotinidasemangel?

! Der Biotinidasemangel ist durch eine tägliche Substitution von Biotin (5 – 10 mg pro Tag) gut zu behandeln. Diätetische Maßnahmen sind nicht erforderlich.

i Ohne Behandlung entwickelt sich die klinische Symptomatik schleichend. Neben einer Muskelhypotonie können Alopezie und Schwerhörigkeit auftreten. Unter Behandlung mit Biotin normalisiert sich die klinische Symptomatik bis auf eine bereits existente Schwerhörigkeit. Der Biotinidasemangel ist Bestandteil des Neugeborenen-Screenings, sodass betroffene Patienten in der Regel rechtzeitig behandelt werden können und eine normale Lebensperspektive haben.

Frage 390

? Welches ist die häufigste angeborene Störung im Abbau der Fettsäuren?

! Der MCAD-Mangel ist mit Abstand die häufigste Störung im Abbau der Fettsäuren. Nach den Daten des Neugeborenen-Screenings liegt die Inzidenz bei etwa 1 : 10 000.

i Betroffen ist die Mittelkettige-Acyl-CoA-Dehydrogenase. Der Defekt wird autosomal rezessiv vererbt. Die Manifestation mit einer akuten Stoffwechselkrise kann bereits in den ersten Lebenstagen, meist jedoch erst nach Monaten bis Jahren erfolgen und wird in der Regel durch katabole Stoffwechsellagen ausgelöst (Fieber, Durchfall, Erbrechen, Fasten).

Frage 391

? Schließt ein unauffälliges Neugeborenen-Screening einen Defekt im Abbau der langkettigen Fettsäuren (z. B. VLCAD-Mangel, LCHAD-Mangel) aus?

! Falls postpartal eine physiologische Katabolie des Neugeborenen durch Infusionen von Glukose unterbunden wird, kann das Neugeborenen-Screening auf Abbaudefekte der langkettigen Fettsäuren ein falsch negatives Ergebnis liefern.

i Abbaudefekte der Fettsäuren manifestieren sich klinisch bei einer katabolen Stoffwechsellage, wenn eine alternative Energiegewinnung durch Fettsäureabbau erfolgt. In dieser Phase lassen sich im Blut auffällige Carnitinester von Zwischenprodukten des Fettsäureabbaus durch Tandem-Massenspektroskopie nachweisen. Abbaudefekte der mittelkettigen Fettsäuren (MCAD-Mangel) werden bei anaboler Stoffwechsellage zuverlässiger erfasst.

Frage 392

? Im Rahmen der U4 (3.– 4. Lebensmonat) fällt bei einem wohlgenährten Säugling mit Puppengesicht eine Hepatomegalie auf. Anamnestisch berichtet die Mutter, dass sich das Kind sehr häufig melde und nur relativ kurze Abständen zwischen den Mahlzeiten von maximal zwei bis drei Stunden tolerieren würde. Welches ist die wahrscheinlichste Diagnose?

! Es könnte eine Glykogenose Typ I (Morbus von Gierke) vorliegen.

i Es handelt sich um eine Situation, die an eine Hypoglykämieneigung denken lässt. Wegweisend ist eine Hepatomegalie, die mit relativ niedriger Blutglukose, einer deutlichen Laktaterhöhung, einer Hyperlipidämie sowie erhöhten Harnsäurekonzentrationen einhergeht. Für eine Bestätigung der Verdachtsdiagnose kann in der Regel auf eine Leberbiopsie verzichtet werden, da die molekulargenetische Analytik des Gens der Glukose-6-phosphatase ein zuverlässiges Ergebnis liefert. Bei zusätzlichen Zeichen einer Neutropenie könnte die seltene Variante einer Glykogenose Typ I – non a vorliegen, die auf einen anderen Gendefekt zurückzuführen ist.

Frage 393

? Welches Grundprinzip soll bei der diätetischen Behandlung der Glykogenose Typ I (Morbus von Gierke) beachtet werden?

! Gewährleistung einer kontinuierlichen Kohlenhydratzufuhr, um Hypoglykämien zu vermeiden. Hierzu werden im Tagesverlauf häufige Mahlzeiten im Abstand von zwei bis vier Stunden verabreicht. Bei Säuglingen und kleineren Kindern erfolgt nachts eine enterale Dauersondierung mit Maltodextrinlösung. Größere Kinder können nächtliche Hypoglykämien durch die Verabreichung von komplexen Kohlenhydraten (z. B. Stärke) vermeiden.

i Bei dem vorliegenden Stoffwechseldefekt (Glukose-6-Phosphatase-Mangel) ist der Organismus auf eine kontinuierliche Bereitstellung von Glukose angewiesen. Andere Zucker, wie Fruktose und Laktose, können nicht adäquat verstoffwechselt werden und sollten entsprechend gemieden oder nur sehr eingeschränkt eingesetzt werden. Unter einer optimalen Diätetik gelingt es meistens, eine normale somatische Entwicklung zu erzielen.

Frage 394

? Ein zwölfjähriger Junge klagt über seit längerem bestehende und zunehmende Schmerzen und Parästhesien der Extremitäten. Bei der körperlichen Untersuchung finden sich in der Glutealregion auffällige Angiokeratome. An welche Stoffwechselstörung sollte man differenzialdiagnostisch denken?

! An einen Morbus Fabry, einen angeborenen Defekt der alpha-Galaktosidase A, der X-chromosomal rezessiv vererbt wird.

i *Die klinische Symptomatik beginnt uncharakteristisch, sodass viele Patienten erst im Erwachsenenalter diagnostiziert werden. Langfristig drohen eine Kardiomyopathie sowie eine terminale Niereninsuffizienz. Auch heterozygote Frauen können klinische Symptome entwickeln. Die Diagnose lässt sich enzymatisch bzw. molekulargenetisch stellen. Es steht eine Enzymersatztherapie zur Verfügung.*

Frage 395

? Welche Möglichkeiten stehen für die Behandlung einer akuten Hyperammonämie auf der Grundlage eines Mangels der Ornithintranscarbamylase (OTC), einem Defekt des Harnstoffzyklus, zur Verfügung?

! Proteinrestriktion, Substitution von L-Arginin, Stickstoffelimination durch Natriumbenzoat und Phenylbutyrat, Dialysemaßnahmen, Hemmung der enteralen Resorption durch Laktulose oder Darmdekontamination, Anabolismus durch hoch dosierte Glukoseinfusion.

i *Eine Stoffwechselentgleisung im Sinne einer akuten Hyperammonämie bei einem Harnstoffzyklusdefekt stellt in jedem Lebensalter eine lebensbedrohliche Situation dar, die sehr rasch zu einem Hirnödem führen kann. Die Behandlung sollte frühzeitig mit einem Stoffwechselzentrum abgestimmt werden.*

Frage 396

? Eine massive Hepatosplenomegalie und Anämie bei einem psychomotorisch altersentsprechend entwickelten Schulkind könnte auf einen Morbus Gaucher hinweisen. Wie erfolgt die Diagnosestellung und welche Perspektiven ergeben sich für die Therapie?

! Typischerweise sind saure Phosphatase und Chitotriosidase massiv erhöht. Im Blutausstrich bzw. im Knochenmark finden sich „Gaucher-Zellen" mit charakteristischer Vakuolisierung. Die Diagnose wird enzymatisch oder molekulargenetisch durch den Nachweis eines Defekts der Glukozerebrosidase in Lymphozyten oder kultivierten Fibroblasten gestellt. Es steht eine Enzymersatztherapie zur Verfügung.

i *Beim geschilderten Fall handelt es sich um einen Morbus Gaucher Typ I, die viszerale Form ohne zerebrale Beteiligung, die sich gut durch eine Enzymersatztherapie behandeln lässt. Andere Verlaufsformen mit zerebraler Beteiligung sprechen deutlich schlechter oder nicht auf die Enzymersatztherapie an.*

Frage 397

? Ein 14 Monate altes Kind war in den Vorsorgeuntersuchungen lediglich durch einen relativen Makrozephalus aufgefallen, hatte sich bisher jedoch psychomotorisch unauffällig entwickelt. Im Rahmen eines ersten hochfieberhaften Infektes entwickelte das Kind epileptische Krampfanfälle gefolgt von einer bleibenden schwersten dystonen Bewegungsstörung. Welche Stoffwechselkrankheit liegt sehr wahrscheinlich vor und welches charakteristische Bild wäre dann bei einer Kernspintomografie des Schädels zu erwarten?

! Die vorliegenden Symptome sind charakteristisch für eine Glutarazidurie Typ I (autosomal rezessiv vererbter Defekt der Glutaryl-CoA-Dehydrogenase). Eine Kernspintomografie des Schädels zeigt häufig frontotemporale Hygrome.

i *Die Glutarazidurie Typ I ist Bestandteil des Neugeborenen-Screenings, sodass die meisten Patienten heute frühzeitig identifiziert und behandelt werden. Es sind jedoch „Non-Excreter" beschrieben, die nicht zwingend erfasst werden. Bei frontotemporalen Hygromen können spontane Einblutungen auftreten, die in der Vergangenheit in Einzelfällen mit einem Schütteltrauma verwechselt wurden.*

Frage 398

? Welcher Laborparameter ist ein Leitparameter für Mitochondriopathien und in welchen Körperflüssigkeiten wird er bestimmt?

! Laktat.

i *Die Bestimmung erfolgt in der Regel im Plasma. Bei zentralneurologischer Symptomatik einer Mitochondriopathie (z. B. Leigh-Syndrom) kann Laktat ausschließlich im Liquor erhöht sein. Die Bestimmung von Laktat im Urin ist nur von untergeordneter Bedeutung. Mitochondriopathien weisen sehr heterogene klinische Symptome auf. Erhöhte Laktatkonzentrationen können auf diese Gruppe von Erkrankungen hinweisen. Zur Diagnosestellung sind jedoch weiterführende Untersuchungen (z. B. Muskelbiopsie) erforderlich.*

Frage 399

? Für welche Stoffwechselstörung sprechen psychomotorische Retardierung, Strabismus convergens, invertierte Mamillen und auffällige Fettpolster der Glutealregion? Welcher Suchtest kann zur Diagnosestellung führen?

! Für eine CDG Ia (kongenitale Glykosylierungsstörung), die mit Abstand häufigste Form einer angeborenen Glykosylierungsstörung durch einen Defekt der Phosphomannomutase. Als Suchtest findet die isoelektrische Fokussierung des Transferrins Anwendung.

i Neben dem Defekt der Phosphomannomutase (CDG 1a) wurden bereits zahlreiche andere Glykosylierungsdefekte charakterisiert. Das Spektrum der klinischen Symptomatik ist sehr heterogen.

Frage 400

? Welche Stoffwechselproblematik liegt bei einer Ahornsirupkrankheit (MSUD) vor?

! Es handelt sich um eine Abbaustörung der verzweigtkettigen Aminosäuren (Leucin, Isoleucin, Valin). Die Akkumulation von Leucin führt zur akuten Leucin-Enzephalopathie.

i Bereits in den ersten Lebenstagen entwickelt sich das Bild einer zunehmenden Enzephalopathie mit Trinkschwäche, Erbrechen, Somnolenz bis zum Koma und Krampfanfällen. Die Akuttherapie besteht aus einem Absetzen der Proteinzufuhr, der hoch dosierten Gabe von Glukose und evtl. von Insulin sowie in ausgeprägten Fällen aus Hämodialyseverfahren. Unter einer diätetischen Therapie mit Balancierung der verzweigtkettigen Aminosäuren entwickeln sich die Patienten zufriedenstellend. Die Stoffwechselstörung ist Bestandteil des Neugeborenen-Screenings.

Frage 401

? Wie unterscheiden sich eine hereditäre Fruktoseintoleranz und eine Fruktosemalabsorption?

! Die hereditäre Fruktoseintoleranz beruht auf einem autosomal rezessiv vererbten Mangel der Aldolase B. Nach Abstillen und Zufüttern fruktosehaltiger Milch oder Beikost entwickelt sich eine akute Hepatopathie mit Erbrechen, Hypoglykämie, Cholestase und Gerinnungsstörung bis hin zum Leberversagen. Zusätzlich können sich Zeichen einer proximal-renalen Tubulopathie (Fanconi-Syndrom) entwickeln. Verantwortlich ist ein Absinken der intrazellulären Konzentration von ATP in den Leberzellen. Unter strikter Restriktion von Fruktose erholt sich die Leberfunktion.
Die Fruktosemalabsorption liegt eine eingeschränkte Transportkapazität des Dünndarms für Fruktose zugrunde. Die Folge können intestinale Probleme wie Durchfälle und Tenesmen sein.

i Die beiden Diagnosen werden in der Praxis häufig verwechselt. Während es sich bei der hereditären Fruktoseintoleranz um ein seltenes, aber schwerwiegendes und potenziell lebensbedrohliches Krankheitsbild handelt, ist die Fruktosemalabsorption häufiger und unterschiedlich stark ausgeprägt.

Frage 402

? Welches ist die häufigste Form der Mukopolysaccharidosen (MPS) und bei welcher Symptomatik sollte man an dieses Krankheitsbild denken?

! Als häufigste Form findet sich eine MPS III (Morbus Sanfilippo). Im Vordergrund steht eine progrediente Enzephalopathie bei vergleichsweise weniger markanten Organsymptomen. Typischerweise entwickeln sich die betroffenen Patienten in den ersten beiden Lebensjahren annähernd unauffällig. Dann wird eine Sprachentwicklungsverzögerung, später auch ein Verlust bereits erlernter Fähigkeiten offensichtlich. Eindrucksvoll ist ein ausgeprägtes aggressives und hyperkinetisches Verhalten, das regelmäßig zu Integrationsproblemen im Kindergarten führt. Im Laufe der Jahre entwickelt sich eine zunehmende Spastik sowie ein Verlust intellektueller Fähigkeiten.

i Die Diagnosestellung erfolgt meist aufgrund des sehr auffälligen Verhaltens in der Kleinkindperiode oder der Abklärung einer unspezifischen psychomotorischen Retardierung. Organprobleme begrenzen sich zunächst auf grobe Gesichtszüge, gehäufte Infekte der oberen Luftwege und Otitiden. Skelettauffälligkeiten (radiologisch nachweisbare Dysostosis multiplex, z. B. der Wirbelkörper) können vorliegen. Zur Diagnosestellung dient der Nachweis einer erhöhten Ausscheidung von Glukosaminoglykanen im Urin als Screening-Verfahren. Die Bestätigung erfolgt enzymatisch oder molekulargenetisch. Eine kausale Therapie steht zurzeit nicht zur Verfügung.

Frage 403

? Warum ist die Diagnosestellung einer MPS Typ I (Morbus Hurler) noch im ersten Lebensjahr wichtig?

! Die besten Therapieerfolge werden durch eine frühzeitige Knochenmarktransplantation erzielt, die den betroffenen Patienten eine erstaunlich gute Lebensperspektive ermöglicht. Eine später durchgeführte Knochenmarktransplantation ist nur noch mit wesentlich höheren Risiken und einem schlechteren Auskommen möglich. Die Enzymsatztherapie verbessert lediglich die peripheren Organsymptome (z. B. Organomegalie, Gelenkkontrakturen), nicht jedoch die zentralnervöse Symptomatik.

i Gerade im ersten Lebensjahr werden die charakteristischen Stigmata der Erkrankung nicht erkannt. Da die Prognose der Erkrankung entscheidend vom Alter bei Diagnosestellung abhängt, muss eine Sensibilisierung der ärztlichen Berufsgruppen (Pädiater, Orthopäden, Ophthalmologen) für die spezifische Symptomatik erfolgen. Bei klinischem Verdacht sollte eine Bestimmung der Glukosaminoglykane im Urin und dann zur Bestätigung eine enzymatische oder molekulargenetische Untersuchung durchgeführt werden.

Frage 404

? Welche Bedeutung kann ein Alpha-1-Antitrypsinmangel in den ersten Lebensmonaten haben?

! Ein AAT-Mangel kann sich in der Neugeborenen- und frühen Säuglingszeit durch eine progrediente Hepatopathie mit Hyperbilirubinämie und Cholestase äußern. In besonders schweren Fällen muss eine Lebertransplantation erfolgen.

i *Die Problematik liegt in den ersten Lebenswochen nicht im Mangel des Enzyms im Blut, sondern vielmehr in der Retention eines durch Mutation veränderten und fehlgefalteten AAT-Proteins in den Leberzellen. Von dieser Fehlfaltung ist praktisch nur die Z-Variante betroffen, die auf einer bestimmten Mutation beruht. Im Erwachsenenalter wirkt sich der systemische Enzymmangel aus, indem Reparaturmechanismen der Lunge beeinträchtigt werden und sich bei entsprechenden Risikofaktoren (z. B. Tabakrauch) frühzeitig eine schwere pulmonale obstruktive Erkrankung (COPD) entwickelt. Die Diagnostik erfolgt auf der Basis der Bestimmung der AAT-Konzentration im Blut und Bestätigung durch isoelektrische Fokussierung bzw. Molekulargenetik.*

Frage 405

? Welche Diagnose könnte bei einem Kind mit psychomotorischer Retardierung und Epilepsie vorliegen, bei dem eine sehr niedrige Kreatininkonzentration im Serum aufgefallen war und wie würde man die Verdachtsdiagnose weiter abklären?

! Es könnte ein Defekt der Kreatinsynthese vorliegen. Alle Formen werden durch eine MR-Spektroskopie des Gehirns erfasst, die einen zerebralen Kreatinmangel nachweist. Diese Diagnostik ist jedoch nur in wenigen neuroradiologischen Zentren verfügbar.

i *Erniedrigte Kreatininkonzentrationen im Serum werden häufig übersehen. Da bei der vorliegenden klinischen Symptomatik meistens sehr umfangreiche metabolische Untersuchungen durchgeführt werden, sollte man besonders dann an einen Defekt der Kreatininsynthese denken, wenn die Suchtests im Urin (z. B. Aminosäuren, organische Säuren, Glukosaminoglykane) unspezifisch erhöhte Konzentrationen einzelner Metaboliten zeigen. Die Quantifizierung erfolgt in der Regel immer relativ zur Kreatininkonzentration im Urin, sodass bei Kreatinmangel falsch erhöhte Metabolitenkonzentrationen gemessen werden.*

Frage 406

? Ein Neugeborenes hat nach einer Woche immer noch eine Hypoglykämieneigung und benötigt zur Aufrechterhaltung einer Normoglykämie zusätzlich zur Muttermilch parenterale Glukoseinfusionen. Welche Diagnose ist die wahrscheinlichste und wie wird sie abgeklärt?

! Es könnte sich um einen persistierenden Hyperinsulinismus handeln. Wegweisend wäre ein erhöhter Glukosebedarf (> 10 mg/kg/min) sowie eine im Bezug zum Blutzucker erhöhte Insulinkonzentration.

i *Ein postpartal erhöhter Glukosebedarf ist meistens durch einen transienten Hyperinsulinismus bei (Gestations-) Diabetes der Mutter bedingt und kann mit einer diabetischen Fetopathie einhergehen. Dieser erhöhte Glukosebedarf würde sich innerhalb weniger Tage weitgehend normalisieren. Therapeutisch kommen Diazoxid bzw. Somatostatinanaloge infrage. Eine Differenzierung zwischen einer fokalen und diffusen Form kann mit einer PET-Untersuchung gelingen und zu einer Entscheidung bezüglich einer operativen Resektion beitragen.*

Frage 407

? Welche biochemische Diagnostik ist primär zur Abklärung der metabolischen Ursachen einer Hypoglykämie sinnvoll?

! Bei einer spontan aufgetretenen Hypoglykämie sollte man unverzüglich eine Spontanurinprobe auf organischen Säuren untersuchen. Zusätzlich sollte eine Blutentnahme (Na-Fluorid-Probe) erfolgen, um Glukose, Laktat, freie Fettsäuren und β-Hydroxybutyrat zu bestimmen. In einer weiteren Blutprobe (Serum) ist die Untersuchung von Hormonen (Insulin, Cortisol) sowie die Differenzierung der Acylcarnitine (evtl. Trockenblutkarte) sinnvoll.

i *Die Einordnung der biochemischen Probleme bei Hypoglykämieneigung gelingt in einer Phase der Hypoglykämie. Dementsprechend sollte eine spontane Hypoglykämie für die weitere Abklärung genutzt werden. Wegweisend kann der Quotient aus freien Fettsäuren und β-Hydroxybutyrat sein. Ein erhöhtes Ammoniak könnte an ein Hyperinsulinismus-Hyperammonämie-Syndrom denken lassen. Die Verfügbarkeit der differenzierten Analytik der Acylcarnitine hat den für die Patienten belastenden Fastentest in den Hintergrund treten lassen.*

Frage 408

? Im Rahmen der Vorsorgeuntersuchung J1 fällt bei einem offensichtlich gesunden Jugendlichen eine erhöhte Cholesterinkonzentration im Serum (350 mg/dl) bei normalen Triglyzeriden auf. Welche weiteren Schritte sind erforderlich?

! Untersuchung der Eltern hinsichtlich einer familiären Hypercholesterinämie sowie Erhebung der Familienanamnese bezüglich kardiovaskulärer Erkrankungen. Differenzierung der Lipide LDL-Cholesterin, HDL-Cholesterin, ggf. zusätzlich Lipoprotein (a) und Homocystein als zusätzliche vaskuläre Risikofaktoren. Zum Ausschluss einer sekundären Hyperlipidämie sollten Schilddrüsenparameter bestimmt und ein Urinstatus durchgeführt werden.

i *In der Regel findet sich bei einem Elternteil eine ähnliche Konstellation der Lipide (deutlich erhöhtes LDL-Cholesterin), sodass eine familiäre Hypercholesterinämie in heterozygoter Ausprägung vorliegt (Häufigkeit etwa 1 : 500). Eine molekulargenetische Untersuchung ist möglich, jedoch in der Praxis in den meisten Fällen verzichtbar. Homozygote Formen weisen meist Cholesterinkonzentrationen > 600 mg/dl auf und sind im jugendlichen Alter (ohne Therapie) bereits von einer schweren koronaren Herzerkrankung betroffen.*

Frage 409

? Welche Empfehlungen zu einer medikamentösen Therapie gibt man Kindern oder Jugendlichen mit heterozygoter familiärer Hypercholesterinämie?

! Eine medikamentöse Therapie der familiären Hypercholesterinämie wird zurückhaltend gesehen und muss von der Ausprägung der Stoffwechselstörung in der Familie abhängig gemacht werden. Die bei kleinen Kindern zugelassenen Medikamente wie Anionenaustauscher oder Sitosterin werden kaum in der Dauertherapie akzeptiert bzw. sind nicht sehr effektiv. Ab dem zehnten Lebensjahr steht zurzeit z. B. Pravastatin als effektiveres Präparat zur Verfügung. Die medikamentöse Behandlung der familiären Hypercholesterinämie ist sehr speziell und sollte nur in Absprache mit erfahrenen Zentren durchgeführt werden.

i *Bei Kindern gelten zurzeit LDL-Konzentrationen von > 180 mg/dl als Grenze ab der eine medikamentöse Therapie in Erwägung gezogen wird. Die Empfehlungen unterliegen Veränderungen. Mit zunehmendem Einsatz technischer Möglichkeiten, die bereits frühe Veränderungen der Blutgefäße erfassen, wird der Trend zukünftig wahrscheinlich zu früherer und strengerer Behandlung weisen. Für den Pädiater ist es jedoch eine wichtige Aufgabe, die Patienten und Familien hinsichtlich der unstrittigen Bedeutung von Begleitfaktoren zu beraten (Ernährung, sportliche Betätigung, Vermeiden von Rauchen, Kontrolle des Blutdrucks).*

Endokrinologie und Diabetologie

Günter Mau

Diabetes insipidus

Frage 410

? Was bedeutet pathophysiologisch die Einteilung in primäre, sekundäre und tertiäre Endokrinopathien?

! Primär ist eine Störung im Erfolgsorgan (z. B. Schilddrüse, NNR), sekundär die Störung der Hypophyse und tertiär die Störung im Hypothalamus.

i Die klinischen Zeichen sind überwiegend identisch, die Konsequenzen aber nicht unbedingt.

Frage 411

? Welche Formen eines Diabetes insipidus unterscheidet man?

! Zentral und nephrogen.

i Beim zentralen Diabetes insipidus besteht ein Mangel, bei nephrogenem eine mangelnde Wirkung des antidiuretischen Hormons (ADH, Vasopressin) an der Niere.

Frage 412

? Was ist das Leitsymptom eines Diabetes insipidus im Serum?

! Die Hypernaträmie.

i Der Wasserverlust kann bei ausreichendem Angebot bis zu einem gewissen Maß ausgeglichen werden. Umgekehrt besteht bei zu hohen therapeutischen Gaben von DDVAP bei unverändert hoher Trinkmenge die Gefahr einer Wasserintoxikation.

Frage 413

? Wo wird ADH hergestellt?

! Im Hypothalamus.

i Die Neurohypophyse (Hinterlappen) ist Speicher und nicht Syntheseort des ADH.

Frage 414

? Was ist die häufigste Ursache eines zentralen Diabetes insipidus?

! Tumoren im Bereich der Hypophyse und des Hypothalamus, z. B. ein Kraniopharyngeom oder eine Histiozytose. Etwa 25 % der Fälle bleiben ungeklärt.

i Es gibt genetisch bedingte Formen, die aber sehr selten sind. Das Auftreten eines zentralen Diabetes insipidus fordert zwangsläufig eine ätiologisch klärende Diagnostik, die auch eine bildgebende Diagnostik durch eine MRT-Untersuchung einschließt.

Frage 415

? Wie ist die periphere Wirkung des ADH (Vasopressin)?

! ADH bindet an Rezeptoren der Sammelrohre der Niere und reguliert über die Rückresorption von Wasser die Urinkonzentration und die Plasmaosmolalität. Außerdem wirkt es über Gefäßrezeptoren direkt vasokonstriktorisch.

i Beide Mechanismen zielen auf die Einhaltung eines ausreichenden Blutdruckes.

Frage 416

? Was versteht man unter einer primären Polydipsie?

! Eine massive Flüssigkeitsaufnahme, die zwangsläufig zur Polyurie und zu einem dem Diabetes insipidus ähnlichen Bild führt.

i Die Ursachen sind psychischer Natur und in weniger stark ausgeprägten Fällen besonders im Kleinkindesalter falsche Trinkgewohnheiten. Das ADH ist durch die hohe Flüssigkeitszufuhr herunter geregelt.

Frage 417

? Was ist das Ziel eines Vasopressintests?

! Die Differenzierung zwischen einem zentralen und einem nephrogenen Diabetes insipidus.

i Zur Diagnostik eines Verdachtsfalles gehört zunächst die Untersuchung, ob der Patient seinen Urin konzentrieren kann, z. B. nachts. Ein kontrollierter Durstversuch sollte wegen der möglichen Gefahren nur stationär durchgeführt werden.

Störungen des Kalzium- und Phosphatstoffwechsels

Frage 418

? Welche Effekte hat Parathormon auf den Kalziumstoffwechsel?

! – Parathormon hemmt die renale Ausscheidung von Kalzium (sofort).
 – Parathormon mobilisiert gemeinsam mit 1,25-(OH)$_2$-D Kalzium aus dem Skelett (innerhalb von Stunden).
 – Parathormon fördert über 1,25-(OH)$_2$-D die Kalziumresorption aus dem Darm (über Tage).

i Die Synergie von Parathormon mit Vitamin D macht den Kalziumstoffwechsel komplex.

Frage 419

? In welchem Organ wird Vitamin D in seine biologisch wirksame Form überführt?

! In der Niere.

i 1,25-(OH)$_2$-D wird aus 25-Hydroxyvitamin D synthetisiert, das in der Leber aus Vorstufen gebildet wird.

Frage 420

? Was unterscheidet einen Hypoparathyreoidismus von einem Pseudohypoparathyreoidismus?

! Bei Ersterem liegt ein Mangel an Parathormon, bei zweitem eine fehlende Wirkung vor (Endorganresistenz bei erhöhten Werten).

i Die Konsequenzen sind die gleichen, nämlich ein niedriger Kalzium- und ein erhöhter Phosphatwert.

Frage 421

? Was sind die diagnostischen Kriterien einer Vitamin-D-Mangelrachitis?

! Niedrige Kalzium- und Phosphatwerte, erhöhte alkalische Phosphatase und Entkalkung vor allem des epiphysennahen Knochens mit vermehrter Osteoidbildung.

i Durch die Kalziumfreisetzung aus dem Knochen kommt es zu einem reaktiven Hyperparathyreoidismus mit Erniedrigung des Phosphats (Phase 2). Die erhöhte Aktivität der alkalischen Phosphatase ist Ausdruck der gesteigerten Osteoblastentätigkeit.

Frage 422

? Wie sind die radiologischen Zeichen einer floriden Rachitis an der Handwurzel?

! Auftreibung, Verbreiterung und Becherung der Epiphyse.

i Auch Zeichen wie der Rosenkranz sind auf die mangelnde Verkalkung und die gesteigerte Bildung von Osteoid im Bereich der Wachstumszonen zurückzuführen.

Frage 423

? Bildet sich unter einer adäquaten Vitamin-D-Therapie mit Kalziumsubstitution eine erhöhte alkalische Phosphatase schnell zurück?

! Nein. Es dauert Wochen, primär kann sie sogar ansteigen.

i Die mangelnde Rückbildung darf nicht als Therapieversagen mit einer daraus resultierenden unnötigen Erhöhung der Vitamin D-Dosis fehlgedeutet werden.

Frage 424

? Ist die Erhöhung der alkalischen Phosphatase immer Zeichen einer Rachitis?

! Nein. Sie kann auch isoliert und im Rahmen einer Cholestase auftreten oder infektassoziiert als transiente Hyperphosphatasie.

i Relativ häufig ist eine passagere Erhöhung im Rahmen von Infekten, insbesondere von enteralen. Selten gibt es auch persistierende Formen. Ein hepatischer Ursprung ist einfach durch die Bestimmung weitere Enzyme zu klären (Transaminasen, Gamma-GT).

Frage 425

? Ist die Kraniotabes immer ein Rachitiszeichen?

! Nein

i Die nicht so seltene Kuppenweichheit, vor allem bei ehemaligen Frühgeborenen und hypotrophen Neugeborenen, aber auch bei reifen Neugeborenen, ist ein unspezifisches Zeichen einer mangelnden Ossifikation der Schädelknochen und hat mit einer Rachitis nichts zu tun. Oft sind bei diesen Kindern auch die Schädelnähte und die Fontanellen relativ weit. Eine Indikation für eine Vitamin-D-Therapie besteht nicht.

Frage 426

? Was ist das klinisch-neurologische Korrelat einer Erniedrigung des Serumkalziums?

! Die Tetanie.

i Tetanische Anfälle sind im Neugeborenenalter nur schwer von anderen Anfällen zu unterscheiden. Ein wesentliches Merkmal bei älteren Patienten sind die durch periphere Reize auslösbaren Symptome wie das Chvosteksche Zeichen etc.

Schilddrüsenfunktionsstörungen

Frage 427

? Welche Ursachen kann eine angeborene Hypothyreose haben?

! Anlage- und Entwicklungsstörungen der Schilddrüse, Störungen der Hormonsynthese.

i Für die Unterscheidung der beiden Formen ist wegweisend, ob Schilddrüsengewebe nachgewiesen werden kann.

Frage 428

? Was ist die wahrscheinlichste Ursache, wenn bei einem Neugeborenen ein hoher TSH-Wert bei normalen peripheren Schilddrüsenwerten (T_3, T_4) nachgewiesen wird.

! Eine intrauterine oder postpartal starke Jodexposition

i Die Störung ist transient.

Frage 429

? Wo ist der häufigste Sitz von ektopen Schilddrüsengewebe?

! Am Zungengrund.

i Erhöhte TSH-Werte bei mäßig erniedrigten T_3- und T_4-Werten und fehlendem Nachweis einer Schilddrüse in loco typico sind immer auf eine ektope Schilddrüse verdächtig und machen eine Lokalisationsdiagnostik notwendig.

Frage 430

? Soll bei einer angeborene Hypothyreose über eine längere Zeit einschleichend oder gleich mit der vollen therapeutischen Dosis behandelt werden?

! Sofort, gegebenenfalls sogar vor dem Vorliegen der endgültigen Werte, mit voller Dosis.

i Die Angst vor einer transienten funktionellen Überdosierung hat sich nicht bewahrheitet. Bei einschleichender Dosierung dauert das Erreichen eines normalen Hormonspiegels zu lange.

Frage 431

? Welcher Parameter ist für die Steuerung der Ersatztherapie bei einer Hypothyreose am wichtigsten?

! Das TSH.

i Anfänglich sind regelmäßige Kontrollen in kürzeren Abständen notwendig. Neben dem TSH sollte auch der Spiegel der Schilddrüsenhormone gemessen werden, um die Behandlung in den ersten Lebensjahren über die therapeutische Richtdosis hinaus zu optimieren.

Frage 432

? Woran muss bei einer Struma im Pubertätsalter besonders gedacht werden?

! Iodmangel, Autoimmunthyreoiditis.

i Neben der Bestimmung von TSH, T_3 und T_4 gehört der Nachweis von Schilddrüsenantikörpern zur Diagnostik. Mädchen sind häufiger als Jungen betroffen.

Frage 433

? Ist bei einer Struma mit dem Nachweis einer Hyperthyreose die Gabe von Iod indiziert?

! Nein, sie ist kontraindiziert.

i Iod kann den Autoimmunprozess anheizen und die Symptome deutlich verschlechtern.

Störungen der Nebennierenrindenfunktion

Frage 434

? Was versteht man unter dem zirkadianen Rhythmus der ACTH-Ausschüttung?

! Das Maximum der Ausschüttung liegt in den sehr frühen Morgenstunden, das Tief wird um Mitternacht erreicht.

i Hierauf gründet sich die Empfehlung, bei einer Langzeittherapie die Kortikosteroiddosis morgens zu geben, da dadurch der Rückkoppelungseffekt auf die Hypophyse am geringsten ist.

Frage 435

? Welche Hormone werden in der Nebennierenrinde produziert?

! Glukokortikoide, Mineralokortikoide, Androgene.

i Da alle NNR-Hormone das gleiche Grundgerüst haben, ist es verständlich, dass es bei Fehlen bestimmter Enzyme und einem Mangel entsprechender Folgeprodukte zu einer Überproduktion chemisch verwandter Substanzen kommen kann.

Frage 436

? Wo wird die Cushing-Schwelle bei einer Kortikosteroidtherapie angesetzt?

! Bei etwa 6 mg/m² KO/Tag Prednison.

i Die Langzeittherapie mit höheren Dosen führt zusätzlich zur NNR-Atrophie durch Suppression des ACTH, sodass bei abruptem Absetzen der Therapie Zeichen einer passageren NNR-Insuffizienz möglich sind.

Frage 437

? Wie verhält sich das biologische Äquivalent von Cortisol (Hydrocortison) zu Prednison und zu Dexamethason?

! Etwa 100 : 25 : 3.

i In Ruhe produziert der Mensch in 24 Stunden etwa 7 mg/m² KO Cortisol.

Frage 438

? Welche Langzeiteffekte sind bei einer hoch dosierten Langzeittherapie mit Kortikosteroiden besonders wichtig?

! Wachstumshemmung, Osteoporose.

i Neben akuten Nebenwirkungen, wie Immunsuppression, Bluthochdruck, Entgleisung des Zuckerstoffwechsels etc, sind die o. g. Folgen deswegen so bedeutsam, weil sie auch nach Absetzen der Behandlung nicht komplett reversibel sind.

Frage 439

? Was gefährdet ein Neugeborenes mit einem Adrenogenitalem Syndrom (AGS) postpartal?

! Das vor allem in der zweiten Lebenswoche auftretende Salzverlustsyndrom.

i Ursache ist die in vielen Fällen gestörte Aldosteronsynthese mit daraus resultierendem Natriumverlust und Hyperkaliämie.

Frage 440

? Wie ist die Virilisierung beim klassischen AGS (21-Hydroxylasedefekt) zu erklären?

! Der Defekt der Cortisolsynthese führt zu einer Erhöhung des ACTH-Spiegels. Dadurch werden vermehrt Androgene synthetisiert.

i Androgene wirken nicht supprimierend auf die Ausschüttung von ACTH.

Frage 441

? Wodurch fallen Jungen mit einem AGS ohne Salzverlustsyndrom spätestens auf?

! Durch ein frühes überproportionales Wachstum und die sehr frühe Pseudopubertät.

i Während die Patienten als Kleinkinder groß sind, verlieren sie durch den vorzeitigen Epihysenschluss an Endlänge.

Frage 442

? Was ist bei der Betreuung eines AGS-Patienten immer zu bedenken?

! Die Therapie erfolgt als lebenslange Ersatztherapie. Bei somatischem Stress (Operationen, Infektionen etc) kann die insuffiziente NNR nicht mit einer Erhöhung der Cortisolausschüttung reagieren, sodass die applizierte Dosis vorübergehend erhöht werden muss.

i Unter normalen Umständen ist die Kortikosteroiddosis möglichst knapp zu halten, um das Wachstum durch den Antagonismus zum STH nicht zu sehr zu behindern.

Funktionsstörungen der Keimdrüsen

Frage 443

? Wann entsteht bei einem Feten mit einem 46,XX-Chromosomensatz ein intersexuelles Genitale?

! Wenn in der NNR zu viele Androgene gebildet werden.

i *Die meisten Patienten weisen eine NNR-Insuffizienz auf. Ganz seltene Ausnahmen sind Fälle von Hermaphroditismus verus und exogener Androgenzufuhr durch die Mutter.*

Frage 444

? Wie entsteht bei einem Feten mit einem 46,XY-Chromosomensatz ein intersexuelles Genitale?

! Wenn nicht ausreichend Testosteron gebildet wird oder es nicht an die spezifischen Rezeptoren gebunden wird.

i *Beispiele sind Androgenresistenzen, 5-Alpha-Reduktasedefekt und Testosteronbiosynthesedefekte.*

Frage 445

? Wofür ist das Anti-Müller-Hormon zuständig?

! Für die Regression der Anlage der weiblichen Genitalien.

i *Es wird in den Sertolizellen des fetalen Hodens gebildet.*

Frage 446

? Was versteht man unter einem hypergonadotropen Hypogonadismus?

! Eine Unterfunktion der Keimdrüsen bei hoher Gonadotropinsekretion.

i *Klassische Vertreter sind das Ullrich-Turner- und das Klinefelter-Syndrom.*

Frage 447

? Hat der Mensch schon vor der Pubertät eine Phase mit hoher Ausschüttung von Gonadotropinen und Sexualhormonen?

! Ja. In den ersten Lebensmonaten.

i *Testosteron- und Estradiolwerte können kurzfristig niedrigpubertäre Spiegel erreichen, bevor Testes und Ovarien die Kindheit über bis zur Pubertät in die Ruhephase gehen.*

Störungen der Pubertät

Frage 448

? Nach welchem Schema wird die Pubertät eingeteilt?

! Nach Tanner. Dabei wird die Brust- und Pubesentwicklung bei Mädchen und die Genital- und Pubesentwicklung bei Jungen beurteilt und in 5 bzw. 6 Stufen eingeteilt.

i *Wichtig ist, dass die Entwicklung der verschiedenen Pubertätsmerkmale nicht bei allen Jugendlichen synchron verläuft, sondern dass für das Auftreten der einzelnen Merkmale eine große Variabilität besteht.*

Frage 449

? Was sind im Allgemeinen die ersten Symptome einer beginnenden Pubertät?

! Bei Mädchen Pubesbehaarung im Alter von durchschnittlich 10,5 Jahren, bei Jungen beginnende Größenzunahme der Hoden mit durchschnittlich zwölf Jahren.

i *Wegen der Offensichtlichkeit wird von den Jungen und den Eltern allerdings oft auch erst die etwas später beginnende Pubesbehaarung wahrgenommen.*

Frage 450

? Wodurch entsteht der Pubertätswachstumsschub?

! Durch die Synergie von STH und Sexualhormonen.

i Die STH-Ausschüttung steigt zum Zeitpunkt der Pubertät stark an. Die Wirkung wird durch die Sexualhormone verstärkt.

Frage 451

? Wann hat der Pubertätswachstumsschub im Allgemeinen seinen Höhepunkt erreicht?

! Bei Mädchen mit zwölf Jahren, bei Jungen mit 14 Jahren.

i Kurz vor der Pubertät ist die Wachstumsgeschwindigkeit auf ein Minimum herabgefallen, in dieser Phase sind Patienten mit Wachstumsverzögerung besonders beunruhigt, weil die Diskrepanz zwischen ihnen und den anderen Heranwachsenden, die sich im Wachstumsschub befinden, besonders gravierend ist.

Frage 452

? Wie nennt man die biologische Variante, wenn die Pubertät nicht rechtzeitig eintritt?

! Konstitutionelle Verzögerung von Wachstum und Entwicklung (KEV).

i Es ist die häufigste Ursache, die zur Vorstellung in einer endokrinologischen Sprechstunde führt.

Frage 453

? Was sind die typischen Wachstumsdaten im Längsschnitt (z. B. gelbes Heft) einer KEV?

! Nach dem Säuglingsalter pendelt sich das Wachstum auf einer niedrigen Perzentile ein, verlässt diese aber nicht nennenswert bis zu dem Zeitpunkt, an dem normalerweise die Pubertät erwartet wird und die Normwertkurven ansteigen.

i Endokrine Störungen wie ein nennenswerter STH-Mangel und schwere Grundkrankheiten führen meistens zu einem perzentilenflüchtigen Wachstum.

Frage 454

? Was sind die wichtigsten Differenzialdiagnosen einer Pubertas tarda?

! Neben einer KEV verschiedene Formen eines Hypogonadismus.

i Die Einteilung in einen hypo- und hypergonadotropen Hypogonadismus hilft erheblich weiter. Die Unterscheidung zwischen einem hypogonadotropen Hypogonadismus und einer KEV kann zu Beginn sehr schwierig sein und ist oft erst zu einem späteren Zeitpunkt durch Stimulationstests der Gonadotropine und andere Untersuchungen wie beim Kallmann-Syndrom zu klären.

Frage 455

? Was versteht man unter einer prämaturen Adrenarche?

! Das isolierte Auftreten von Axel-und Schambehaarung ohne weitere Zeichen einer Östrogenisierung oder Androgenisierung.

i Das Skelettalter kann etwas akzeleriert sein. Wenn die die Symptome progressiv oder nicht eindeutig sind, muss eine weitere Diagnostik betrieben werden.

Frage 456

? Was versteht man unter einer prämaturen Thelarche?

! Die isolierte Vergrößerung der Brustdrüsen in den ersten Lebensjahren ohne weitere Östrogenisierung, z. B. der Brustwarzen, und ohne andere Zeichen einer beginnenden Pubertät (z. B. Uteruswachstum).

i Wichtig ist, die Kinder bei eindeutiger Diagnose vor unnötiger Diagnostik zu bewahren.

Frage 457

? Wie entsteht die Pubertätsgynäkomastie?

! Vermutlich handelt es sich um eine lokale Östrogenerhöhung durch Umwandlung aus Testosteron. Konstitutionelle Faktoren scheinen eine Rolle zu spielen.

i Die einzig wichtige Maßnahmen ist die Aufklärung, da das Auftreten sowohl beim Patienten wie dessen Mutter angstbesetzt ist. Die Gynäkomastie beginnt häufiger auf der linken Seite.

Frage 458

? Welche Konsequenzen hat eine Pubertas praecox auf die Endlänge eines Patienten?

! Die Endlänge ist deutlich reduziert.

i Durch die vorzeitige Pubertät kommt es zur Vorverlegung und Beschleunigung des Wachstums mit vorzeitigem Epiphysenschluss. Eine Pseudopubertas praecox hat denselben Effekt. Die Behandlung hat neben der Verhinderung möglicher anderer Konsequenzen der Grundkrankheit vor allem auch den Zweck, den Spiegel der Sexualhormone zu senken.

Störungen des Wachstums

Frage 459

? Wodurch fallen Mädchen mit einem Ullrich-Turner-Syndrom bei geringer Ausprägung ihrer ansonsten typischen Morphologie oft erstmals auf?

! Durch einen ausgeprägten Kleinwuchs.

i Deswegen umfasst die Diagnostik bei Mädchen mit nicht ganz eindeutiger KEV-Symptomatik auch eine Chromosomenanalyse.

Frage 460

? Wodurch fallen Jungen mit einem Klinefelter-Syndrom oft erstmalig auf?

! Durch einen Hochwuchs.

i Die Körperproportionen sind eunuchoid, Leitsymptom im Pubertätsalter sind die kleinen Hoden. Die später einsetzende Pubertätsgynäkomastie ist oft erheblich und persistiert. Unverändert werden Klinefelter-Patienten oft erst als Erwachsenen im Rahmen einer Fertilitätsuntersuchung entdeckt.

Frage 461

? Ein Patient mit einer erheblichen Adipositas und einer über dem Durchschnitt liegenden Körpergröße wird wegen einer „Drüsenkrankheit" vorgestellt. Ist eine eingehende Untersuchung der NNR- und Schilddrüsenhormone sinnvoll?

! Nein. Endokrine Störungen mit Übergewicht wie bei einer Hypothyreose und einem Hyperkortizismus gehen mit einer Wachstumshemmung einher.

i Die kalorienbedingte Adipositas geht im Allgemeinen mit einer für die familiäre Erwartung eher zu großen Körperhöhe einher.

Frage 462

? Wird Wachstumshormon (STH) über den Tag kontinuierlich produziert?

! Nein, die STH-Sekretion erfolgt pulsatil.

i Die großen Schwankungen können diagnostisch genutzt werden. So können erhöhte Werte um 24 Uhr oder nach kurzer Belastung einen schweren STH-Mangel bereits ausschließen. Niedrige spontane Tageswerte haben allerdings keinerlei Aussagekraft und sollten deswegen auch nicht untersucht werden.

Frage 463

? Welche Blutwerte können ersatzweise bei fehlender Aussagekraft spontaner STH-Werte genutzt werden?

! IGF-1 und IGFBP 3.

i Insulin-like Growth Factors sind das Produkt der STH-Sekretion und überwiegend an Bindungsproteine gebunden. Eindeutig normale Werte schließen einen klinisch relevanten Wachstumshormonmangel praktisch aus.

Frage 464

? Woran muss man bei einem eindeutig nachgewiesen STH-Mangel zusätzlich denken?

! Daran, dass auch andere Hypophysenhormone (TSH, ACTH, Gonadotropine) fehlen können.

i Bei einem STH-Mangel müssen deswegen die anderen Regelkreise überprüft werden, auch nach Beginn der Therapie, da z. B. eine Hypothyreose erst dann deutlich werden kann.

Frage 465

? Welche Gruppe von Fehlbildungen weist überproportional häufig einen STH-Mangel auf?

! So genannte Mittelliniensyndrome.

i Deswegen muss man bei den entsprechenden Syndromen bei niedriger Wachstumsgeschwindigkeit an einen zusätzlichen STH-Mangel denken.

Frage 466

? Gibt es neben dem nachgewiesenen STH-Mangel weitere akzeptierte Indikationen für eine Wachstumshormontherapie?

! Ja, z. B. Kinder mit Ullrich-Turner- oder Prader-Willi-Syndrom, mit einer schweren intrauterinen Wachstumsretardierung sowie als Ersatztherapie bei einer Niereninsuffizienz.

i Von den Kostenträgern wird in allen Fällen eine eindeutige Diagnostik, z. B. zwei Nachweistests gefordert, wenn die hohen Kosten übernommen werden sollen.

Frage 467

? Was ist bei einer Wachstumshormontherapie in der Pubertät zu bedenken?

! Ob ausreichend Gonadotropine vorhanden sind und dass die Tagesdosis von STH um den Faktor 1,5 zu erhöhen ist.

i Der STH-Bedarf steigt in der Pubertät. Zu jeder Zeit ist eine notwendige Kortikosteroidtherapie bei einem ACTH-Mangel möglichst knapp zu halten, da Glukokortikoide zum STH stark antagonistisch wirken.

Frage 468

? Welche endokrinen Störungen vermindern das Wachstum?

! Hypothyreose, Hyperkortizismus, STH-Mangel.

i Alle Störungen können angeboren, aber auch erworben sein. Kommt es also zu einer Perzentilenflucht der Wachstumswerte, müssen neben anderen Ursachen auf alle Fälle die Regelkreise dieser drei Hormone untersucht werden.

Frage 469

? Was ist das Prinzip der hormonellen Hochwuchsbehandlung?

! Durch hohe geschlechtsspezifische Hormongaben gewissermaßen eine Pubertät im Schnelldurchgang zu erreichen und damit den Epiphysenschluss vorzuverlegen.

i Die Therapie bedeutet einen erheblichen Eingriff mit unphysiologisch hohen Hormongaben und muss einer sehr strengen Indikationsstellung unterliegen.

Frage 470

? Was versteht man unter Wachstumsschmerzen?

! Bilateral wechselnde, vor allen nachts auftretende Schmerzen im Bereich der unteren Extremitäten, gelenkfern, spontan verschwindend, ohne neurologische Symptomatik, ohne Einbuße der Leistungsfähigkeit.

i Die Genese ist nicht sicher geklärt. Wichtig ist der Ausschluss vor allem von Leukämien und anderen wichtigen Erkrankungen. Die Schmerzen können sehr heftig sein.

Diabetes mellitus

Frage 471

? Mit welcher Symptomatik manifestiert sich ein Diabetes mellitus im Kindesalter typischerweise?

! Charakteristische Leitsymptome sind eine deutlich erhöhte Trinkmenge und Gewichtsverlust.

i Die Symptomatik entwickelt sich in der Regel über wenige Wochen. Wenn die Ursache nicht erkannt und behandelt wird, mündet sie einen komatösen Zustand mit schwerer Ketoazidose.

Frage 472

? Nach welchem Prinzip erfolgt die Insulinbehandlung eines Diabetes mellitus Typ 1 in der Regel?

! Nach einem intensivierten Schema entsprechend dem Basis-Bolus-Prinzip.

i Der Grundbedarf an Insulin wird in Form eines lang wirksamen Basalinsulins gegeben. Die mit den Mahlzeiten zugeführte Glukose wird jeweils mit einem Bolus an kurz wirksamem Insulin abgefangen. Insulin wird hierfür meistens mit einem Pen appliziert. Insulinpumpen gewinnen zunehmend an Bedeutung. Für jedes Kind ist ein individuell angepasstes Insulindosierungsschema zu entwickeln.

Frage 473

? Wie wird die Diagnose eines Diabetes mellitus Typ 1 gestellt?

! Durch den Nachweis einer Hyperglykämie in Verbindung mit einer Ketoazidose.

i Der Nachweis spezifischer Autoantikörper gegen Inselzellen des Pankreas kann in einzelnen Fällen die Diagnose sichern, ist jedoch meist entbehrlich, zumal diese Autoantikörper nur bei 80–90 % der Patienten gefunden werden.

Frage 474

? Welche wichtigen Maßnahmen werden im Rahmen der Behandlung einer diabetischen Ketoazidose berücksichtigt?

! Applikation von Insulin, Ausgleich des Flüssigkeitsdefizits, Kontrolle der Elektrolytkonzentrationen.

i Die Pufferung der Azidose durch Natriumbikarbonat sollte unterbleiben, da sie das Risiko einer Enzephalopathie erhöht und sich die Azidose unter einer Volumen- und Insulintherapie rasch normalisiert.

Frage 475

? Bei einer erheblich adipösen Jugendlichen wird ein Diabetes mellitus Typ 2 vermutet. Welcher Test ist zur Diagnosestellung wichtig?

! **Der orale Glukosetoleranztest.**

i *Der unter standardisierten Bedingungen durchgeführte Test belegt einen Diabetes mellitus. Der Typ-2-Diabetes wird im jugendlichen Alter nur bei erheblicher Adipositas beobachtet.*

Frage 476

? Nach welchen Parametern erfolgt die Kontrolle der Qualität der Stoffwechseleinstellung von Patienten mit Diabetes mellitus?

! **Blutzuckerkontrollen durch den Patienten mit Dokumentation und Untersuchung von HbA$_{1c}$ in mehrwöchigen Abständen.**

i *Die Bestimmung von HbA$_{1c}$ ist ein objektiver Parameter, der die durchschnittliche Höhe der Blutzuckerspiegel widerspiegelt. Ein niedriger Wert entspricht jedoch nicht in allen Fällen einer guten Einstellung, da die mittlere Blutzuckerkonzentration bei stark schwankenden Werten auch niedrig sein kann.*

Kardiologie

Armin Wessel

Allgemeine Diagnostik angeborene Herzfehler

Frage 477

? Was sind die häufigsten angeborenen Fehlbildungen und wie häufig sind sie?

! Fehlbildungen des
  - Muskel- und Skelettsystems bei 2,4 % der Neugeborenen.
  - Urogenitalsystems bei 1,5 % der Neugeborenen.
  - Herz-Kreislauf-Systems bei ~1 % der Neugeborenen.

i Angaben über die Häufigkeit angeborener Herzfehler schwanken je nach Untersuchung und Definition von „Herzfehlern" zwischen 0,4 % und 5 % der Neonaten. Sofern man die bikuspide Aortenklappe (die bei 1–2 % der Bevölkerung vorkommt) und das Aneurysma des Vorhofseptums mit in die Definition einbezieht, wird man wahrscheinlich sogar von einer Häufigkeit von mindestens 5 % ausgehen dürfen.

Frage 478

? Wie kann man die angeborenen Herzfehler einteilen?

! Man kann sie nach dem Hautkolorit des Kindes in azyanotische und zyanotische Herzfehler einteilen. Dabei ist ein zyanotischer Herzfehler definitionsgemäß ein Herzfehler mit einem obligaten Rechts-links-Shunt.

i Neben dieser traditionellen und einfachen Systematik sind auch andere Einteilungen gebräuchlich, z. B. in Herzfehler mit Rechts- und Linksherzobstruktionen, septale Defekte und komplexe Herzfehler.

Frage 479

? Wie sollte der Verdacht auf das Vorliegen eines Herzfehlers abgeklärt werden? Nennen Sie die diagnostischen Maßnahmen in der richtigen Reihenfolge.

! - Anamnese
  - Untersuchung (Inspektion, Palpation, Auskultation)
  - Echokardiogramm
  - EKG
  - Röntgen-Thorax (nur in begründeten Ausnahmefällen)

i Nach der Vorgeschichte und der klinischen Untersuchung sollte eine Farbdopplerechokardiografie durchgeführt werden, weil damit die meisten Herzfehler klar zu diagnostizieren sind. Dadurch wird eine Röntgenaufnahme meist entbehrlich. Das EKG trägt nur selten zur Herzfehlerdiagnostik bei, weil nur sehr wenige Herzfehler ein charakteristisches EKG zeigen.

Frage 480

? Nennen Sie ein Beispiel für einen Herzfehler, der mit einem charakteristischen EKG-Befund einhergeht.

! Bei atrioventrikulärem Septumdefekt und Vorhofseptumdefekt vom Primumtyp zeigt das EKG typischerweise einen überdrehten Linkstyp.

i Der pathologische Lagetyp im EKG wird durch die herzfehlerbedingte Verlagerung des Reizleitungssystems verursacht.

Frage 481

? Benennen Sie die Lokalisationen einer kompletten Herzauskultation bei einem Kind.

! – rechter und linker Rand des Sternums oben
– linker Rand des Sternums Mitte und unten
– Herzspitze
– Rücken zwischen den Schulterblättern

i Typische Geräuschlokalisationen einiger Herzfehler sind im Schema dargestellt (Abb. 13.1).

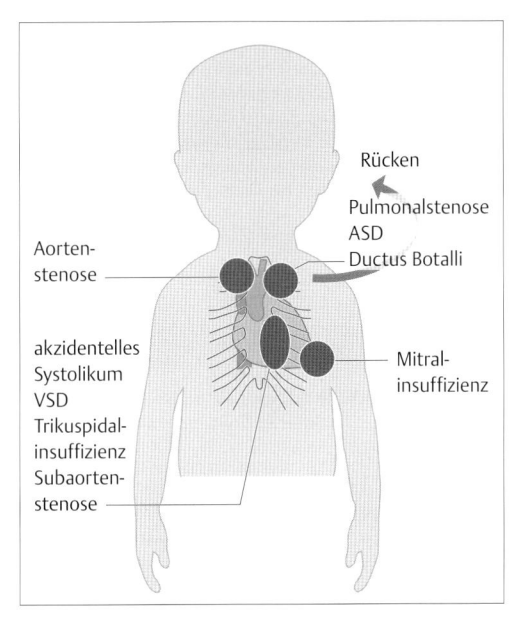

Abb. 13.1   Bereiche typischer Lautstärkemaxima

Frage 482

? Nennen Sie die Charakteristika akzidenteller Herzgeräusche.

! – immer Systolikum – nie Diastolikum
– leise bis mittellaut, maximale Lautstärke 3/6
– vibratorischer Klang (tief- bis mittelfrequent, nie hochfrequent)
– lagevariabel
– keine Fortleitung

i Akzidentelle Herzgeräusche sind systolische Schallphänomene des normalen, regelrecht arbeitenden Herzens. Sie sind quasi zufällig entdeckte „Arbeitsgeräusche" des gesunden Herzens. Die Ursachen dieser Geräusche sind nicht eindeutig zu benennen. Im Verlaufe des Wachstums kann die Lautstärke akzidenteller Geräusche variieren, sie können aber auch zeitweise oder dauerhaft ganz verschwinden.

Funktionelle Herzgeräusche sind ebenfalls systolische Geräusche. Sie kommen vor, wenn das morphologisch gesunde Herz infolge extrakardialer Ursachen abnorm funktioniert. Das ist typischerweise dann der Fall, wenn die Schlagvolumina sehr groß und/oder Auswurfgeschwindigkeiten übernormal hoch sind, beispielsweise bei Tachykardie durch Fieber oder Schilddrüsenüberfunktion sowie bei Bradykardie und Anämie.

Venöse Strömungsgeräusche, die supraklavikulär auskultiert werden können, kommen bei vielen Kindern vor und sind harmlos. Sie entstehen in den großen Venen der oberen Thoraxapertur durch den Einstrom des Blutes aus Kopf und Hals. Es handelt sich um kontinuierliche systolisch-diastolische Strömungsgeräusche, die im Sitzen gut hörbar sind, die aber nach Kompression der Jugularvene oder Kopfwendung verschwinden oder leiser werden.

Frage 483

? Was wird bei der Doppler-Echokardiografie gemessen?

! **Die Strömungsgeschwindigkeit des Blutes.**

i Im engeren Sinne wird die Geschwindigkeit der Erythrozyten gemessen, denn sie fungieren als Reflektoren des Ultraschalls.

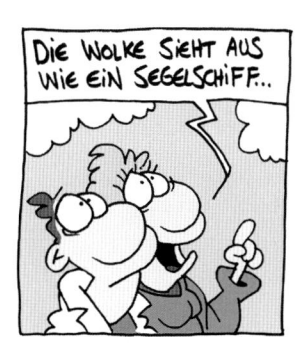

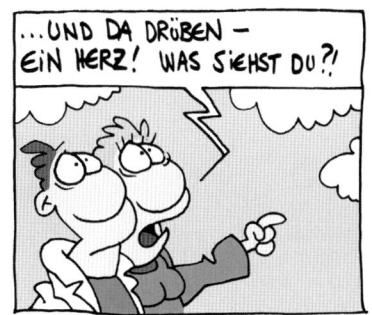

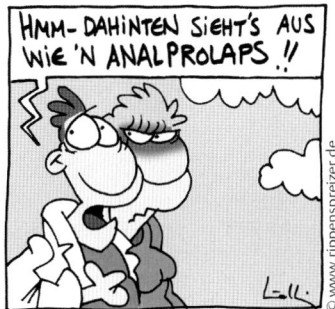

ASD und VSD

Frage 484

? Nennen Sie typische Befunde, die bei einem Vorhofseptumdefekt (ASD) auftreten.

!
- Systolikum: etwa 1/6 – 3/6, mittelfrequent, Punctum maximum am linken oberen Rand des Sternums, nicht lagevariabel, auf den Rücken fortgeleitet
- 2. Herzton konstant gespalten
- EKG: inkompletter Rechtsschenkelblock
- bei großem Links-rechts-Shunt zusätzlich ein Diastolikum

i Beim ASD entsteht das Systolikum durch die relative Pulmonalstenose und ist deshalb auf den Rücken fortgeleitet. Die Pulmonalklappe ist morphologisch intakt, aber das große Schlagvolumen kann sie nicht geräuschlos passieren. Die shuntbedingte Volumenbelastung des rechten Ventrikels führt zur konstanten Spaltung des 2. Herztons und im EKG zum inkompletten Rechtsschenkelblock. Bei großem Shunt hört man zusätzlich ein Diastolikum, das Ausdruck einer relativen Trikuspidalstenose ist.

Frage 485

? In welchem Alter wird ein Vorhofseptumdefekt häufig symptomatisch?

! Vorhofseptumdefekte werden oft erst im Kleinkindesalter symptomatisch.

i Die Shuntgröße über einen Vorhofseptumdefekt wird maßgeblich von der Dehnbarkeit des rechten Ventrikels mitbestimmt. In dem Maße, wie die Dehnbarkeit des rechten Ventrikels zunimmt, vergrößert sich das Shuntvolumen, das seinerseits zur klinischen Symptomatik führt.

Frage 486

? Wann ist ein Vorhofseptumdefekt zu verschließen? Was ist die Therapie der Wahl?

! Eine Verschlussindikation besteht, wenn das Kind symptomatisch ist oder wenn bei einem asymptomatischen Kind die Relation von Lungen- zu Körperzeitvolumen größer als 1,5 ist (Qp/Qs > 1,5). Die Therapie der Wahl ist der katheterinterventionelle Verschluss.

i Bei symptomatischen Kindern dient der Defektverschluss der Herstellung der Symptomfreiheit. Bei asymptomatischen Kindern handelt es sich um eine prophylaktische Maßnahme, die eine chronische Überlastung des rechten Ventrikels und die Entwicklung einer pulmonalen Hypertension (im Verlaufe von Jahrzehnten) verhindern soll. Der katheterinterventionelle Defektverschluss kann mit sehr guten Ergebnissen und geringer Komplikationsrate durchgeführt werden.

Frage 487

? Wie wird die hämodynamische Relevanz von Shuntvitien quantifiziert?

! Sie wird durch die Relation von Lungen- zu Körperzeitvolumen (Qp/Qs) quantifiziert.

i Die Bestimmung von Qp/Qs erfolgt in der Regel invasiv per Herzkatheter auf der Basis des Fick-Prinzips (Sauerstoffaufnahme = Durchfluss x O_2-Differenz) mit Messung der Sauerstoffsättigung in den Lungen- und Systemvenen sowie in der Pulmonalarterie und der Aorta. Die Sauerstoffaufnahme wird in praxi meist aus Tabellen übernommen, weil die Messung, die wesentlich genauer ist, apparativ und zeitlich aufwändig ist. Ein Qp/Qs > 1,5 stellt im Allgemeinen eine Interventions- oder Operationsindikation dar.

Frage 488

? Was verstehen Sie unter einer Endokarditisprophylaxe?

! Eine antibiotische Gelegenheitsprophylaxe zur Verhinderung einer infektiösen Endokarditis.

i Sie wird bei Kindern mit angeborenen Herzfehlern bei folgenden „Gelegenheiten" verabreicht: zahnärztliche Eingriffe, Eingriffe am Respirationstrakt und an infizierter Haut, Hautanhangsgebilden oder Muskel- und Bindegewebe. Eine medikamentöse Prophylaxe mit geeigneten Antibiotika sollte generell 30 – 60 Minuten vor einer Prozedur verabreicht werden.

Frage 489

? Nennen Sie die zwei Hauptkriterien für die Diagnose „infektiöse Endokarditis".

!
- Mindestens zwei positive Blutkulturen (im Abstand von mindestens zwölf Stunden gewonnen) mit Erregern, die typischerweise eine Endokarditis verursachen.
- Nachweis der kardialen Beteiligung durch typischen Echokardiografiebefund oder Neuauftreten einer Klappeninsuffizienz.

i Nach den modifizierten Duke-Kriterien müssen zum Stellen der Diagnose „Endokarditis" die beiden Hauptkriterien oder ein Hauptkriterium und mehrere Nebenkriterien erfüllt sein. Die Veränderung eines bekannten Herzgeräusches hat keine diagnostische Wertigkeit!

Frage 490

? Warum ist das Systolikum eines Ventrikelseptumdefektes nicht immer in den ersten drei Lebenstagen auskultierbar?

! Aufgrund der noch physiologischen Druckerhöhung im Pulmonalarteriensystem und im rechten Ventrikel ist der Ventrikelseptumdefekt hämodynamisch noch nicht wirksam, weil die systolische Druckdifferenz zwischen den Herzkammern zu gering ist.

i Postnatal sinkt der Lungenarterienwiderstand binnen zwei bis drei Wochen auf Normalwerte ab. Gleiches gilt für den Druck in den Lungenarterien und im rechten Ventrikel. Mit Absinken des rechtsventrikulären Drucks nimmt das Shuntvolumen und entsprechend das Systolikum zu. Die definitive Bedeutung eines Ventrikelseptumdefektes ist erst nach Normalisierung des pulmonalarteriellen Widerstandes zu beurteilen.

Frage 491

? Welche Herzkammer wird durch den Shunt über einen Ventrikelseptumdefekt belastet?

! Die linke Herzkammer.

i Der Links-rechts-Shunt über den VSD tritt nur systolisch auf. In dieser Herzphase ist die Pulmonalklappe geöffnet, sodass das Shuntvolumen direkt und ohne aktive Beteiligung des rechten Ventrikels in die Pulmonalarterie fließt. Der rechte Ventrikel wirkt sozusagen als „Auslasskammer" für den VSD. Das Lungenzeitvolumen ist vermehrt, weil es der Summe aus Körperzeitvolumen (über die zentralen Venen in den rechten Ventrikel) plus Shuntvolumen (über VSD) entspricht. Nach Lungenpassage muss der linke Ventrikel das vermehrte Lungenzeitvolumen diastolisch aufnehmen. Er muss also ein erhöhtes Zeitvolumen bewältigen, nämlich das Lungenzeitvolumen, während der rechte Ventrikel diastolisch nur das Körperzeitvolumen aufnimmt. Folglich wird beim VSD der linke Ventrikel volumenbelastet. Gleiches gilt bei einem offenen Ductus Botalli mit Links-rechts-Shunt.

Frage 492

? Beschreiben Sie das Röntgenthoraxbild bei einem großen VSD.

! Der Herzschatten ist vergrößert und die Lungenzeichnung vermehrt.

i Die Volumenbelastung von linkem Ventrikel und Vorhof führt zur Vergrößerung dieser Herzhöhlen, folglich ist der Herzschatten vergrößert. Die pulmonale Hyperperfusion führt radiologisch zur Zeichnungsvermehrung der Lunge.

Frage 493

? Nennen Sie Zeichen der Herzinsuffizienz bei Säuglingen.

! Tachypnoe, Dyspnoe, Schwitzen, Gedeihstörung, Trinkschwäche.

i Eine Graduierung der Herzinsuffizienz erfolgt bei Säuglingen nicht nach der NYHA-Klassifizierung, sondern beispielsweise nach dem von Buchhorn et al. angegebenen Score [J Heart Failure 1997; 4: 188].

Frage 494

? In welchem Alter sollte ein hämodynamisch wirksamer VSD elektiv verschlossen werden?

! Im zweiten Lebenshalbjahr.

i In diesem Alter ist das operative Risiko gering und die Entwicklung einer fixierten pulmonalen Hypertension unwahrscheinlich.

Frage 495

? Definieren Sie „Herzinsuffizienz".

! Unfähigkeit des Herzens, Blut und damit Sauerstoff einem Maße, das den Bedürfnissen gerecht wird, zu den Organen zu transportieren.

i Diese WHO-Definition beschreibt die wesentliche Pathophysiologie.

Frage 496

? Grundsätzlich kann man zwei Ätiologien einer „Herzinsuffizienz" bei Kindern unterscheiden. Welche sind das?

! – Die „Herzinsuffizienz" infolge eines Myokardschadens z. B. bei dilatativer Kardiomypathie
– Die „Herzinsuffizienz" bei gesundem Myokard durch die pathologische Umverteilung der Kreislaufzeitvolumina (Qp>>Qs) bei Shuntvitien

i Die „Herzinsuffizienz" infolge eines Myokardschadens entsteht infolge der Pumpschwäche der Ventrikel. Bei Shuntvitien ist das Myokard nicht geschädigt und die ventrikuläre Pumpfunktion normal, aber das Lungenzeitvolumen ist stark erhöht und das Körperzeitvolumen stark erniedrigt, sodass eine Minderversorgung der Organe mit Sauerstoff resultiert.

Frage 497

? Welche Medikamente und Maßnahmen sind zur Therapie der shuntbedingten Herzinsuffizienz ungeeignet?

! Medikamente und Maßnahmen, die den pulmonalen und/oder systemischen Gefäßwiderstand verringern.

i Durch Senkung des pulmonalen Gefäßwiderstandes z. B. durch Sauerstoffgabe wird die pathologische Umverteilung der Kreislaufzeitvolumina verstärkt. Systemische Vasodilatatoren, wie ACE-Hemmer, senken den Mitteldruck im Körperkreislauf und verschlechtern so die Organperfusion. ACE-Hemmer und Sauerstoff sollten deshalb bei herzinsuffizienten Säuglingen mit Shuntvitien nicht verabreicht werden.

Weitere angeborene Herzfehler

Frage 498

? Auf welchen „Herzfehler" weist ein systolisch-diastolisches Geräusch am oberen linken Rand des Sternums und am Rücken hin?

! Auf einen offenen Ductus arteriosus Botalli.

i Systolisch und diastolisch besteht ein Druckgefälle von der Aorta zur A. pulmonalis. Infolgedessen besteht in beiden Herzphasen ein Links-rechts-Shunt, der für das typische „Maschinengeräusch" verantwortlich ist.

Frage 499

? Was sind „kritische Herzfehler des Neonaten"?

! Kritische Herzfehler des Neonaten sind solche Herzfehler, die im ersten Lebensmonat symptomatisch werden und unbehandelt innerhalb des ersten Lebensjahres zum Tode führen.

i Dazu gehören beispielsweise die Transposition der großen Arterien (Manifestation in der ersten Lebenswoche), die kritische Aorten- oder Pulmonalstenose (Manifestation in der ersten Lebenswoche), die kritische Aortenisthmusstenose (Manifestation in der zweiten bis vierten Lebenswoche). Nach Manifestation erfordern sie eine rasche Intervention. Die Häufigkeit kritischer Herzfehler des Neonaten wird mit 12–30 % aller Herzfehler angegeben.

Frage 500

? Welches therapeutische Prinzip liegt der Akuttherapie der kritischen Herzfehler des Neonaten zugrunde?

! Das Offenhalten der fetalen Blutwege.

i Hierbei spielt das Offenhalten oder die Wiedereröffnung des Ductus arteriosus Botalli eine Schlüsselrolle. Dies ist normalerweise mit Infusion von Alprostadil (Prostaglandin E1) in einer Startdosis von 0,05–1 µg/kg/h zu erreichen.

Frage 501

? Bei Frühgeborenen kann ein hämodynamisch wirksamer Ductus arteriosus Botalli medikamentös verschlossen werden. Welche Herzfehler müssen vor Medikamentengabe ausgeschlossen sein?

! Die duktusabhängigen Herzfehler.

i Darunter versteht man die Herzfehler, bei denen der offene Ductus arteriosus Botalli entweder die Lungen- oder die Körperperfusion sichert und infolgedessen ein Duktusverschluss deletäre Folgen haben würde. Solche Herzfehler sind zum Beispiel die kritische Aortenisthmusstenose und die Pulmonalatresie.

Frage 502

? Bei einem Neugeborenen mit Down Syndrom auskultieren Sie ein Systolikum. Das EKG zeigt einen überdrehten Linkstyp. Welche Verdachtsdiagnose stellen Sie?

! Atrioventrikulärer Septumdefekt, früher: Atrioventrikularkanal, AV-Kanal.

i Der Lagetyp im EKG ist typisch für diesen bei Kindern mit Down Syndrom häufigem Herzfehler (bei 20 % der Kinder mit Down Syndrom). Das Systolikum entsteht am ehesten durch AV-Klappeninsuffizienzen der typischerweise fehlgebildeten singulären AV-Klappe. Je nach Druckdifferenz zwischen den Ventrikeln kann das Systolikum auch durch den VSD bedingt sein.

Frage 503

? Was verstehen Sie unter der Demaskierung einer Aortenisthmusstenose?

! Nach dem physiologischen Verschluss des Ductus Botalli entsteht eine klinisch bedeutsame Aortenisthmusstenose.

i Mit Verschluss des Ductus Botalli wird das Lumen am Isthmus aortae, das durch die vorbestehende Enge nur gering eingeengt war, kritisch verringert, sodass die Isthmusstenose hämodynamisch wirksam wird und klinisch in Erscheinung tritt. Die Demaskierung erfolgt oft zwischen dem siebten und zehnten Lebenstag. Die Notfalltherapie der Wahl ist dann die Infusion von Alprostadil (Prostaglandin E1) in einer Startdosis von 0,05 – 1 µg/kg/h.

Frage 504

? Welche Untersuchungsbefunde sind nahezu beweisend für eine Aortenisthmusstenose?

! Die Puls- und Blutdruckdifferenz zwischen Armen und Beinen.

i Die typische Puls- und Blutdruckdifferenz erklärt sich durch die Lokalisation der Aortenisthmusstenose stromabwärts des Ursprungs der Armarterien.

Frage 505

? Ein zehnjähriger Junge wird zur Abklärung einer arteriellen Hypertension vorgestellt. Die Femoralispulse sind nur schwach tastbar. Welche Diagnose stellen Sie?

! Aortenisthmusstenose.

i Die Befundkonstellation ist typisch für die Aortenisthmusstenose. Als kausale Therapie ist eine Ballonangioplastie evtl. mit Stenteinlage oder eine Operation indiziert.

Frage 506

? Wie kann der Schweregrad einer Klappenstenose quantifiziert werden?

! Durch den Druckgradienten.

i Als Faustregel kann gelten: Ein Druckgradient (in der Regel der systolische Spitzendruckgradient) von > 50 mmHg an der Pulmonal- oder Aortenklappe indiziert eine Intervention.

Frage 507

? Lässt sich der Druckgradient an der Pulmonal oder Aortenklappe nicht invasiv bestimmen?

! Ja. Mittels Doppler-Echokardiografie.

i Die modifizierte Bernoulli-Gleichung gibt den Zusammenhang zwischen dem Druckgradienten (ΔP) und der mittels Doppler-Echokardiografie messbaren maximalen Strömungsgeschwindigkeit (Vmax) vereinfacht wieder: $\Delta P = 4 \times Vmax^2$. Der so bestimmte Druckgradient ist der maximale instantane Druckgradient und stimmt nicht mit dem invasiv gemessenen Spitzendruckgradienten überein.

i Damit Missverständnisse vermieden werden, ist es praktikabler, einen Druckgradienten, der mittels Doppler-Echokardiografie „gemessen" wurde, als Vmax anzugeben. Faustregel für asymptomatische Stenosen:
- Pulmonalstenose: Vmax > 3 – 3,5 m/s → Indikation zur Ballonvavuloplastie
- Aortenstenose: Vmax > 4 – 4,5 m/s → Indikation zur Ballonvavuloplastie oder Operation

Frage 508

? Bei einem Säugling auskultieren Sie ein lautes spindelförmiges Holosystolikum, das auf den Rücken fortgeleitet wird. Das Echokardiogramm zeigt folgendes Bild (Abb. 13.2). Welche Diagnose stellen Sie?

! Pulmonalklappenstenose.

i Echokardiogramm einer typischen Pulmonalklappenstenose mit systolischer Kuppelstellung der Klappe („Doming") und poststenotischer Dilatation der Pulmonalarterie (PA).

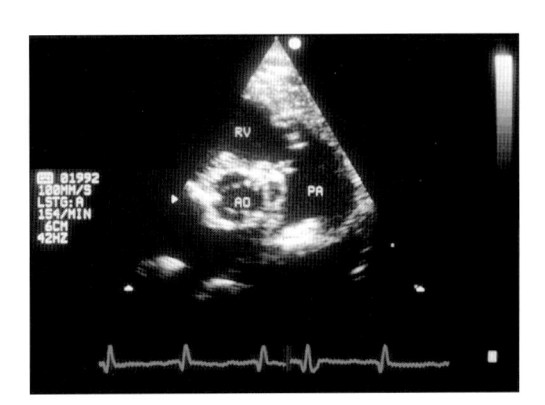

Abb. 13.2 Echokardiografie

Frage 509

? In der Doppler-Echokardiografie messen Sie an der Stenose von Frage 508 eine maximale Strömungsgeschwindigkeit von Vmax = 4,3 m/s im Pulmonalarterienstamm. Wie ist Ihre Entscheidung?

! Es handelt sich um eine schwere Pulmonalstenose. Die Indikation zur katheterinterventionellen Ballonvavuloplastie wird gestellt und der Säugling unverzüglich an ein Kinderherzzentrum überwiesen.

i Pulmonalstenosen mit Druckgradienten von etwa 60 mmHg führen bei einem Säugling zu suprasystemischen systolischen Drücken im rechten Ventrikel und stellen deshalb eine Indikation zur eiligen Ballonvavuloplastie dar.

Frage 510

? Für welchen Herzfehler spricht bei einem reifen, rosigen Neugeborenen ein Systolikum, das bereits fünf Minuten nach der Geburt auskultierbar ist?

! Für eine Pulmonal- oder Aortenstenose.

i *Stenosen der arteriellen Klappen verursachen bereits unmittelbar post partum ein Systolikum, da die Klappenenge sofort wirksam ist. Bei Shuntvitien dagegen tritt das Systolikum oft erst mit einer Verzögerung von einigen Tagen auf, weil der Kurzschluss erst nach Absinken des pulmonalarteriellen und rechtsventrikulären Druckes wirksam wird und das Systolikum verursacht.*

Frage 511

? Ein Neugeborenes entwickelt im Alter von 18 Stunden eine zunehmende Zyanose. Sie auskultieren kein Herzgeräusch. Welche Verdachtsdiagnose können Sie stellen?

! Es könnte sich um eine Transposition der großen Arterien handeln.

i *Bei einer kompletten Transposition der großen Arterien (d-TGA) liegt typischerweise eine Zyanose ohne Herzgeräusch vor, weil keine intrakardialen Fehlbildungen bestehen. Wenn sich der Ductus Botalli schließt, wird die Zyanose deutlicher als bei offenem Ductus. Merke: Ein kräftiges zyanotisches Neugeborenes ohne Herzgeräusch hat eine Transposition.*

Frage 512

? Welche Konsequenzen ziehen Sie aus der Situation in Frage 511?

! Die Persistenz der fetalen Blutwege ist durch Offenhalten des Ductus arteriosus Botalli zu sichern. Dazu wird eine Infusion mit Alprostadil (Prostaglandin E1) in einer Startdosis von 0,05 – 1 µg/kg/h angelegt. Dann wird das Kind unverzüglich in ein Kinderherzzentrum zur weiteren Therapie verlegt.

i *Das Vorgehen ist angezeigt, weil eine Ballonatrioseptostomie per Herzkatheter die initiale Therapie bei der TGA ist.*

Frage 513

? Welche Operationsverfahren zur Korrektur der TGA kennen Sie?

! – Die arterielle Switch Operation besteht im Umsetzten der großen Arterien inklusive dem Koronararterientransfer. Sie wird innerhalb der ersten drei Lebenswochen durchgeführt.
– Die Vorhofumkehroperation nach Mustard oder Senning. Sie kann auch jenseits des Neugeborenenalters durchgeführt werden.

i *Die arterielle Switch-Operation ist der Vorhofumkehr vorzuziehen, weil sie eine „anatomische" Korrektur ist, deren Langzeitprognose günstiger zu stellen ist, als die der Vorhofumkehroperation nach Mustard oder Senning.*

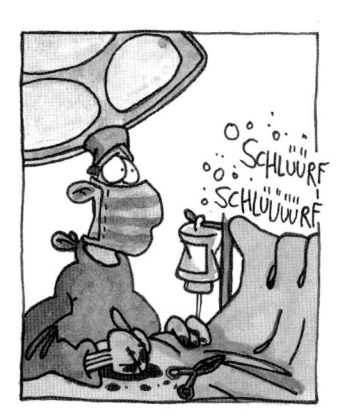

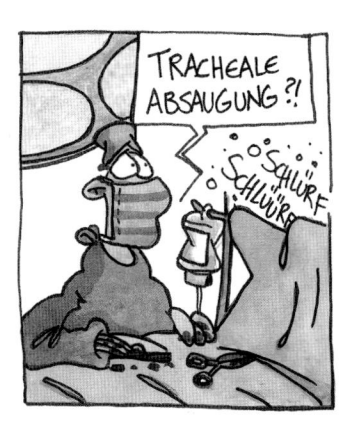

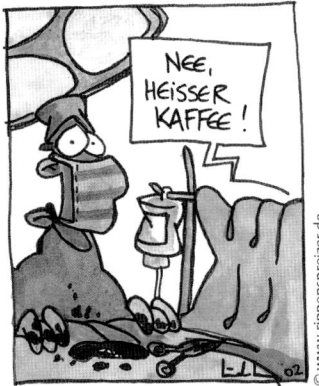

Frage 514

? Für welchen Herzfehler spricht das Röntgenthoraxbild (Abb. 13.3)?

! Für eine Fallot-Tetralogie.

i *Typisch sind die golfschlägerförmige Herzsilhouette und die verminderte Lungenzeichnung (Abb. 13.4).*

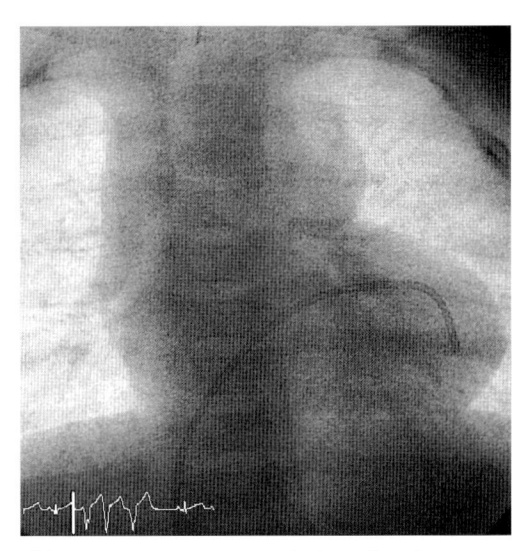

Abb. 13.**3** Frage: Röntgenaufnahme des Thorax

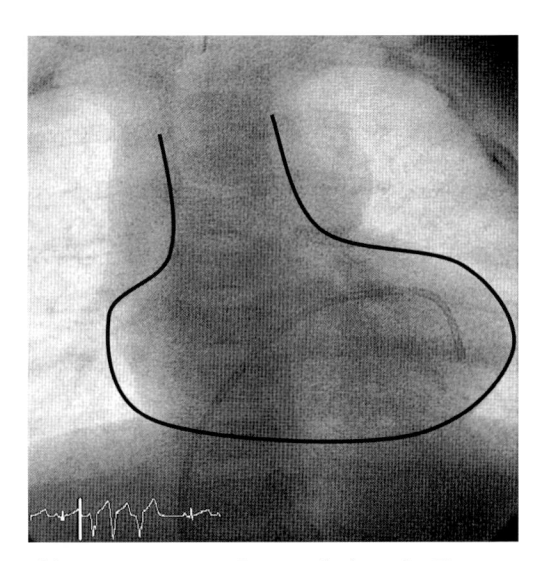

Abb. 13.**4** Antwort: Röntgenaufnahme des Thorax

Frage 515

? Was ist der häufigste zyanotische Herzfehler?

! Die Fallot-Tetralogie ist der häufigste zyanotische Herzfehler. Er macht etwa 10–15 % aller angeborenen Herzfehler aus.

i *Die Bezeichnung Fallot-Tetralogie geht auf den französischen Arzt A. Fallot zurück, der diesen Herzfehler im Jahr 1888 erstmals klinisch richtig diagnostizierte.*

Frage 516

? Welche morphologischen Kriterien gehören zu einer Fallot-Tetralogie?

! Ein Ventrikelseptumdefekt (VSD), eine „reitende Aorta", eine Pulmonalstenose und eine Hypertrophie des rechten Ventrikels.

i *Die Pulmonalstenose bei der Fallot-Tetralogie ist in der Regel dynamisch, weil sie auch durch die Hypertrophie der Muskulatur des Ausflusstraktes verursacht wird.*

Frage 517

? Wo entsteht das Systolikum bei einer Fallot-Tetralogie?

! Es entsteht an der Pulmonalstenose, weil Druckgleichheit in beiden Ventrikeln herrscht und der VSD deshalb akustisch stumm ist.

i *Durch die morphologische Besonderheit der „reitenden Aorta" ist der rechte Ventrikel direkt an die Aorta angeschlossen. Er wirft also das venöse Blut direkt in die Aorta aus, ohne dass es vorher über den VSD in den linken Ventrikel fließt. Durch die direkte Kommunikation von rechtem Ventrikel und Aorta muss der rechte Ventrikel den systemischen Blutdruck aufbringen. Deshalb herrscht bei der Fallot-Tetralogie Druckgleichheit zwischen rechtem und linkem Ventrikel, sodass der VSD akustisch nicht in Erscheinung tritt.*

Frage 518

? Durch welche typische Komplikation sind Kinder mit Fallot-Tetralogie gefährdet? Was sind die typischen Befunde?

! Die typische Komplikation der Fallot-Tetralogie ist der akute hypoxämische Anfall: Plötzliches Einsetzen von Zyanose und Dyspnoe, Änderung der Bewusstseinslage (von gesteigerter Erregbarkeit bis hin zur Synkope) und Abschwächung oder Verschwinden des systolischen Herzgeräusches.

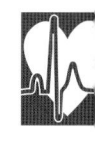

i Hypoxämische Anfälle entstehen durch eine nahezu komplette Abschnürung des rechtsventrikulären Infundibulums, sodass nur noch ein minimaler Blutauswurf in die Pulmonalarterie möglich ist und das systolische Herzgeräusch sehr leise wird oder ganz verschwindet. Merke: Die Fallot-Tetralogie ist umso schwerer, je kürzer und leiser das Systolikum ist.

Frage 519

? Wie ist die Therapie hypoxämischer Anfälle?

! Präklinisch kann rektal Diazepam verabreicht werden. Ansonsten wird Morphin (0,1 – 0,2 mg/kg KG) subkutan oder intravenös gegeben. Alternativ sind Propranolol (0,05 – 0,15 mg/kg KG langsam i. v.) oder Esmolol (0,5 mg/kg KG langsam i. v.) möglich.

i Hypoxämische Anfälle indizieren die Durchführung invasiver Therapiemaßnahmen (Operation, evtl. vorher Ballonvalvuloplastie, um Zeit zu gewinnen).

Herzrhythmusstörungen

Frage 520

? Wie lautet die Diagnose bei diesem EKG (Abb. 13.5)?

! Wolff-Parkinson-White-Syndrom (WPW-Syndrom).

i Ein von den o. a. Autoren beschriebenes EKG Syndrom, dessen typisches Bild durch die Erregungsleitung über eine paranodale Leitungsbahn (Kent-Bündel) verursacht wird. Die Kennzeichen sind verkürzte PQ-Zeit, Delta-Welle und verbreiterter QRS-Komplex.

Frage 521

? Befunden Sie die beiden EKG einer Patientin. Zur Zeit der Ableitung des ersten EKGs (Abb. 13.6) bestand Wohlbefinden. Beim zweiten EKG (Abb. 13.7) klagte sie über Übelkeit und Kurzatmigkeit.

! Es handelt sich um ein WPW-Syndrom im Sinusrhythmus (Wohlbefinden) und in einer Tachykardie (Unwohlsein).

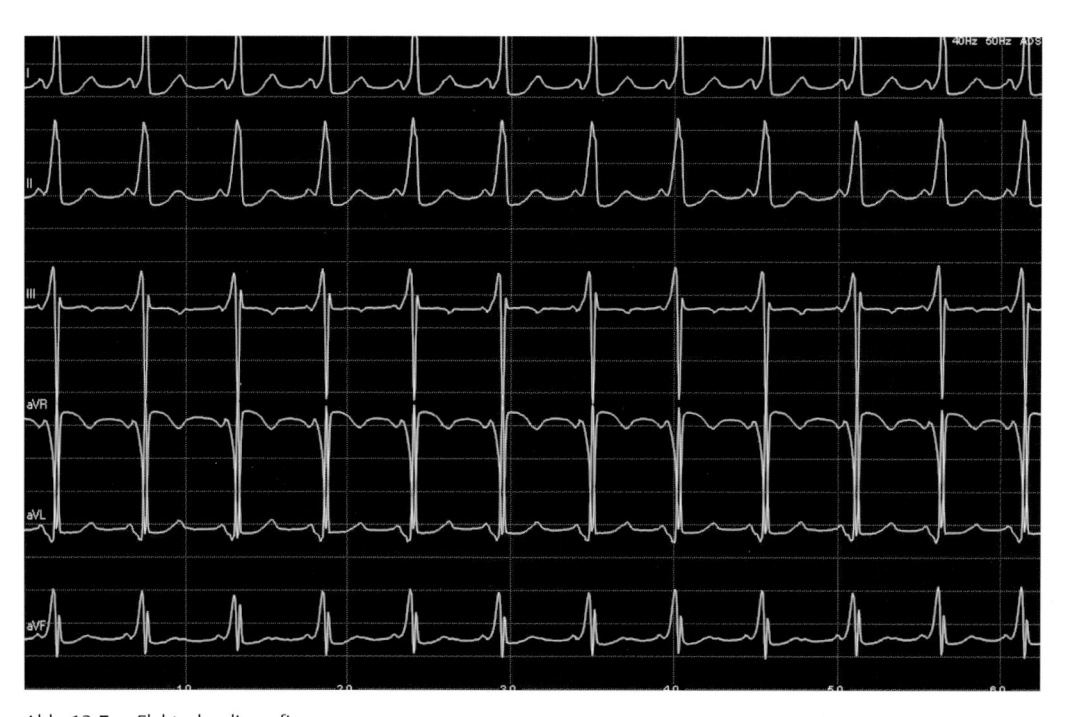

Abb. 13.5   Elektrokardiografie

i Die typische Komplikation des WPW-Syndroms ist die Neigung zu paroxysmalen supraventrikulären Tachykardien. Ausnahmsweise zeigt das tachykarde EKG bei dieser Patientin breite Kammerkomplexe. Normalerweise sind die Kammerkomplexer des WPW-Syndroms bei einer Tachykardie schmal (Abb. 13.8).

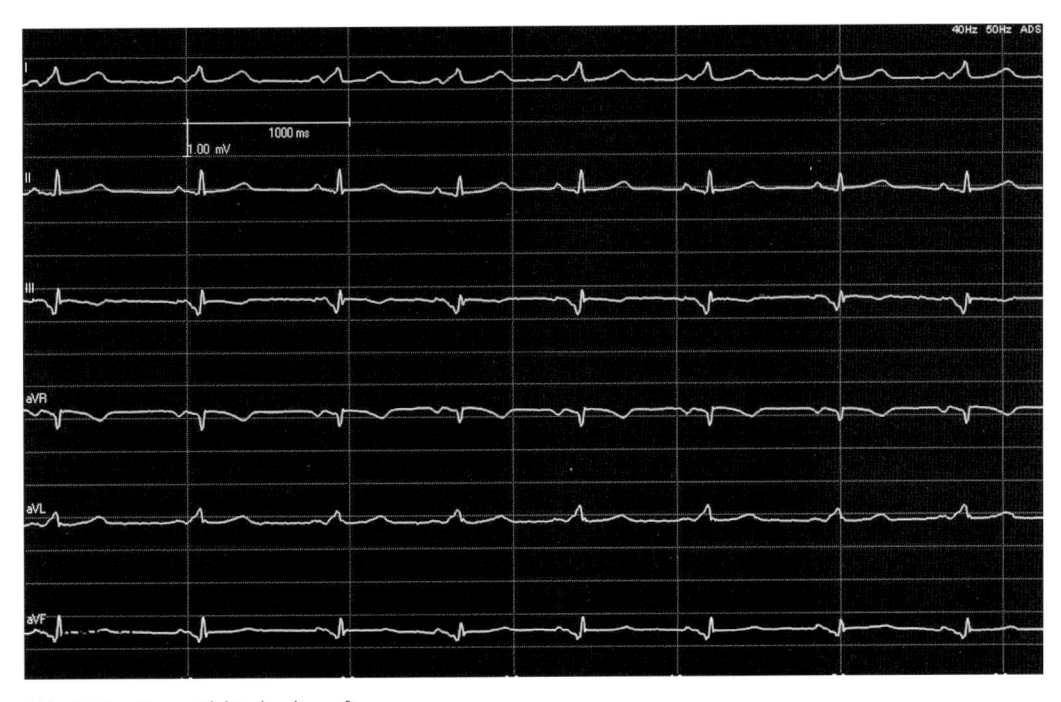

Abb. 13.**6**   Frage: Elektrokardiografie

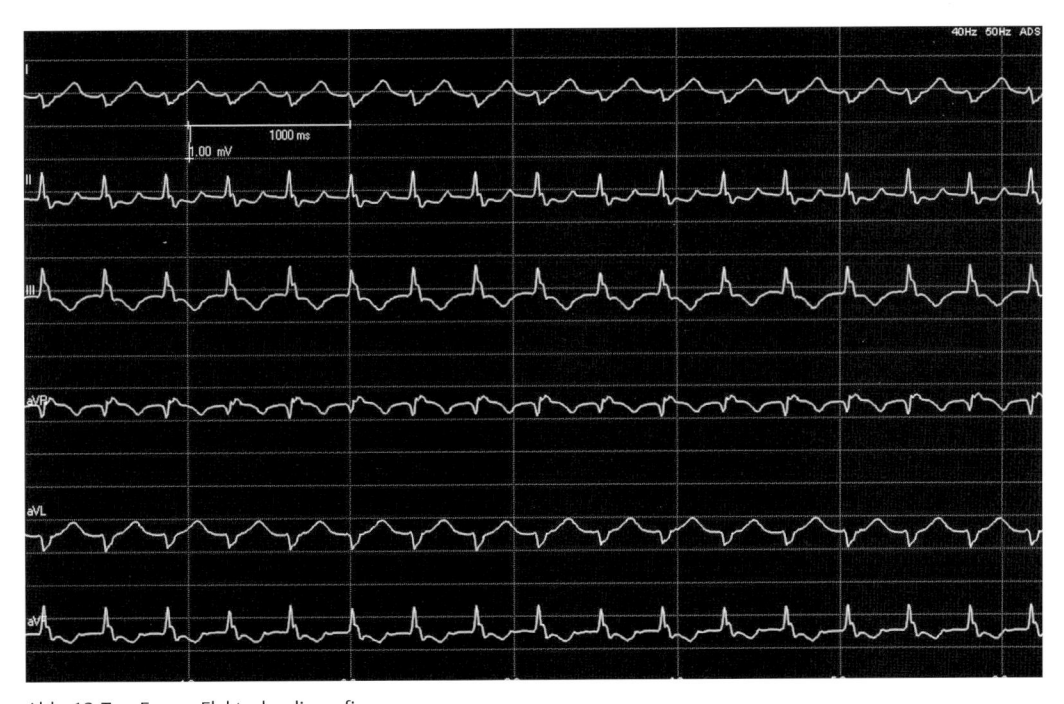

Abb. 13.**7**   Frage: Elektrokardiografie

WPW-Syndrom

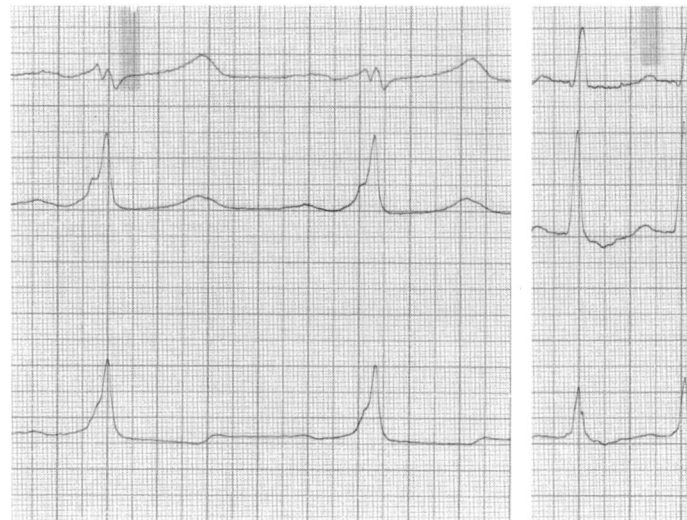

Sinusrhythmus Tachykardie

Abb. 13.**8** Antwort: EKG bei WPW-Syndrom

Frage 522

? Wie behandeln Sie die Tachykardie mit schmalen Kammerkomplexen in der in Frage 521 beschriebenen Situation?

! **Adenosin i. v. in einer Dosis von 0,05 – 0,3 mg/kg als Bolus.**

i *Adenosin ist das Mittel der ersten Wahl zur Terminierung einer Tachykardie mit schmalen Kammerkomplexen.*

Frage 523

? Welche Herzrhythmusstörung ist hier dargestellt (Abb. 13.**9**)?

! **Vorhofflattern mit unregelmäßiger Überleitung auf die Kammern.**

i *Das Vorhofflattern ist erkennbar an dem typischen „Sägezahnmuster". Die wechselnden Abstände zwischen den QRS-Komplexen entstehen durch die unregelmäßige Überleitung auf die Kammern.*

Frage 524

? Das EKG (Abb. 13.**10**) wurde am ersten Lebenstag eines Frühgeborenen der 30. SSW (KG 1445 g) abgeleitet, das mit einer Bradykardie von etwa 70/min auffiel. Welche Rhythmusstörung liegt vor (Schreibgeschwindigkeit 50 mm/s)?

! **Es liegt ein AV-Block 3. Grades vor.**

i *Die P-Wellen sind am besten in Ableitung II, III und aVF zu erkennen; die QRS-Komplexe in Ableitung I. Die P-Wellen und QRS-Komplexe treten vollkommen unabhängig voneinander auf.*

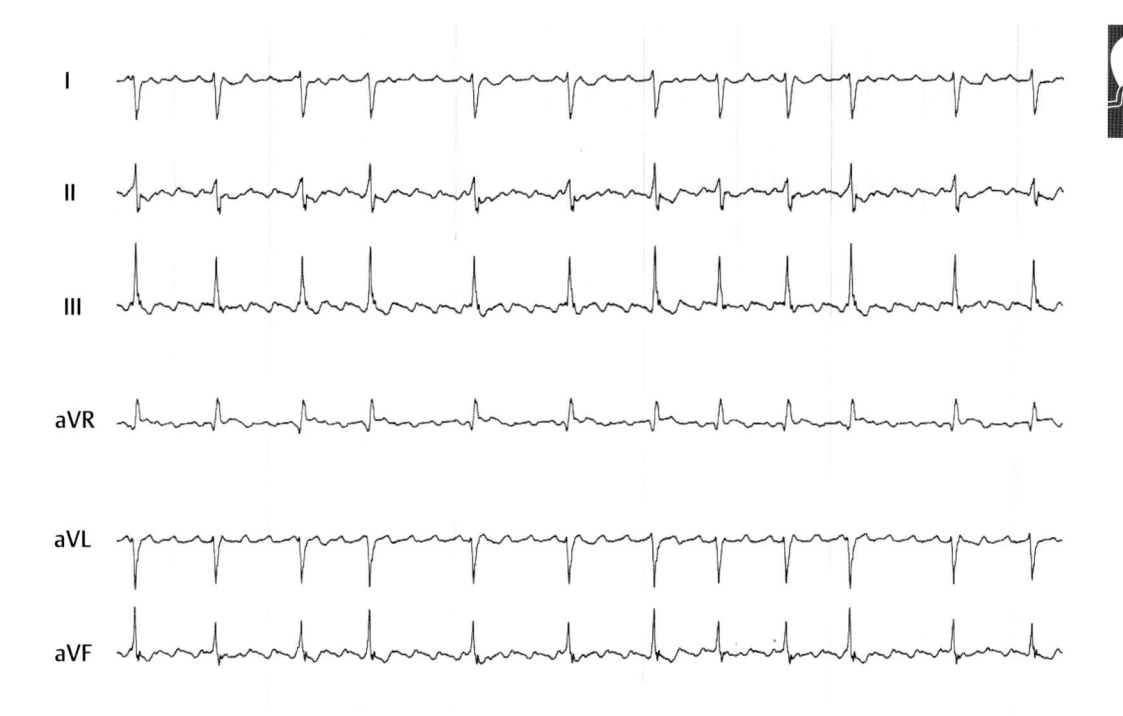

Abb. 13.9 Elektrokardiografie

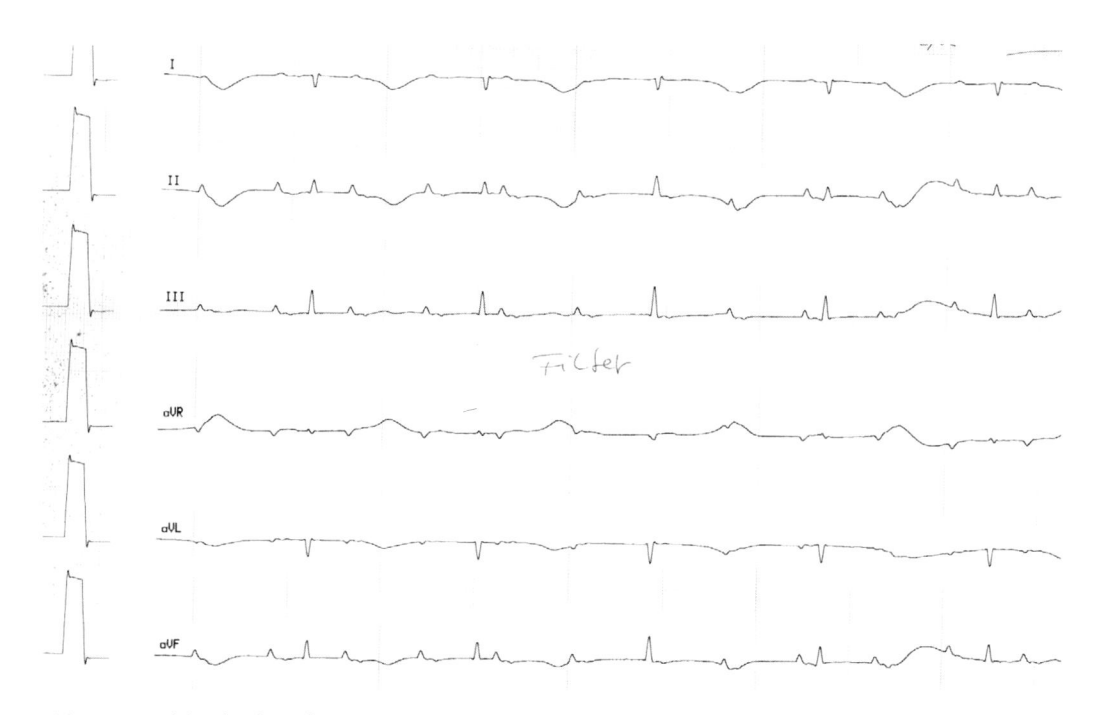

Abb. 13.10 Elektrokardiografie

Frage 525

? Was zeigt dieses EKG (Abb. 13.11)?

! Es zeigt eine ventrikuläre Extrasystole mit kompensatorischer Pause.

i Kennzeichnend für diesen Befund ist der vorzeitig einfallende deformierte und verbreiterte Kammerkomplex, dem keine Vorhofaktion vorausgeht. Im Anschluss an die Extrasystole entsteht eine Pause, weil eine Vorhofaktion nicht übergeleitet werden kann (Ventrikelmyokard refraktär), sodass die Überleitung einer Vorhofaktion ausfällt und erst die nächste P-Welle zu einer regulären Kammeraktion führt. Das Zeitintervall letzter präextrasystolischer Schlag bis erster postextrasystolischer Schlag entspricht deshalb genau zwei RR-Intervallen. Die postextrasystolische Pause kompensiert also die Unregelmäßigkeit durch die Extrasystole und heißt deshalb „kompensatorische Pause". Sie ist ein Charakteristikum ventrikulärer Extrasystolen.

Frage 526

? Was zeigt dieser Ausschnitt aus einem Langzeit-EKG (Abb. 13.12)?

! Er zeigt eine kurze Tachykardie mit schmalen Kammerkomplexen, wahrscheinlich eine supraventrikuläre Tachykardie.

i Supraventrikuläre Tachykardien zeigen typischerweise schmale Kammerkomplexe. Bei abnormen Leitungsverhältnissen (z. B. Schenkelblöcken) können sie aber auch breite Kammerkomplexe aufweisen.

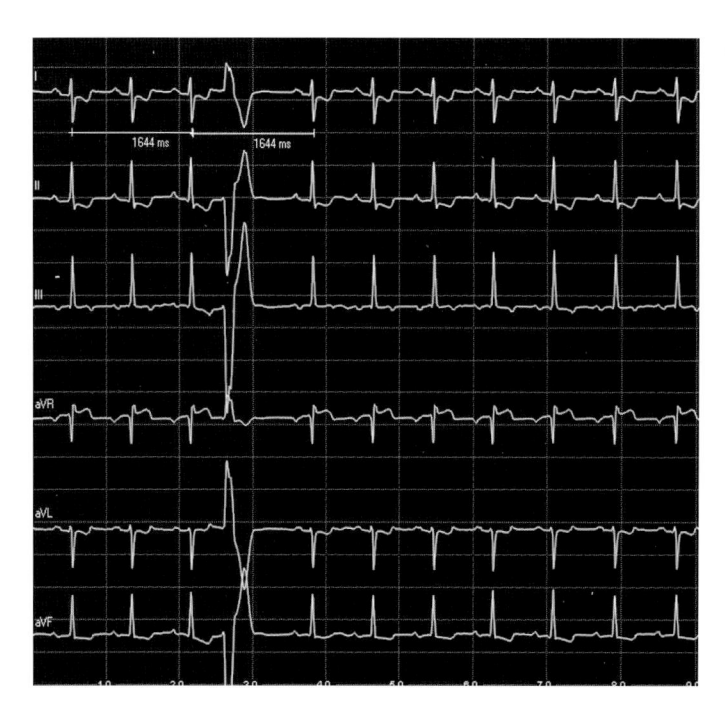

Abb. 13.11 Elektrokardiografie

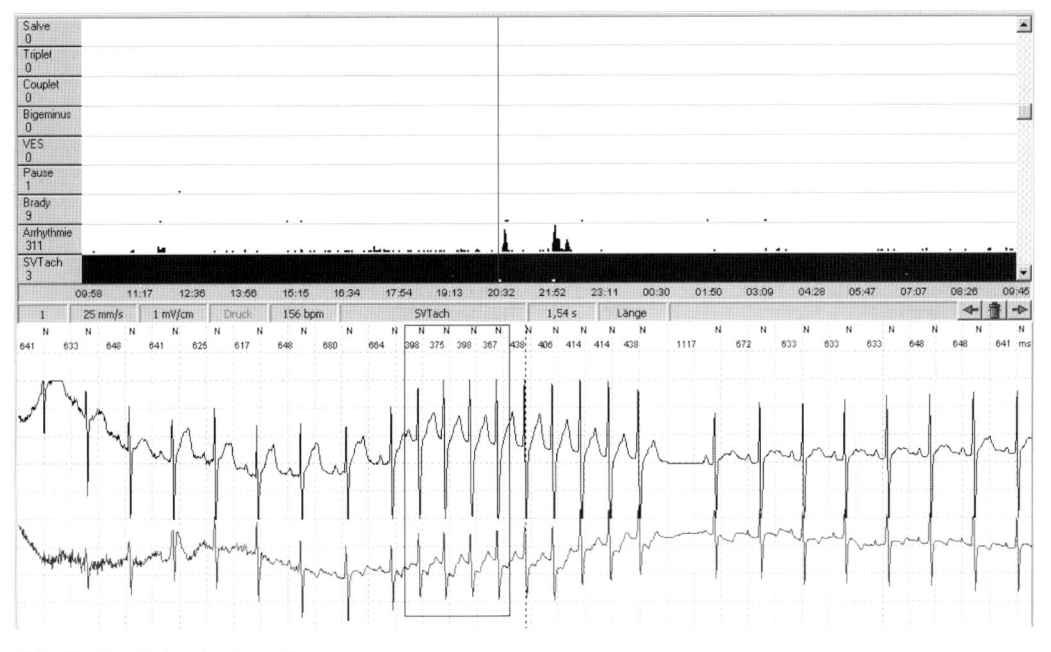

Abb. 13.**12** Elektrokardiografie

Pulmologie

Günter Mau

Physiologie und Pathophysiologie

Frage 527

? Wie wird die Atmung reguliert?

! Durch einen komplexen Regelkreis aus Chemo- und Mechanorezeptoren und Zentren in der Medulla oblongata.

i Die einzelnen Rezeptoren unterscheiden sich dabei stark in ihrer Empfindlichkeit, sodass der Ausfall einer Stellgröße nicht zwangsläufig komplett ersetzt werden kann.

Frage 528

? Welches ist der stärkste Reiz für das Atemzentrum?

! Ein Anstieg des $paCO_2$.

i Ein Abfall des paO_2 unter etwa 55 mmHg erhöht das Atemminutenvolumen ebenfalls, und zwar in Abhängigkeit von der CO_2-Sättigung. Bei einer chronischen Hyperkapnie ist diese Antwort unvollkommen, sodass die Patienten bei einem O_2-Abfall unter Umständen nicht adäquat reagieren.

Frage 529

? Welches Gas hat den größeren Diffusionskoeffizienten: O_2 oder CO_2?

! Die Diffusion von CO_2 ist deutlich größer.

i Daraus resultiert, dass ein noch normaler $paCO_2$-Wert eine Hypoxie nicht ausschließt.

Frage 530

? Woraus besteht das respiratorische Epithel?

! Aus Flimmerepithel und Becherzellen.

i Beide Anteile garantieren gemeinsam mit den eingelagerten Schleimdrüsen die Clearance-Funktion des bronchialen Systems.

Frage 531

? Was versteht man unter der Vitalkapazität?

! Die Luftmenge, die nach maximaler Inspiration ausgeatmet werden kann.

i Sie ist abhängig sowohl von der Qualität der Lunge als auch von der Kraft der Muskulatur.

Frage 532

? Was versteht man unter der Resistance?

! Den Widerstand der Atemwege.

i Eine Zunahme ist der entscheidende Faktor bei der Entstehung obstruktiver Atemwegserkrankungen.

Frage 533

? Wodurch sind restriktive Lungenerkrankungen charakterisiert?

! Durch den Verlust von Lungengewebe.

i Eine Erhöhung der Resistance gehört nicht zum Krankheitsbild. Allerdings finden sich im späten Verlauf einer Krankheit oft auch Mischbilder.

Frage 534

? Wie unterscheiden sich bei obstruktiven und restriktiven Lungenstörungen die Werte für die forcierte Vitalkapazität (Volumen-Zeit-Kurve)?

! Bei einer Obstruktion ist die Kurve länger und abgeflacht, das FEV_1 ist deutlich reduziert. Bei einer restriktiven Erkrankung ist die Volumenkurve insgesamt verkleinert, im Prinzip in ihrer Form aber nicht wesentlich verändert.

i Für weitere Analysen werden zusätzliche Werte für die Fluss-Volumen-Kurve benötigt.

Frage 535

? Welche einfache Untersuchungsmethode steht für die Verlaufskontrolle obstruktiver Erkrankungen zur Verfügung?

! Die Messung mit dem Peak-Flow-Meter.

i Sie misst die forcierte Exspiration. Der Wert der Methode liegt allerdings überwiegend in einer einfachen Verlaufskontrolle durch den Patienten selber.

Frage 536

? Welches ist das vorherrschende Immunglobulin der Bronchialschleimhaut?

! Sekretorisches IgA.

i Sekretorisches IgA bildet durch Bindung z. B. von viralem Antigen eine Barriere, ohne dass es zur Aktivierung typischer Entzündungskaskaden kommt.

Frage 537

? Welche Befunde sprechen für eine bakterielle Superinfektion bei einer Bronchitis?

! Zunehmender und persistierender eitriger Auswurf.

i Die meisten Bronchitiden sind primär viraler Genese. Auch dabei wird das Sputum nach dem Stadium catarrhale im Allgemeinen vorübergehend eitrig.

Therapie

Frage 538

? Was wäre die antibiotische Therapie der ersten Wahl, wenn bei einer Bronchitis der begründete Verdacht auf eine bakterielle Infektion besteht?

! Amoxicillin, orale Cephalosporine, Makrolide.

i Die am häufigsten beteiligten Keime sind Pneumokokken, Moraxella catarrhalis und Haemophilus influenzae.

Frage 539

? Wie zwingend ist die Gabe von Hustenmittel?

! Antitussiva können im Stadium catarrhale und vor allem nachts indiziert sein. Später ist eine ausreichende Flüssigkeitszufuhr am wichtigsten.

i Die Wirkung der verschiedenen Substanzgruppen ist begrenzt. Das gilt vor allem für Mukolytika und Expektoranzien.

Frage 540

? Bereits intrauterin werden bei einem Föten Lungenzysten nachgewiesen, die sich bis zur Geburt deutlich zurückbilden. Nach der Geburt bereiten diese Lungenzysten keine Probleme. Wie sollte man die Eltern zum weiteren Vorgehen beraten?

! Die Lungenzysten sollten operativ entfernt werden.

i Bei der kongenitalen zystisch-adenomatoiden Malformation bilden sich Lungenzysten häufig zurück. Da sie ein Risiko für eine spätere maligne Entartung bergen und auch Infektionen begünstigen können, sollten sie reseziert werden.

Bronchitis und Bronchiolitis

Frage 541

? Ein Kleinkind erkrankt mehrfach im Rahmen von Virusinfektionen mit einer obstruktiven Bronchitis. Ist sein Risiko, später ein Asthma zu entwickeln, zwangsläufig groß?

! Nein.

i Die meisten betroffenen Kleinkinder entwickeln später kein Asthma. Das Risiko hängt im Wesentlichen von der Atopieneigung ab.

Frage 542

? Woran muss unbedingt gedacht werden, wenn ein Kind häufig an rezidivierenden Bronchitiden ohne typische virale Symptome erkrankt?

! An Grundkrankheiten, wie Bronchusanomalien, Mukoviszidose, Immundefekte, aber auch Fremdköper.

i Da es sich insgesamt um seltene Ereignisse handelt, ist die Gefahr einer Verschleppung der Diagnose besonders groß.

Frage 543

? Was sollte eine solche Basisdiagnostik umfassen?

! Röntgenaufnahme des Thorax, Blutbild, Entzündungsparameter, Immunglobuline, Ausschluss einer Mukoviszidose.

i Wichtig ist vor allem eine genaue Anamnese (Familienanamnese, Beginn, Passivrauchen etc).

Frage 544

? Ein Jugendlicher erkrankt erst mit den Zeichen einer normalen Bronchitis, später mit therapieresistenten Hustenattacken, vor allem nachts. Woran muss man denken?

! An einen Keuchhusten.

i Der Impfschutz bei Pertussis hält nicht lebenslang, sodass Jugendliche und Erwachsene (Eltern) erkranken können und dann auch ansteckend sind. Es wird empfohlen, im Jugend- und jungen Erwachsenenalter eine Auffrischimpfung durchzuführen.

Frage 545

? Welcher Erreger ist meistens für eine Bronchiolitis verantwortlich?

! RSV (Respiratory-syncytial-Viren), aber auch andere Erkältungsviren wie Influenzaviren können das Krankheitsbild hervorrufen.

i Da der entscheidende prädisponierende Faktor die Enge der Bronchiolen ist, betrifft das Krankheitsbild vor allem Säuglinge und Kleinkinder. Das erklärt auch die begrenzte Wirkung von abschwellenden und antiobstrukiven Therapien.

Frage 546

? Was sind die wichtigsten Befunde dieses Röntgenbildes (Abb. 14.1).

! Tiefstehendes Zwerchfell, verdichtete und verbreiterte Hili mit peribronchialer Zeichnung, relative Strahlentransparenz beider Lungen.

i Das Röntgenbild ist typisch für eine Bronchiolitis, die bei dem Patienten auch klinisch vorlag.

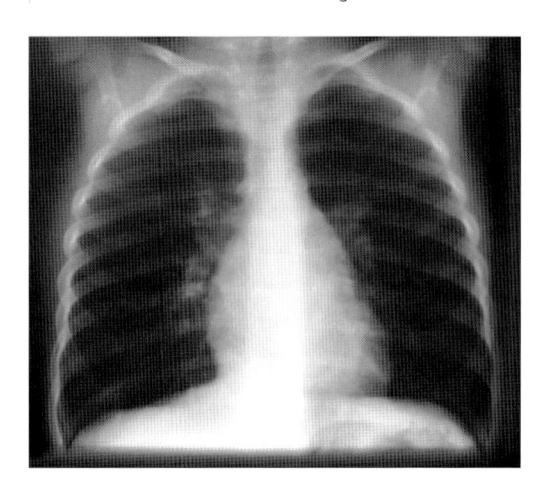

Abb. 14.**1** Röntgen-Thorax

Frage 547

? Welche Folgen hat eine durchgemachte Bronchiolitis bei vielen Kindern?

! Viele Patienten weisen für einen längeren Zeitraum eine bronchiale Hyperreagibilität auf.

i Die Kinder bedürfen dann bei späteren Bronchitiden einer antiobstruktiven Therapie.

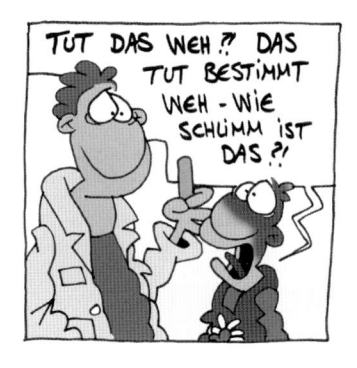

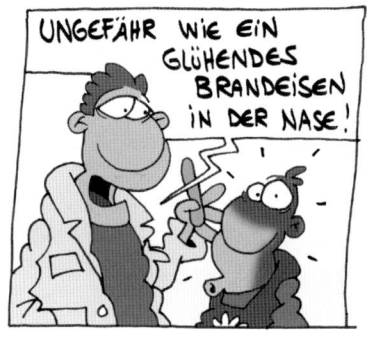

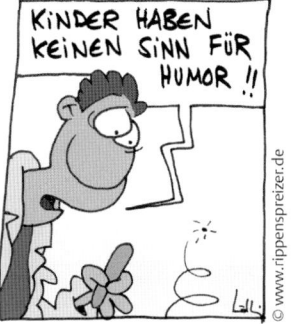

Infektiöse Lungenerkrankungen und Pneumonitiden

Frage 548

? Wie scharf sind die Grenzen zwischen einer Bronchitis und einer Bronchopneumonie?

! Sehr unscharf.

i Sowohl auskultatorisch als auch röntgenologisch bleibt die Zuordnung oft sehr willkürlich. Im Praxisalltag wird der Begriff der Lungenentzündung sicherlich zu großzügig benutzt.

Frage 549

? Wie unterscheiden sich eine Bronchopneumonie in Beginn und Verlauf von der Segment- oder Lobärpneumonie?

! Erstere findet sich als kanalikuläre Entzündung im Rahmen weitere Infektzeichen. Der Husten ist einer der Leitsymptome. Die Parenchymentzündung setzt abrupter ein, der Husten steht nicht im Vordergrund und ist nur anstoßend.

i Im Allgemeinen sind die Parenchymentzündungen wegen der ausgeprägten Entzündungskaskade klinisch schwerer.

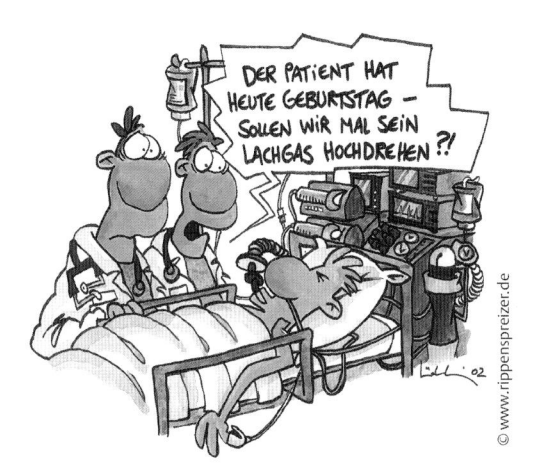

Frage 550

? Welches der beiden Röntgenbilder spricht eher für eine virale oder für eine bakterielle Genese (Abb. 14.2 a, Abb. 14.2 b)?

! Bild a spricht eher für eine virale, Bild b für eine bakterielle Genese.

i Der Thorax-Befund a zeigt eine bronchopulmonale, fleckige Zeichnung, das Bild b eine Lappenpneumonie. Natürlich kann es sich bei der Bronchopneumonie von Bild a auch um eine bakterielle Bronchopneumonie handeln. Die radiologischen Kriterien sind nicht sehr spezifisch.

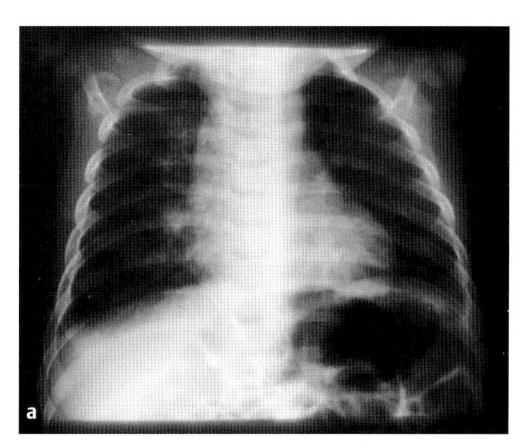

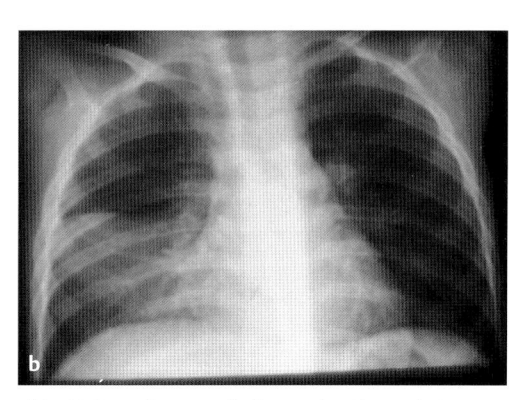

Abb. 14.2 Röntgenaufnahmen des Thorax bei Pneumonie

Frage 551

? Machen Segmentpneumonien immer eine auffälligen Auskultationsbefund (Abb. 14.3)?

! Nein.

i Oft klärt erst ein Röntgenbild die Ursache des hohen Fiebers. Daher lohnt es sich manchmal, bei mäßig ausgebildeten meningitischen Symptomen und hohem Fieber vor der Lumbalpunktion eine Röntgenaufnahme des Thorax anfertigen zu lassen. Das hier gezeigte Röntgenbild wurde von der Station zur „Fokussuche" bei einem fiebernden Kind mit hohen Entzündungsparametern gemacht. Auskultatorisch war eine Pneumonie nicht aufgefallen.

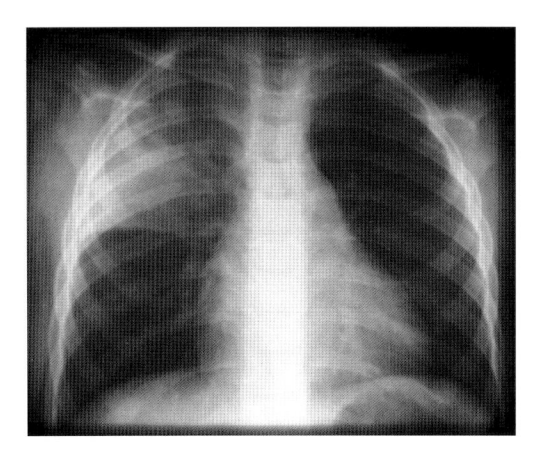

Abb. 14.**3** Röntgenaufnahme des Thorax

Frage 552

? Worauf ist dieser der Röntgenbefund verdächtig (Abb. 14.4)? Der Patient hat die klinischen Zeichen einer Bronchopneumonie bei sehr stark erhöhter BSG.

! Auf eine Mykoplasmenpneumonie.

i Der Befund weist eine zentrale, auch interstitielle, beidseitige Infiltration auf. Dieser Befund wäre für eine bakterielle Genese atypisch. Virusinfektionen können ähnliche Röntgenbefunde machen. Die sehr hohe Blutkörperchen-Senkungsgeschwindigkeit (durch Kälteagglutinine) weist zusätzlich auf Mykoplasmen hin.

Frage 553

? Ein Schulkind mit dem klinischen und auskultatorischen Befund einer Bronchopneumonie entfiebert unter einer adäquaten Cephalosporintherapie nicht. Woran ist zu denken?

! An eine Mykoplasmenpneumonie.

i Im Gegensatz zu Pneumokokken sind Mykoplasmen gegen Cephalosporine resistent. Ausgeprägt hohe BSG (Kälteagglutinine), typisches Röntgenbild und Serologie klären die Diagnose.

Frage 554

? Was ist das Besondere im Verlauf einer Staphylokokkenpneumonie im Kleinkindalter?

! Die Abszessbildung.

i Die Frage der chirurgischen Intervention ist kritisch zu stellen. Selbst größere Abszesse heilen bei Kleinkindern im Laufe der Zeit in der Regel aus.

Frage 555

? Wie sieht der typische Röntgenbefund einer primären Tuberkulose aus?

! Parenchyminfiltrat und zugehörige Lymphknotenvergrößerung.

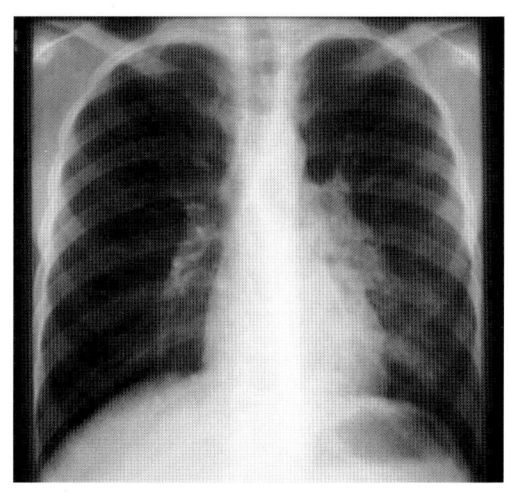

Abb. 14.**4** Röntgenaufnahme des Thorax

i *Das Parenchyminfiltrat ist oft nicht (mehr) nachweisbar und Lymphknotenvergrößerungen sind im Kindesalter häufig. Deswegen ist eine frische Infektion, z. B. im Rahmen einer potenziellen Ansteckung, röntgenologisch nicht sicher auszuschließen. Erst die Verlaufskontrolle mit einem Tuberkulinhauttest, eventuell Interferon-Gamma-Test und Röntgen-Kontrolle, ergeben oft erst Sicherheit.*

Frage 556

? Welche pulmonalen Infektionen treten charakteristischerweise bei Patienten mit einer HIV-Infektion auf?

! Infektionen mit Pneumocystis jiroveci, Mykobacterium tuberculosis und atypischen Mykobakterien.

i *Bei Patienten mit entsprechendem Risiko (angeborene oder erworbene T-Zell-Defekte) sollte eine Prophylaxe der Pneumocystis-Infektion mit Trimethoprim-Sulfamethoxazol durchgeführt werden. Bei Verdacht auf eine Pneumocystis-Infektion, die sich mit einer interstitiellen Pneumonie äußert, kann die Diagnose durch Bronchiallavage gestellt werden.*

Frage 557

? Warum sollte bei Ingestion mit Lampenöl kein Erbrechen ausgelöst werden?

! Schon kleine Aspirationsmengen können zu einer Pneumonie führen.

i *Dasselbe gilt für auch für andere organische Substanzen wie Lösungsmittel und Detergenzien, welche die Oberflächenspannung herabsetzen.*

Frage 558

? Warum sind Zimmerbrände unabhängig von der Gefahr eines Hitzeschadens so gefährlich?

! Wohnungsgegenstände enthalten im Plastikanteil Kohlenwasserstoffe, die zu einer gefährlichen Rauchvergiftung führen können. Außerdem droht auch eine CO-Vergiftung.

i *Kinder mit potenziellen Rauchvergiftungen sollten immer eine gewisse Zeit überwacht werden.*

Atelektasen, Pneumothorax und Pleuraerkrankungen

Frage 559

? Welche akute Gefahr besteht bei einer Fremdkörperaspiration?

! Durch den ganzen oder teilweisen Verschluss eines Bronchus kann es zur Atelektasenbildung oder bei einer Ventilfunktion zu einer Überblähung mit Mediastinalverschiebung kommen.

i *Die Perkussionsbefunde sind entsprechend unterschiedlich.*

Frage 560

? Bei einer Röntgenuntersuchung wegen des klinischen Bildes einer Bronchitis findet sich eine Verschattung im Bereich des Mittellappens. Handelt es sich zwangsläufig um eine Pneumonie?

! Nein, es kann sich ebenso gut um eine Atelektase durch den Verschluss eines Bronchus handeln.

i *Oft klärt erst der Verlauf die Diagnose, da sich das Röntgenbild bei einer Atelektase im Gegensatz zur Pneumonie schnell normalisiert.*

Frage 561

? Wann ist ein Spontanpneumothorax behandlungsbedürftig?

! Nur als Spannungspneumothorax mit Mittellinienverschiebung oder anderen nennenswerten klinischen Symptomen.

i *Das gilt nicht zwangsläufig im Rahmen einer intensivmedizinischen Behandlung. Bei einem typischen Spontanpneumothorax muss auch immer an mögliche Grundkrankheiten gedacht werden.*

Frage 562

? Ist das Verschwinden der atemabhängigen Schmerzen bei einer Pleuritis im Allgemeinen das Zeichen der Heilung?

! Nein, sondern ein Hinweis auf Bildung von intrapleuraler Flüssigkeit, sodass die Pleurablätter nicht mehr schmerzhaft gegeneinander reiben. Damit verschwindet auch der typische Auskultationsbefund.

i *Die Sonografie macht eine schnelle Klärung möglich.*

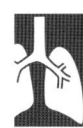

Asthma bronchiale

Frage 563

? Was liegt dem Asthma bronchiale pathologisch-anatomisch zu Grunde?

! Eine chronische Entzündung der Atemwege.

i Die Auslöser sind vielfältig. Im Vordergrund steht die Atopie mit ihren Folgen (Spätreaktion). Sie ist aber oft mit anderen Faktoren wie einer bronchialen Hyperreaktivität gekoppelt.

Frage 564

? Wie hoch ist das Risiko für die Entwicklung eines kindlichen Asthmas, wenn beide Elternteile an Asthma erkrankt sind?

! Etwa 80%.

i Familienuntersuchungen zeigen, dass für die Entstehung eines Asthmas zahlreiche Gene verantwortlich sind.

Frage 565

? Welches sind die drei Hauptsymptome von Asthma bronchiale?

! - auskultatorisch Giemen und Brummen
- bei Anstrengung Atemnot
- trockener Reizhusten, v. a. nachts

i Im Intervall können die Patienten weitgehend beschwerdefrei sein. Oft sind die Restsymptome nur bei forcierter Atmung festzustellen.

Frage 566

? Woran sollte sich eine adäquate Asthmatherapie orientieren?

! Am Stufenschema der entsprechenden Leitlinie.

i Stufe 1 erfordert in der Regel nur die aktuelle Intervention mit kurzwirkenden β_2-Mimetika. Ab Stufe 2, spätestens ab Stufe 3 sind inhalative Kortikosteroide in unterschiedlichen Dosierungen Grundlage der Behandlung. Dazu kommen abhängig von der Anamnese Medikamente wie Chromogene, Leukotrienantagonisten und lang wirkende β_2-Adrenergika. Theophylline sind in den Hintergrund getreten.

Frage 567

? Womit muss man bei der Langzeitgabe von inhalativen Kortikosteroiden rechnen?

! Mit Mund- und Rachensoor.

i Systemische Nebenwirkungen sind im Allgemeinen erst bei hohen Dosierungen zu erwarten, die allerdings nicht immer eine Verbesserung der Therapie erbringen. Rachensoor äußert sich oft nur durch Heiserkeit.

Frage 568

? Was ist beim akuten Asthmaanfall zu tun?

! Ausreichend dosierte, kurzfristig wiederholte Applikation von β_2-Mimetika, systemische Gabe von Kortikosteroiden, O_2-Gabe, Flüssigkeitszufuhr.

i Die früher üblichen intravenösen Theophyllingaben sind heutzutage wegen ihrer schmalen therapeutischen Breite weitgehend verlassen.

Frage 569

? Ein Schulkind mit einer längeren Asthmaanamnese klagt über retrosternale Schmerzen. Woran muss vor allem gedacht werden?

! An einen gastroösophagealen Reflux.

i Asthmatiker leiden in etwa zu 80% an einem Reflux, der sowohl Folge der Grundkrankheit als auch der Nebenwirkungen der Therapie (β_2-Mimetika, Theophyllin) ist.

Frage 570

? Wonach muss man bei einer exogen allergischen Alveolitis immer fragen?

! Ob im Haushalt oder der näheren Umgebung Vögel gehalten werden.

i Die Diagnose wird oft erst spät gestellt, da die initialen Symptome nicht spektakulär sind. Die notwendige Kortikosteroidtherapie muss ausreichend lang durchgeführt werden.

Mukoviszidose

Frage 571

? Was ist das pathogenetische Konzept bei der Mukoviszidose?

! Durch genetisch bedingte Störungen des Chloridkanals kommt es zur Eindickung des bronchialen Sekrets und damit zur Störung der mukoziliären Clearance und schließlich zur bakteriellen Besiedlung und chronischen Infektion.

i Inzwischen wurden zahlreiche Mutationen des CFTR-Gens nachgewiesen. Etwa 70 % der Patienten in Deutschland haben den gleichen Genotyp.

Frage 572

? Welche Befunde an den oberen Luftwegen finden sich häufig bei Mukoviszidose?

! Persistierende Pansinusitis, Nasenpolypen.

i Nasenpolypen können ein frühes Symptom einer Mukoviszidose sein.

Frage 573

? Welche Bakterien sind bei Mukoviszidose vorherrschend?

! Pseudomonaden und Staphylokokken.

i Bei erstmaligem Nachweis von Pseudomonas kann eine Eradikationstherapie für längere Zeit zu einer Keimzahlreduktion führen. Eine vollständige Eradikation gelingt so gut wie nie. Die Besiedlung mit dem Problemkeim P. cepacia ist besonders fatal. Da das Sputum von Mukoviszidose-Patienten im Allgemeinen große Mengen von Keimen enthält, sollten Patienten mit und ohne Pseudomonas-Besiedlung voneinander getrennt werden.

Frage 574

? Welche Bedeutung hat die zusätzliche Besiedlung mit Aspergillus fumigatus?

! Sie kann zur allergisch bronchopulmonalen Aspergillose führen.

i Wichtig ist Therapie mit Kortikosteroiden. Eine geeignete systemische antimykotische Therapie kann darüber hinaus durch Keimzahlreduktion zu einer Verbesserung der Symptomatik beitragen.

Frage 575

? Inwieweit ist die Zufuhr von ausreichenden Kalorien für den Mukoviszidose-Patienten so wichtig?

! Es hat sich gezeigt, dass Patienten mit einem höheren Körpergewicht und einem besseren Ernährungszustand auch eine bessere Prognose haben.

i Der hochkalorischen Ernährung stehen in der Praxis allerdings die pankreatischen und intestinalen Krankheitssymptome entgegen, sodass das Ziel oft nur schwer zu erreichen ist. Als hilfreich hat sich bei Problemfällen die nächtliche Sondierung von hochkalorischer Kost erwiesen, wenn auf regulärem Wege keine adäquate Gewichtszunahme zu erreichen ist.

Frage 576

? Beschreiben Sie die Reihenfolge der diagnostischen Schritte, um eine Mukoviszidose bei dringendem klinischen Verdacht zu diagnostizieren.

! Initial wird eine Iontophorese durchgeführt. Eine intestinale Beteiligung kann durch die Bestimmung der Pankreaselastase im Stuhl erfasst werden, einem Marker für eine exokrine Pankreasinsuffizienz. Die Bestätigung der Diagnose erfolgt meist genetisch durch Mutationsnachweis des CFTR-Gens. In unklaren Fällen kann die Untersuchung der elektrischen Potenziale der Nasenschleimhaut oder der aus einer Rektumbiopsie gewonnenen Schleimhaut zur Diagnosestellung beitragen.

i Bei dringendem klinischen Verdacht auf das Vorliegen einer Mukoviszidose sollte die Diagnostik in Abstimmung mit einem Mukoviszidose-Zentrum erfolgen. Ein normaler Schweißtest schließt eine Mukoviszidose nicht aus.

Frage 577

? An welche funktionelle Störung sollte man denken, wenn ein Situs inversus und rezidivierende pulmonale Infektionen vorliegen?

! An eine Ziliendyskinesie.

i Die Ziliendyskinesie sollte als Ursache rezidivierender Pneumonien in Erwägung gezogen werden, wenn eine Mukoviszidose ausgeschlossen wurde. Ein beträchtlicher Teil der Patienten mit Ziliendyskinesie weist einen Situs inversus auf.

Gastroenterologie

Hans-Georg Koch

Speiseröhrenerkrankungen

Frage 578

? Ein drei Monate alter, sich gut entwickelnder Säugling spuckt regelmäßig nach jeder Mahlzeit. Welches diagnostische und therapeutische Vorgehen sollte man vorschlagen?

! Wenn keine Zeichen einer Gedeihstörung oder Refluxösophagitis vorliegen, sind keine besonderen Maßnahmen erforderlich. Die Neigung zu rezidivierendem Spucken wird sich in den nächsten Wochen und Monaten sehr wahrscheinlich spontan zurück bilden.

i Die meisten Säuglinge leiden in den ersten Lebensmonaten unter rezidivierendem Spucken. Eine therapeutische Intervention ist nur selten erforderlich.

Frage 579

? Welche Symptome können bei Säuglingen auf eine gastroösophageale Refluxkrankheit hinweisen?

! Neben vermehrtem Spucken nach den Mahlzeiten auch Nahrungsverweigerung oder Schreien bei der Nahrungsaufnahme, eine Gedeihstörung und in ausgeprägteren Fällen Hämatinerbrechen, das dann sekundär zu einer Anämie führen kann. Daneben können sich respiratorische Symptome entwickeln, die von Hustenanfällen und Aspirationsfolgen über eine chronisch-obstruktive Bronchitis bis zu akuten Zyanoseattacken reichen. Auch neurologische Symptome, die an Krampfanfälle erinnern können, sind möglich.

i Die wichtigste diagnostische Maßnahme ist die Ösophagogastroduodenoskopie. Die 24-h-ph-Metrie kann besonders bei respiratorischer Symptomatik wertvolle Hinweise auf eine Pathologie liefern.

Frage 580

? Welche therapeutischen Ansätze stehen zur Behandlung einer Refluxerkrankung zur Verfügung?

! Bei kleinen Säuglingen Hochlagern, ggf. Andicken der Nahrung. Dann kann der Versuch einer kuhmilchproteinfreien Kost erwogen werden. In ausgeprägteren Fällen kann eine Behandlung mit einem Protonenpumpenblocker (z. B. Omeprazol) erfolgreich sein. Bei Therapieresistenz kann eine Antirefluxoperation erwogen werden.

i Die operative Revision wird in nur seltenen Fällen benötigt und sollte erst eingesetzt werden, wenn die Ineffektivität der konservativen Maßnahmen belegt ist.

Frage 581

? Welche Maßnahmen sind nach der Ingestion von Laugen erforderlich?

! Akut sollte der Mund mit Wasser gespült werden, auch Wasser trinken lassen, wenn möglich. Erbrechen sollte vermieden werden. Das Ausmaß der Verätzung sollte nach einigen Stunden endoskopisch untersucht werden. Leichte Verätzungen benötigen keine Therapie. In ausgeprägteren Fällen kann Nahrungskarenz, Kortikosteroidbehandlung, antibiotische Prophylaxe und Protonenpumpenhemmung erforderlich sein.

i Besonders Laugen können dramatische Verätzungen zur Folge haben. Ob Kortikosteroide einen positiven Einfluss haben, ist in Studien kaum belegt.

Frage 582

? Auf welche Erkrankung kann eine im jugendlichen Alter auftretende, zunehmende Dysphagie zunächst fester Kost, dann auch von Flüssigkeiten hinweisen?

! Auf eine Achalasie.

i Bei einer relevanten Dysphagie ist eine Röntgenkontrastaufnahme des Ösophagus (Kontrastbreischluck) indiziert, die eine charakteristische Auftreibung des Ösophagus zeigt. Differenzialdiagnostisch können Fremdkörper, Raumforderungen oder peptische Strikturen vorliegen.

Magenerkrankungen

Frage 583

? Welche Faktoren können zur Entstehung einer akuten Gastritis beitragen?

! Vor allem Infektionen mit Helicobacter pylori, Medikamente (z. B. nicht steroidale Antiphlogistika, Kortikosteroide) und Stress.

i Es sind auch autoimmunologische Erkrankungen bekannt bzw. ein Gastritis auf dem Boden eines Gallerefluxes. Die Infektion mit Helicobacter pylori ist weit verbreitet, führt bei Kindern aber in der Regel nur zu geringer Symptomatik.

Frage 584

? Welche diagnostischen Verfahren stehen zum Nachweis einer Infektion mit Helicobacter pylori zur Verfügung?

! Der 13C-Harnstoff-Atemtest, der Nachweis von Helicobacter-pylori-Antigen im Stuhl und die Ösophagogastroduodenoskopie.

i Bei klinischer Symptomatik ist eine Endoskopie essenziell. Mit diesem Verfahren kann sowohl das Ausmaß der Entzündung erfasst werden, als auch ein Keimnachweis erfolgen. Die nicht invasiven Verfahren (Atemtest, Stuhlprobe) sind weniger spezifisch und können nur der Orientierung dienen, wobei der Atemtest im Vergleich zur Stuhluntersuchung keinen nachweisbaren Vorteil bietet.

Frage 585

? Wann und wie erfolgt die Eradikationstherapie bei Infektion mit Helicobacter pylori?

! Eine medikamentöse Eradikationstherapie sollte nur erfolgen, wenn endoskopisch eine symptomatische Infektion nachgewiesen wurde. In diesen Fällen erfolgt für eine Woche eine Triple-Therapie mit Omeprazol, Amoxicillin und Clarithromycin. Der Erfolg der Therapie sollte sechs Wochen nach Therapieende überprüft werden, beispielsweise durch einen 13C-Atemtest.

i Bei Therapieversagern kann eine resistenzgerechte Therapie folgen, wobei z. B. Metronidazol zusätzlich eingesetzt werden kann.

Frage 586

? Wie sind die sonografischen Kriterien für eine infantile hypertrophe Pylorusstenose?

! Der Pylorus stellt sich wandverdickt (> 4 mm) mit einem Gesamtdurchmesser von > 13 mm und mit einem verlängerten Kanal dar (> 19 mm).

i Die Sonografie ist das wichtigste diagnostische Verfahren zum Nachweis einer hypertrophen Pylorusstenose. Im Vordergrund steht jedoch das klinische Bild mit dem charakteristischen schwallartigen Erbrechen und dem Nachweis von Magenresten.

Frage 587

? Was versteht man unter einem Dumping-Syndrom und warum kann dadurch eine Hypoglykämie ausgelöst werden?

! Eine pathologisch beschleunigte Magenentleerung, durch die zunächst eine Hyperglykämie auftreten kann. Diese führt zur vermehrten Insulinausschüttung, in deren Folge reaktiv eine Hypoglykämie auftritt.

i Die Ursachen für ein Dumping-Syndrom können vielfältig sein. Beobachtet wird es beispielsweise nach Fundoplikatio und Pyloroplastik.

Dünndarmerkrankungen

Frage 588

? Wie kann man klinisch eine osmotische von einer sekretorischen Diarrhö unterscheiden?

! Eine osmotische Diarrhö sistiert unter Nahrungskarenz, eine sekretorische Diarrhö nicht.

i Die osmotische Diarrhö kann durch eine eingeschränkte Verdauung (z. B. Disaccharidintoleranz) und eine eingeschränkte Resorptionsfläche (z. B. Kurzdarmsyndrom, Zottenatrophie bei Zöliakie) ausgelöst werden. Die vermehrte Sekretion kann durch toxische Substanzen, Metaboliten oder Neurotransmitter ausgelöst werden, wobei zahlenmäßig Infektionen die größte Rolle spielen.

Frage 589

? Welche Rolle spielt heute die „Teepause" oder eine „fettarme Diät" nach einer akuten Gastroenteritis?

! Nach einer akuten Gastroenteritis wird heute ein zügiger Nahrungsaufbau mit normalen Nahrungsmitteln empfohlen.

i Die früher übliche „Teepause" oder eine „fettarme Diät" haben ebenso wie „Heilnahrungen" keine Bedeutung mehr in den aktuellen Konzepten der Realimentation und müssen als obsolet betrachtet werden. Sie verzögern den Heilungsprozess eher, als ihn zu beschleunigen.

Frage 590

? Warum ist es riskant, die Elektrolyte bei einer hypertonen Dehydratation zu schnell zu normalisieren?

! Es besteht dann das Risiko eines Hirnödems.

i Je höher die Natriumkonzentration im Serum ist, desto langsamer sollte die Normalisierung erfolgen.

Frage 591

? Wie sollte man bei der Rehydrierung eines Säuglings mit einer Dehydratation im Rahmen einer akuten Gastroenteritis vorgehen?

! Zunächst muss das Ausmaß der Dehydratation abgeschätzt werden. Bei einer leichten oder mäßiggradigen Dehydratation (bis 9% des Körpergewichts) ist eine orale Rehydrierung anzustreben, bei einer schweren Dehydratation oder anhaltendem Erbrechen eine intravenöse Rehydrierung.

i Es hat sich gezeigt, dass die orale Rehydrierung sicherer und in ihrer Effizienz der intravenösen gleichzusetzen ist. Angewandt werden sollten standardisierte Lösungen, die den Vorgaben der ESPGHAN entsprechen.

Frage 592

? Welche Lösungen werden initial zur intravenösen Rehydrierung eingesetzt?

! Physiologische Kochsalzlösung oder Ringer-Laktat.

i In der ersten Stunde sollte eine Volumensubstitution mit den genannten Lösungen erfolgen, danach kann auf Teil-Elektrolytlösungen mit Glukose übergegangen werden. Eine Kaliumsubstitution sollte erst nach sicherem Einsetzen der Diurese erfolgen.

Frage 593

? Eine Mutter hat eine Laktoseintoleranz, die im Erwachsenenalter diagnostiziert wurde. Sie vermutet bei ihrem kleinen Säugling ebenfalls eine Laktoseintoleranz als Ursache für Drei-Monats-Koliken. Ist dieser kausale Zusammenhang nachvollziehbar?

! Nein.

i Ein hereditärer Laktasemangel ist sehr selten und führt schon frühzeitig nach der Geburt bei Ernährung mit Milch zu schweren osmotischen Durchfällen. Eine reduzierte Laktaseaktivität, wie sie bei der Mutter vermutet werden kann, ist ein Phänomen, das erst jenseits der Säuglingsperiode beobachtet wird.

Frage 594

? Wie stellt man die Diagnose einer Fruktosemalabsorption?

! Durch die Anamnese mit Beschwerden nach Fruktose-Aufnahme, wobei meistens Apfelsaft eine Rolle spielt. Die Bestätigung erfolgt durch einen H_2-Atemtest.

i Allein die Elimination aus der Ernährung zeigt schon, ob eine Fruktosemalabsorption vorliegt. Der H_2-Atemtest kann als Beweis dienen, wird jedoch bei mäßiger Spezifität häufig überbewertet.

Frage 595

? Was versteht man unter einem postenteritischen Syndrom?

! Anhaltende Durchfälle, die nach Abklingen eines Darminfektes noch über mehrere Wochen persistieren bzw. rezidivieren.

i In der Regel sind keine besonderen Maßnahmen erforderlich. In problematischen Fällen kann eine Ernährung mit einer laktose- oder kuhmilchproteinfreien Diät bzw. eine Aminosäurenhydrolysat-Formelnahrung eine Verbesserung erbringen. Günstig ist eine Muttermilchernährung. Fruktosehaltige Nahrungsmittel sollten eingeschränkt gegeben werden.

Frage 596

? Welcher serologische Test gilt heute als Standard in der Diagnostik der Zöliakie?

! Der Nachweis von Transglutaminase-IgA-Antikörper.

i Dieser Test hat eine hohe Sensitivität und Spezifität und ersetzt den früher üblichen Nachweis von Endomysium-Antikörpern. Beachtet werden sollte, dass ein IgA-Mangel ausgeschlossen werden muss.

Frage 597

? Durch welches Verfahren wird die Diagnose Zöliakie gestellt?

! Die Histologie der Darmschleimhaut ist immer noch die wichtigste Methode, um eine Zöliakie zu diagnostizieren.

i Im positiven Fall finden sich eine Zottenatrophie sowie eine Kryptenhyperplasie und Infiltration mit Lymphozyten. Die Klassifizierung erfolgt nach Kriterien, die von Marsh erstellt wurden. Da bei Diagnosestellung in der Regel eine lebenslange Diät indiziert ist, sollte vor Einführung einer Diät unbedingt eine adäquate Diagnostik erfolgen, die eine endoskopische Gewinnung einer Dünndarmbiopsie beinhaltet.

Frage 598

? Mit welcher Symptomatik äußert sich eine Zöliakie?

! Im klassischen Fall bei Kleinkindern durch Gedeihstörung, Durchfälle, ausladendes Abdomen. Größere Kinder und Jugendliche haben sehr uncharakteristische Symptome, die sich mit Bauchschmerzen, Obstipation, rezidivierenden Infekten, Aphthen der Mundschleimhaut, Hautveränderungen etc und auch in einem Wachstumsrückstand äußern können.

i Da die Zöliakie wesentlich häufiger ist, als man noch vor einigen Jahren vermutete, und sich in den meisten Fällen nicht mit der klassischen Form manifestiert, sollte man die serologische Diagnostik gerade bei uncharakteristischen abdominellen Beschwerden durchführen, um die Patienten einer gezielten Therapie zuführen zu können. Zur Bestätigung der Diagnose ist aber immer die histologische Untersuchung der Darmschleimhaut erforderlich.

Frage 599

? Welches sind die häufigsten Ursachen für ein Kurzdarmsyndrom und welche Risiken ergeben sich für die körperliche Entwicklung?

! Meistens ist das Kurzdarmsyndrom das Ergebnis einer Darmresektion aufgrund eines akuten Ereignisses (z. B. nekrotisierende Enterokolitis, Volvulus, Mesenterialgefäßthrombose, Mekoniumileus). Als Risiko ergeben sich in erster Linie Mangelversorgung, Malabsorptionssyndrome und Durchfälle. Bei totaler parenteraler Ernährung besteht auch das Risiko einer Cholestase.

i Man sollte immer zumindest eine teilparenterale Ernährung anstreben, um dem Risiko einer Cholestase entgegen zu wirken. Darüber hinaus wirkt sie positiv auf die Restdarmfunktion.

Frage 600

? Mit welcher Ernährungsproblematik muss man rechnen, wenn das terminale Ileum vollständig entfernt werden musste?

! Mit einem Vitamin-B_{12}-Mangel, einer eingeschränkten Resorption fettlöslicher Vitamine und Diarrhö.

i Vitamin B_{12} und Gallensäuren werden im terminalen Ileum resorbiert. Da die Resorption fettlöslicher Vitamine mit der Resorption von Gallensäuren assoziiert ist, erklärt sich eine entsprechende Mangelsituation. Diese ist ausgeprägter, wenn eine chologene Diarrhö vorliegt. Der Verlust der Bauhin-Klappe kann eine bakterielle Übersiedelung verursachen, die zu weiteren Problemen führt.

Frage 601

? Bei einem Kleinkind treten plötzlich heftige Bauchschmerzen auf, die sich innerhalb kurzer Zeit mehrfach wiederholen. Dabei zieht das Kind die Beine an und wird blass. An welche Diagnose denken Sie?

! An eine Invagination.

i Alter und Symptomatik sind typisch für diese in der Pädiatrie nicht seltene Diagnose. Es handelt sich um eine Einstülpung von proximalen Darmanteilen in die weiter distal gelegenen. Die häufigste Form ist die ileozökale Lokalisation.

Frage 602

? Wie kann man die Verdachtsdiagnose abklären?

! Führend ist die Sonografie mit Nachweis einer typischen Kokardenstruktur im Querschnitt des Darmes.

i Der Palpationsbefund kann sehr unterschiedlich sein. Gelegentlich ist eine Walze zu tasten. Es sollte jedoch unbedingt zügig eine Sonografie durchgeführt werden. Bei nicht zu lange bestehender Symptomatik ist eine Desinvagination mithilfe Hydrostase unter Sonografiekontrolle erfolgversprechend.

Frage 603

? Was versteht man unter einer Toddler-Diarrhö?

! Chronischen Durchfall eines Kleinkindes bei gutem Gedeihen und Fehlen sonstiger Krankheitssymptome.

i Ursache sind sowohl schwer aufspaltbare Nahrungsmittel wie Rohkost (bei geringer Kauleistung), sowie hohe Trinkmengen, vor allem von Fruchtsäften mit schwer aufspaltbaren Zuckern. Pürieren der Nahrung bzw. Reduktion der Trinkmenge führt schnell zur Besserung. Es ist mit Abstand die häufigste Ursache einer chronischen Diarrhö.

Frage 604

? An welche enteralen Erkrankungen muss bei einer Wachstumsretardierung mit Perzentilenflucht unbedingt gedacht werden?

! An eine Zöliakie und einen Morbus Crohn.

i Zur Klärung eines Kleinwuchses gehört deswegen neben den endokrinologischen Untersuchungen unbedingt auch die entsprechende Diagnostik. Beide Krankheitsbilder können oligosymptomatisch verlaufen. Umgekehrt gehört zur kompletten Diagnostik von chronischen enteralen Erkrankungen die Bestimmung des Knochenalters.

Chronisch-entzündliche Darmerkrankungen

Frage 605

? In welchen Abschnitten des Gastrointestinaltraktes sind bei einem Morbus Crohn am häufigsten entzündliche Veränderungen zu finden?

! Im terminalen Ileum und proximalen Kolon.

i Neben dieser typischen Lokalisation können auch alle anderen Abschnitte des Gastrointestinaltraktes betroffen sein, was entsprechend unterschiedliche Symptome zur Folge hat. Während eine Entzündung im terminalen Ileum zu Bauchschmerzen, wechselnden Stühlen, Gewichtsabnahme und Anämie führt, äußert sich ein Befall des Ösophagus eher durch Dysphagie und retrosternale Schmerzen.

Frage 606

? Kann ein Morbus Crohn auch extraintestinale Manifestationen zeigen?

! Ja. Ein relativ großer Teil der Patienten weist extraintestinale Symptome auf, die den intestinalen Symptomen sogar um Jahre voraus gehen können.

i An den Schleimhäuten des Mundes kann eine aphthöse Stomatitis oder eine Cheilitis auftreten, an der Haut ein Erythema nodosum oder ein Pyoderma gangraenosum. Andere Symptome wie Uveitis oder Arthritis erinnern an Erkrankungen aus dem rheumatischen Formenkreis. In der Leber wird eine primär sklerosierende Cholangitis beobachtet. Fisteln zu den ableitenden Harnwegen können zu ernsthaften Beschwerden führen.

Frage 607

? Welche Diagnostik sollte man bei Verdacht auf einen Morbus Crohn durchführen?

!
- Im Blut Entzündungsparameter, Parameter des Eisenstoffwechsels, Vitamin B_{12}, Folsäure, Magnesium, Zink, um eine Mangelsituation zu erkennen
- Im Stuhl Calprotektin und Laktoferrin als Entzündungsparameter
- Als bildgebende Verfahren Sonografie, ggf. auch Kernspintomografie. Unbedingt erforderlich ist eine Koloskopie unter Einschluss des terminalen Ileums sowie eine Ösophagogastroduodenoskopie mit Probengewinnung und histologischer Untersuchung.

i Aufgrund der sehr unterschiedlichen Lokalisationen ist eine möglichst umfassende Diagnostik erforderlich, um bei multisegmentaler Manifestation einen Überblick über das gesamte Entzündungsgeschehen zu erhalten. Problematisch können Manifestationen im Jejunum oder höherem Ileum sein, die klassisch endoskopisch nicht erreicht werden.

Frage 608

? Nach welchen Prinzipien kann man bei der Therapie des Morbus Crohn vorgehen?

! Bei Erstmanifestation steht die Remission der Entzündungsaktivität im Vordergrund. In der Regel wird hierfür initial mit Kortikosteroiden behandelt (z. B. Prednisolon), die innerhalb von wenigen Wochen ausgeschlichen und überlappend durch 5-Aminosalicylsäure fortgesetzt wird. Zusätzlich können Antibiotika (z. B. Metronidazol) sinnvoll sein. Einer Ernährungstherapie durch Hyperalimentation schreibt man positive Effekte zu. Die Therapie mit topischem Kortikosteroid (z. B. Budesonid) kann in einigen Fällen hilfreich sein.

i *Bei anhaltend erhöhten Entzündungsparametern und klinischer Symptomatik kann Azathioprin verwendet werden. Chirurgische Maßnahmen sollten wegen der hohen Komplikationsrate nur sehr begrenzt eingesetzt werden. In der Dauertherapie kann bei problematischen Verläufen Infliximab erfolgversprechend sein.*

Frage 609

? Bei erhöhten Entzündungszeichen im Blut und wechselnd blutigen Stühlen sollte man welche Diagnose in Erwägung ziehen?

! Eine chronisch entzündliche Darmerkrankung. Am ehesten könnte es sich um eine Colitis ulcerosa handeln. Allerdings kann ein Morbus Crohn eine ähnliche Symptomatik entwickeln.

i *Während die Colitis ulcerosa immer auf das Kolon beschränkt bleibt, kann der M. Crohn alle Anteile des Intestinaltrakts befallen. Eine histologische Untersuchung von Biopsien kann die Diagnose festigen (z. B. Granulome und transmurale Entzündung, insbesondere auch perianale Abszesse bei Morbus Crohn. Kryptenabszesse bei Colitis ulcerosa). Die BSG kann bei einer Colitis ulcerosa im Gegensatz zum Morbus Crohn auch nicht nennenswert erhöht sein.*

Frage 610

? Ein 14-jähriger Junge berichtet, dass er seit einigen Wochen wiederholt Blutauflagerungen auf dem Stuhl beobachtet. Die rektale Untersuchung ist unauffällig und ergibt keine Zeichen für Analrhagaden. Die Blutuntersuchung zeigt keine Hinweise auf eine Anämie, das CRP ist leicht erhöht. Welche Diagnose wird vermutet und wie ist das weitere Vorgehen?

! Es könnte sich um eine Colitis ulcerosa handeln. Sonografisch lassen sich gelegentlich verdickte Darmwände sehen. Zwingend erforderlich ist eine Koloskopie mit Probenentnahme.

i *Die Histologie bestätigt die Diagnose einer Colitis ulcerosa. Die Erkrankung kann sehr schleichend beginnen, ohne dass sich bereits Zeichen einer Anämie oder Entzündung zeigen. Um eine Remission zu erreichen, muss eine entzündungshemmende Therapie eingeleitet werden.*

Dickdarmerkrankungen

Frage 611

? Welchen Unterschied zwischen einem Morbus Hirschsprung und einer habituellen Obstipation findet man bei der körperlichen Untersuchung?

! In der Rektaluntersuchung findet sich bei der habituellen Obstipation eine gefüllte Ampulle, beim Morbus Hirschsprung eine leere.

i *Da beim Morbus Hirschsprung ein enges Segment vorliegt, ist die Ampulle leer.*

Frage 612

? Welche organischen Ursachen sollte man ausgeschlossen haben, bevor man an eine habituelle Obstipation denkt?

! Die wichtigsten sind Hypothyreose, Morbus Hirschsprung, Kuhmilchproteinintoleranz, Zöliakie, ektope Lokalisation des Anus, Innervationsstörungen der Defäkation sowie eine ernährungs- oder medikamenteninduzierte Obstipation.

i *Es ist wichtig, andere therapierbare Ursachen zu erkennen, bevor ein langfristiges Therapiekonzept der habituellen Obstipation begonnen wird.*

Frage 613

? Wie behandelt man eine habituelle Obstipation?

! Initial muss eine Darmentleerung mit Einläufen (Klysmen) erfolgen. Danach soll die Stuhlkonsistenz weich gehalten werden, z. B. mit Macrogol. Analfissuren sollen lokal mit Salben behandelt werden. Die Ernährung sollte bei ausreichender Flüssigkeitszufuhr ballaststoffreich sein. Man sollte einen regelmäßigen Stuhlgang in einer Frequenz von ein- bis zweitägig anstreben.

i *Unter diesem Regime, das für einige Monate konzipiert ist, erholt sich der Darm in der Regel, sodass die medikamentöse Behandlung reduziert werden kann. Bei konsequenter Anwendung ist die Prognose gut.*

Frage 614

? Wodurch unterscheidet sich der proximale (z. B. oberer Dünndarm) klinisch vom distalen (z. B. Kolon) Ileus?

! Durch den Zeitpunkt des Erbrechens.

i *Der tiefe Ileus führt in der Regel erst später zum Erbrechen, sodass der hohe Ileus sehr viel früher zum Notfall führt. Der distale Ileus ist mechanisch bedingt, der hohe sowohl mechanisch als auch paralytisch.*

Frage 615

? Ein Kleinkind erkrankt relativ akut mit blutigen Stühlen und abdominellen Koliken. Sonografisch zeigen sich verdickte Kolonwände. Die bakteriologische Untersuchung kann keine pathogenen Erreger im Ausstrich nachweisen, auch die virologische Untersuchung auf Rotaviren bleibt negativ. Zwei Wochen vor der Erkrankung lag eine Bronchopneumonie vor, die antibiotisch behandelt wurde. Welches Vorgehen ist ratsam?

! Es könnte sich um eine Infektion mit Clostridium difficile handeln. Diagnostisch ist der Nachweis von Clostridium-difficile-Toxin. Die Behandlung erfolgt mit Vancomycin oder Metronidazol.

i *Bei einer akuten Kolitis sollte man an Clostridium difficile denken. Diese Infektion wird durch eine vorausgegangene Antibiotikabehandlung begünstigt, die zu einer Keimselektion im Kolon führen kann. Unter adäquater Therapie heilt die Clostridium-difficile-Infektion aus.*

Frage 616

? Ein Kleinkind klagt über perianale Rötung und hat offensichtlich Juckreiz. Welche Diagnose ist möglich und wie ist das Vorgehen?

! Die Symptomatik spricht u. a. für eine perianale Streptokokkeninfektion („Analscharlach"). Ein Abstrich mit mikrobiologischem Nachweis von Streptokokken belegt die Diagnose. Indiziert und notwendig ist eine systemische antibiotische Therapie z. B. mit Penicillin oder einem Cephalosporin.

i *Die Erkrankung neigt zu Rezidiven, sodass ausreichend lange behandelt werden muss. Da meistens zunächst eine Fehleinschätzung als Mykose vorliegt, sollte eine auf Antimykotika refraktäre Symptomatik an eine Streptokokkeninfektion denken lassen. Weitere wichtige Differenzialdiagnosen sind Analekzem und Oxyuriasis.*

Frage 617

? Woran muss man bei einem kleineren Kind mit Analfissuren und -ekzem neben Erkrankungen auch denken?

! An sexuellen Missbrauch.

i *Insbesondere bei Jungen kann dies das einzige somatische Symptom sein.*

Leber- und Gallenerkrankungen

Frage 618

? Warum muss eine Cholestase im Neugeborenalter möglichst frühzeitig diagnostiziert werden?

! Eine Cholestase im Neugeborenalter ist immer ein ernst zu nehmendes Symptom, das auf eine schwerwiegende Lebererkrankung hinweist. Eine wesentliche Ursache der Cholestase im Neugeborenalter ist die extrahepatische Gallengangsatresie. Bei dieser Erkrankung sollte spätestens bis zur sechsten Lebenswoche eine Portoenterostomie nach Kasai durchgeführt werden.

i *Falls die Operation nach Kasai erst später als zur sechsten Lebenswoche durchgeführt wird, muss man von einer ausgeprägten Zirrhose ausgehen. Auch bei weniger dramatischen Erkrankungen ist das Erkennen einer Cholestase wichtig, da z. B. fettlösliche Vitamine substituiert werden müssen, um einem Vitaminmangelsyndrom (z. B. Rachitis, Gerinnungsstörung) vorzubeugen.*

Frage 619

? Mit welchen Laborparametern kann man eine Cholestase im Neugeborenalter erkennen?

! Bilirubin gesamt und direkt, Gamma-GT, Alkalische Phosphatase, Gallensäuren.

i *Die alkalische Phosphatase kann auch bei vermehrter Osteoblastenaktivität im Knochen erhöht sein, sodass ein erhöhter Wert nicht unbedingt für eine Cholestase spricht. In Zusammenschau mit den anderen Parametern ist es jedoch nicht schwierig eine signifikante Cholestase zu erkennen.*

Frage 620

? Ist ein Morbus Meulengracht eine Erkrankung?

! Nein. Es handelt sich lediglich um eine genetische Variante der Glukuronidyltransferase mit etwas niedrigerer Aktivität, sodass eine eingeschränkte Kapazität zur Glukuronidierung von Bilirubin vorliegt. Es kann sich ein Icterus prolongatus entwickeln und auch im späteren Leben kann, z. B. beim Fasten, eine leichte, signifikante Hyperbilirubinämie auftreten. Gesundheitliche Probleme ergeben sich hieraus nicht.

i *Bei einem ausgeprägteren Enzymdefekt kommt es zur indirekten Hyperbilirubinämie Crigler-Najar. Diese kann die Patienten erheblich beeinträchtigen und gefährden. In sehr schweren Fällen ist eine Lebertransplantation indiziert.*

Frage 621

? Mit welcher Symptomatik kann sich ein α_1-Antitrypsin-Mangel in der Neonatalperiode manifestieren?

! Mit einem Icterus prolongatus und einer Cholestase.

i *Bei manchen Mutationen (z. B. piZ) kommt es zur Fehlfaltung und Retention in den Leberzellen. Daraus resultiert eine Leberfunktionsstörung, die sich entweder wieder normalisieren kann oder zu einer progredienten Hepatopathie mit cholestatischer Komponente bis hin zur Leberzirrhose führt. Pulmonale Symptome werden nur ab dem Erwachsenenalter beobachtet.*

Frage 622

? Ein gut gediehener vier Monate alter Säugling fällt bei der Vorsorgeuntersuchung durch eine massive Hepatomegalie auf. Die Mutter berichtet, dass das Kind ständig Hunger habe und in zwei- bis dreistündigen Abständen gefüttert werden müsse. Welche Diagnose ist wahrscheinlich?

! Eine Glykogenspeicherkrankheit.

i *Die Notwendigkeit häufiger Mahlzeiten, das gute Gedeihen und die massive Hepatomegalie machen eine Speicherkrankheit im Sinne einer Glykogenose wahrscheinlich. Die häufigen Mahlzeiten lassen sich durch eine Hypoglykämieneigung erklären. Wahrscheinlich liegt eine Glykogenose Typ I vor (Morbus Gierke). Hinweisend für die Diagnose wären Hypoglykämie, Laktaterhöhung, Hyperlipidämie und Hyperurikämie. Bestätigt werden kann die Diagnose molekulargenetisch. Als seltene Unterform kann eine Glykogenose Typ Ib genannt werden. Hier liegt zusätzlich eine Neutropenie als diagnostischer Marker vor.*

Frage 623

? Welche Laborwertveränderungen sprechen für eine Autoimmunhepatitis?

! Die Erhöhung von Transaminasen und IgG im Serum sowie der Nachweis spezifischer Autoantikörper (z. B. ANA, SMA, LKM-1, AMA).

i *Die Klinik kann sehr unterschiedlich sein und reicht von lediglich erhöhten Transaminasen bis hin zu schwerwiegenden Hepatopathien. Da eine Autoimmunhepatitis fortschreitend zum Untergang von Leberzellen und damit zu einer progredienten Hepatopathie führt, ist eine Abklärung dringend angezeigt. Eine immunsuppressive Therapie ist indiziert. Persistierend erhöhte Transaminasen sollten immer zu einer entsprechenden Abklärung Anlass geben.*

Frage 624

? Im Rahmen einer routinemäßig durchgeführten Abdomen-Sonografie fällt ein etwa 10 × 5 mm großes Konkrement in der Gallenblase auf. Ansonsten sind Leber und Gallengänge sonografisch unauffällig. Wie lautet die Diagnose und welche Konsequenzen ergeben sich daraus?

! Es handelt sich um eine Cholezystolithiasis. Als therapeutischen Versuch kann man eine Behandlung mit Ursodesoxycholsäure durchführen, die erfolgreich sein kann, wenn die Gallensteine nicht röntgendicht sind. Ursächlich findet sich meist keine Klärung.

i *Es gibt gelegentlich eine familiäre Prädisposition für eine Cholezystolithiasis. Es muss unbedingt eine Untersuchung auf eine chronisch hämolytische Erkrankung (z. B. Sphärozytose) erfolgen. Solange einzelne Konkremente keine Beschwerden verursachen, ist keine operative (auch minimal chirurgische) Intervention indiziert.*

Pankreaserkrankungen

Frage 625

? Welcher Laborparameter lässt eine Aussage zum Vorliegen einer Störung der exokrinen Pankreasfunktion zu?

! Die Pankreas-Elastase im Stuhl.

i Erniedrigte Werte sprechen für eine eingeschränkte exokrine Pankreasfunktion. Bei durchfälligen Stühlen ist eine Aussage schwierig.

Frage 626

? Welcher Laborparameter erfasst eine Pankreatitis am besten?

! Die Lipase im Serum.

i Die Aktivität der Lipase im Blut korreliert relativ gut mit dem Ausmaß einer Pankreatitis. Keine wesentliche zusätzliche Information liefert die Bestimmung der Amylase, auf die im Zusammenhang einer Pankreatitis verzichtet werden kann.

Nephrologie und Urologie

Günter Mau

Angeborene Harnwegserkrankungen

Frage 627

? Bei einer Ultraschalluntersuchung findet sich einseitig eine sehr große Niere, die andere ist nicht aufzufinden. Wie lautet ist die wahrscheinlichste Diagnose?

! Einseitige Nierenagenesie.

i Wenn eine dystope, schwer aufzufindende und dabei funktionsfähige Niere vorhanden wäre, würde die andere nicht kompensatorisch hypertrophiert sein.

Frage 628

? Was versteht man unter einer Potter-Sequenz?

! Die Folge einer fehlenden intrauterinen Harnproduktion mit den Zeichen einer schweren Raummangelsituation während der Schwangerschaft.

i Die Kinder versterben überwiegend postpartal an ihrer Ateminsuffizienz aufgrund der schweren Thorax-und Lungenhypoplasie.

Frage 629

? Bei einem Patienten findet sich einseitig in loco typico keine Niere, die andere ist normal groß. Wo muss nach einer ektopen Niere gesucht werden?

! Vor allem im Beckenbereich.

i Neben Beckennieren muss man auch an gekreuzte Dystopien denken, d. h. dass die zweite Niere auf derselben Seite wie die erste liegt.

Frage 630

? Welche angeborene Harnabflussbehinderung ist die häufigste?

! Eine Ureterabgangsstenose.

i Bei sehr starker Ausprägung mit zystischer Aufblähung der Kelchhälse kann die Abgrenzung zur multizystischen Niere manchmal schwierig sein.

Frage 631

? Wie ist das Entscheidungskriterium für eine Operationsindikation bei einer Ureterabgangsstenose?

! Ausprägung im Ultraschall, vor allem aber das Ergebnis eines Diureserenogramms.

i Im Isotopennephrogramm sollte nach Furosemidgabe die Hälfte des Isotops nach 30 Minuten aus den ableitenden Harnwegen ausgewaschen sein. Man unterscheidet eine kompensierte von einer nicht kompensierten Obstruktion. Bei einer Dekompensation ist eine operative Entlastung indiziert.

Frage 632

? Wie ist die Operationsindikation bei einer Uretermündungsstenose mit mäßiger Hydronephrose und ausgeprägtem Hydroureter zu sehen?

! Zurückhaltend.

i Durch die Windkesselfunktion des Ureters ist der Druck auf das Nierenparenchym geringer als bei der Abgangsstenose. Außerdem gelingt es nur schwer, eine funktionell befriedigende Verkleinerungsplastik des Ureters zu erreichen.

Frage 633

? Welcher Nierenanteil ist bei Doppelanlage oft funktionsgemindert?

! Der obere.

i Bei funktionslosem oberen Anteil ist bei rezidivierenden Harnwegsinfektionen eine Heminephrektomie die beste Lösung.

Frage 634

? Ein Mädchen im Vorschulalter hat immer eine feuchte Unterhose. Bei der Inspektion zeigt sich ein chronisches perigenitales Ekzem. Woran ist zu denken?

! An einen dystop mündenden Ureter.

i Neben der sehr genauen Inspektion ist eine Sonografie zwingend, manchmal aber nicht ausreichend. Oft handelt es sich bei dystopen Ureteren um Doppelanlagen. Die feuchte Unterwäsche wird häufig als Harninkontinenz bzw. Enuresis diurna fehlgedeutet.

Frage 635

? Wie wird der vesikoureterale Reflux eingeteilt?

! In die Grade I bis V.

i Bei den niedrigen Stadien finden sich im Ultraschall normalerweise keine wegweisenden Veränderungen, bei den hochgradigen unabhängig von einer Refluxprüfung Auffälligkeiten wie Erweiterungen von Nierenbecken, sichtbarer Ureter und Narben. Die Gradeinteilung des VUR erfolgt anhand einer Miktionszysturethrografie.

Frage 636

? Wie ist die Prognose eines vesikoureteralen Refluxes?

! Die Stadien I bis II bilden sich in der Regel mit dem Wachstum spontan zurück. Die Stadien IV und V im Allgemeinen nicht.

i Die Frage nach der Notwendigkeit einer operativen Korrektur hängt deswegen sowohl von der Frequenz der Harnwegsinfektionen als auch von der Ausprägung des vesikoureteralen Refluxes ab.

Frage 637

? Was gefährdet die Nieren bei einem vesikoureteralen Reflux?

! Die Kombination von Infektion und aufsteigendem Druck auf das Nierengewebe.

i Vor allem im Säuglings- und Kleinkindesalter droht eine interstitielle Nephritis mit konsekutiver Narbenbildung. Es ist allerdings nicht ganz klar, inwieweit später sichtbare Narben nicht Folge von Schäden vor der Therapie sind.

Frage 638

? Zu welchem Krankheitsbild führt eine angeborene Urethralklappe?

! Zum Megazystis-Megaureter-Syndrom.

i Es handelt sich wegen der längerfristigen intrauterinen Vorgeschichte um eine erhebliche Nierenschädigung mit extremem Aufstau in der Blase, den Ureteren und des Nierenbeckens. Nach der Geburt ist eine schnelle Harnableitung zu schaffen. Betroffen sind ausschließlich männliche Individuen.

Frage 639

? Mit welcher Untersuchung lässt sich in Zweifelsfällen eine multizystische Niere sicher von einer zystisch imponierenden Hydronephrose abgrenzen?

! Mit dem Istopennephrogramm.

i Bei einer stummen, zystisch veränderten Niere besteht keine Notwendigkeit für eine sofortige Nephrektomie, sofern die Raumforderung nicht zu groß ist. Die meisten multizystischen Nieren werden mit der Zeit immer kleiner, allerdings muss auf einen gelegentlich vorkommenden Hypertonus geachtet werden.

Frage 640

? Was ist der Unterschied zwischen einer poly- und einer multizystischen Niere?

! Bei polyzystischen Nieren handelt es sich um vererbbare Krankheiten, eine multizystische Niere ist eine isolierte Hemmungsfehlbildung ohne Wiederholungsrisiko in der Familie.

i Die Differenzialdiagnose beruht auf der Symmetrie bei polyzystischen Nieren. Allerdings finden sich bei Patienten mit multizystischen Nieren oft auch auf der kontralateralen Seite Veränderungen am Nierenbecken.

Nierenerkrankungen

Frage 641

? Worauf beruht die Klinik des typischen nephrotischen Syndroms?

! Der Eiweißverlust führt zu einem Abfall des onkotischen Drucks, der wiederum zu Ödemen führt.

i Die Ödeme sind anfänglich versteckt. Bei Diagnosestellung ist der Eiweißverlust im Allgemeinen schon gravierend.

Frage 642

? Was versteht man unter einer Minimal-Change-Nephrose?

! Morphologisch finden sich nur minimale Veränderungen am Glomerulum, die zu einer selektiven Durchlässigkeit für kleinmolekulare Eiweiße führen.

i Zu dieser Gruppe gehören etwa 85 % aller Nephrosen. Der Rest verteilt sich auf nephrotische Syndrome im Rahmen komplexer Nierenerkrankungen.

Frage 643

? Wie sieht die Eiweißelektrophorese bei einer Minimal-Change-Nephrose aus?

! Niedriges Albumin und hoher Peak für großmolekulare Eiweiße, z. B. α_2-Globulin.

i Auf dem Gipfel der Erkrankung werden große Albuminmengen ausgeschieden (> 300 mg/dl Urin).

Frage 644

? Welcher Keim bedroht Patienten mit einer Nephrose besonders?

! Streptococcus pneumoniae.

i Vor allem die Peritonitis bei Aszites ist gefürchtet. Deswegen kann vorübergehend eine antiinfektiöse Prophylaxe sinnvoll sein.

Frage 645

? Warum haben Patienten mit einer Nephrose eine Thrombophilie?

! Die Thrombophilie entsteht durch ein niedriges AT III und hohe Fibrinogenwerte. Hinzu kommt das verminderte Kreislaufvolumen.

i Deswegen muss bei sehr starken Ödemen genau abgewogen werden, ob eine Furosemidtherapie ohne vorausgehende Albumingabe nicht zu riskant ist. Dies gilt ganz besonders auch zu Beginn einer Kortikosteroidtherapie.

Frage 646

? Wie hoch ist das Rezidivrisiko bei primär steroidsensiblen Nephrosen?

! Über 60 %. Davon rezidiviert die Hälfte gelegentlich, die andere Hälfte ist steroidabhängig, d. h. die Patienten bekommen nach Absetzen der Steroidtherapie schnell ein Rezidiv.

i Bei Steroidabhängigkeit ist je nach Rezidivhäufigkeit und Steroidverbrauch eine immunmodulatorische Behandlung indiziert, z. B. mit Cyclophosphamid oder Ciclosporin.

Frage 647

? Nach welchen Infektionen kann typischerweise eine akute Glomerulonephritis entstehen?

! Nach Streptokokkenangina und Spreptokokkenimpetigo.

i Nicht alle β-hämolysierenden Stämme der Gruppe-A-Streptokokken sind nephritogen.

Frage 648

? Welche Initialsymptome finden sich bei akuter Poststreptokokken-Glomerulonephritis?

! Krankheitsgefühl, Hypertonus, beginnende Ödeme, Oligurie, Hämaturie mit mäßiger Proteinurie, im Serum Erniedrigung von C 3-Komplement, Erhöhung von Kreatinin und BSG.

i Die Reduktion von C 3-Komplement ist typisch und hilft oft bei der Differenzialdiagnose der Hämaturie. Alle Symptome können sehr unterschiedlich ausgeprägt sein.

Frage 649

? Ist es sinnvoll, den Urin nach einem Streptokokkeninfekt routinemäßig zu untersuchen?

! Nein.

i Auch wenn diese Empfehlung noch häufig zu lesen ist, ist sie nicht sinnvoll. Erstens ist der Zeitpunkt völlig unsicher und zweitens verursacht eine akute Glomerulonephritis klinische Symptome, die zur Diagnose führen. Bei der Entdeckung einer isolierten Hämaturie gäbe es keine Möglichkeit, die Nephritis zu verhindern.

Frage 650

? Wie ist die Prognose der akuten Poststreptokokken-Glomerulonephritis?

! Gut. In mehr als 90 % der Fälle heilt die Krankheit folgenlos aus. Schwere so genannte rapid progressive Formen sind selten.

i Im akuten Stadium sind vor allem ein adäquates Flüssigkeitsmanagement und die Behandlung der Hypertonie wichtig.

Frage 651

? Bei einer Familie tritt gehäuft eine isolierte Hämaturie ohne sonstige Krankheitszeichen auf. Worum könnte es sich handeln?

! Um eine familiäre Hämaturie.

i Es handelt sich um eine vererbbare Anomalie des Glomerulums. Das Ausmaß der Hämaturie kann wechseln und nimmt typischerweise bei Infekten zu. Die Hauptaufgabe besteht darin, die Patienten vor zu viel Diagnostik zu bewahren. Deswegen sollte eine isolierte Hämaturie immer Anlass für eine Familienuntersuchung sein.

Frage 652

? Im Rahmen einer Purpura Schönlein-Henoch kommt es zur Hämaturie und Proteinurie. Wie ist die Prognose?

! Die anfängliche Prognose ist schwer vorherzusagen. Je länger die Proteinurie neben der Hämaturie persistiert, umso eher ist mit einer chronischen Glomerulonephritis zu rechnen.

i Isolierte, bei Infekten zunehmende Hämaturien sind weniger schwerwiegend.

Frage 653

? Was ist die häufigste Ursache eines hämolytisch-urämischen Syndroms?

! Die Infektion mit enterohämorrhagischen Escherichia coli (EHEC).

i Es handelt sich um die Auswirkungen des von den Erregern produzierten Verotoxins. Allerdings kann ein hämolytisch-urämisches Syndrom auch andere Ursachen haben und wird dann als atypisch bezeichnet.

Frage 654

? Welche typischen Blutbildveränderungen finden sich beim hämolytisch-urämischen Syndrom?

! Hämolytische Anämie, Thrombozytopenie, Fragmentozyten.

i Es handelt sich um ein Mikroangiopathiesyndrom, die Urinbefunde sind oft nicht dramatisch.

Frage 655

? Welche Störungen resultieren aus einer renalen Tubulopathie?

! Störungen der Rückresorption von Substanzen aus dem Primärharn.

i Die Auswirkungen der Tubulopathien hängen davon ab, ob die Funktion des proximalen oder distalen Tubulus gestört ist.

Frage 656

? Bei einer Routinekontrolle findet sich bei Normoglykämie ein persistierender Glukose-Nachweis im Urin. Handelt es sich zwingend um einen Diabetes mellitus?

! Nein. Es kann sich auch um eine renale Glukosurie handeln.

i Normal wird Glukose zu 99 % aus dem Primärharn rückresorbiert. Bei einer Störung der tubulären Rückresorption kommt es bereits bei normalen Blutzuckerwerten zur Glukosurie.

Frage 657

? Was versteht man unter einem Phosphatdiabetes?

! Eine Störung der tubulären Rückresorption von Phosphat mit einer Erniedrigung des Serumphosphats.

i Klinisch imponiert das Krankheitsbild als Rachitis.

Frage 658

? Für welche Altersgruppe ist ein Diabetes insipidus renalis besonders gefährlich?

! Für das Säuglings- und Kleinkindesalter.

i Kleine Anlässe können zu einer schweren Dehydration mit Hirnödem und konsekutiven Schäden führen. Das Krankheitsbild wird oft erst nach ungewöhnlich schwer verlaufenden Attacken erkannt. Die häufigste Form ist die X-chromosomal vererbte. Bei einem Indexfall sollte bei einem nachfolgenden Jungen immer eine entsprechende Diagnostik eingeleitet werden.

Frage 659

? Welche Medikamente werden im Kindesalter bevorzugt zur Behandlung der arteriellen Hypertonie eingesetzt?

! Angiotensin-Renin-Hemmer.

i Ursache einer arteriellen Hypertonie im Kindesalter sind meistens parenchymatöse Nierenerkrankungen. Gut wirksam sind Angiotensin-II-Antagonisten, die langfristig auch nephroprotektiv wirken.

Harnwegsinfektionen

Frage 660

? Ein Patient erkrankt mit Bauchschmerzen und einer Hämaturie aber ohne Fieber. Die Ultraschalluntersuchung zeigt eine Erweiterung des Harnleiters und des Nierenbeckens. Wie heißt die Diagnose?

! Uretermündungsstein.

i Kleine Konkremente lösen sich oft und bleiben im Ureterorificium stecken. Im Ultraschall sind sie oft nicht sicher nachzuweisen. Bei röntgendichten Steinen hilft gegebenenfalls eine Röntgenübersichtsaufnahme weiter.

Frage 661

? Was ist die häufigste Ursache für Nierensteine im Kindesalter?

! Chronische bzw. chronisch-rezidivierende Harnwegsinfekte.

i Der häufigste Keim ist Proteus mirabilis. Die Steine bestehen aus Proteinen, Magnesium- und Kalziumphosphaten.

Frage 662

? Was kennzeichnet die asymptomatische Bakteriurie und wie ist ihre Bedeutung?

! Der isolierte Nachweis von Bakterien im Urin ohne klinische Symptome und ohne Leukozyturie. Eine Therapie ist nicht notwendig.

i Kontrollen sind notwendig, um rechtzeitig einen Wechsel zur Infektion zu erkennen. Prophylaktische Behandlungen führen aber nur zu Resistenzen.

Frage 663

? Welches Geschlecht ist bei Neugeborenen und kleinen Säuglingen häufiger von Harnwegsinfektionen betroffen?

! Das männliche.

i Vermutlich spielt dabei der behinderte Abfluss durch die physiologische Phimose eine gewisse Rolle, da die Harnwegsinfektionsrate bei beschnittenen männlichen Säuglingen niedriger liegt.

Frage 664

? Welches Geschlecht ist nach dem Säuglingsalter häufiger von Harnwegsinfektionen betroffen?

! Das weibliche.

i Nach dem postpartalen Verlust der Östrogenwirkung ist das Genitale bis zum Beginn der Pubertät relativ ungeschützt. Gleichzeitig ist die Harnröhre sehr viel kürzer als bei Jungen. Harnwegsinfekte sind in diesem Alter ganz überwiegend aufsteigend und nicht hämatogen.

Frage 665

? Ist die Unterteilung in untere und obere Harnwegsinfektionen sinnvoll?

! Ja. Die untere Harnwegsinfektion ist eine Hohlrauminfektion, die im Allgemeinen ohne generalisierte Entzündungszeichen, wie Fieber, BSG-Erhöhung etc, verläuft. Die obere Harnwegsinfektion ist eine Parenchymentzündung mit oft erheblichen Allgemeinreaktionen und eventuellen Spätschäden durch eine interstitielle Nephritis.

i Bei Chronizität können die Allgemeinsymptome allerdings auch weitgehend fehlen.

Frage 666

? Wie sollte die Behandlung eines kleinen Säuglings mit einem febrilen Harnwegsinfekt aussehen?

! Parenterale Antibiotikagabe mit einem breitwirkenden Antibiotikum bzw. einer entsprechenden Kombination.

i Die Gefahr einer Generalisierung ist beim kleinen Säugling sehr hoch, ebenso die Gefahr von Narben mit Funktionsverlust des entsprechenden Gewebes.

Frage 667

? Welche Medikamente sind als Infektionsprophylaxe bei einem Reflux geeignet?

! Trimethoprim, Nitrofurantoin und in zweiter Linie Cephalosporine.

i Alle Medikamente sollen niedrig dosiert werden (⅓ bis max. ½). Nitrofurantoin sollte wegen seiner neurotoxischen Wirkungen immer zwischendurch abgesetzt werden. Trotz der Behandlung ist mit Resistenzentwicklungen zu rechnen, sodass zur Kontrolle regelmäßige Urinuntersuchungen indiziert sind.

Frage 668

? Welche Substanzen gelten als die Mittel der ersten Wahl beim unkomplizierten Harnwegsinfekt?

! Orale Cephalosporine, Amoxicillin und Cotrimoxazol.

i Die beim unkomplizierten Harnwegsinfekt am häufigsten anzutreffenden Kolibakterien weisen eine relativ hohe Resistenzrate gegen Cotrimoxazol und Amoxicillin auf, sodass zunehmend mit Versagen der Behandlung gerechnet werden muss. Cephalosporine sind bei einer Infektion mit Enterokokken ineffektiv.

Frage 669

? Warum ist ein vesikoureteraler Reflux bei Harnwegsinfekten so gefährlich?

! Durch den Reflux pendelt der infizierte Urin bei Druckerhöhung in der Blase bis zum Nierenbecken und führt damit auch potenziell zur Entzündung des Nierenparenchyms.

i Ziel der Refluxbehandlung ist deswegen entweder, die Pendelbewegungen des Urins oder aber Infektionen der unteren Harnwege zu verhindern.

Frage 670

? Bei einem acht Monate alten Säugling tritt ein hochfieberhafter Infekt auf, als dessen Ursache bei entsprechend auffälliger, durch Katheter gewonnener Urinprobe eine Pyelonephritis diagnostiziert wird. Bei der sonografischen Untersuchung ist die linke Niere im Seitenvergleich vergrößert, jedoch ohne Zeichen einer Harntransportstörung. Welchen Befund ergibt die Miktionszysturethrografie (Abb. 16.1)?

! Es zeigt sich bereits bei Blasenfüllung mit Kontrastmittel ein vesikoureterorenaler Reflux III–IV° links (Niederdruckreflux), sowie in der Miktionsphase ein vesikoureterorenaler Reflux I° (Hochdruckreflux) der rechten Seite.

i Bei dem vorliegenden Befund besteht ein Risiko für eine Reinfektion, sodass eine antibiotische Reinfektionsprophylaxe erfolgen sollte. Mit einer operativen Korrektur ist man zurückhaltend, da eine große Chance auf eine spontane Rückbildung besteht. Es ist nicht ungewöhnlich, dass ein auch höhergradiger Reflux sonografisch nicht erfasst wird. In der akuten Infektionsphase kann die Pyelonephritis zu einer linksseitigen Organvergrößerung führen, die sich dann im Verlauf nach Rückgang der Entzündung normalisieren würde. Eine Pyelonephritis im ersten Lebensjahr geht mit einem besonders hohen Risiko für die Ausbildung von Parenchymnarben einher.

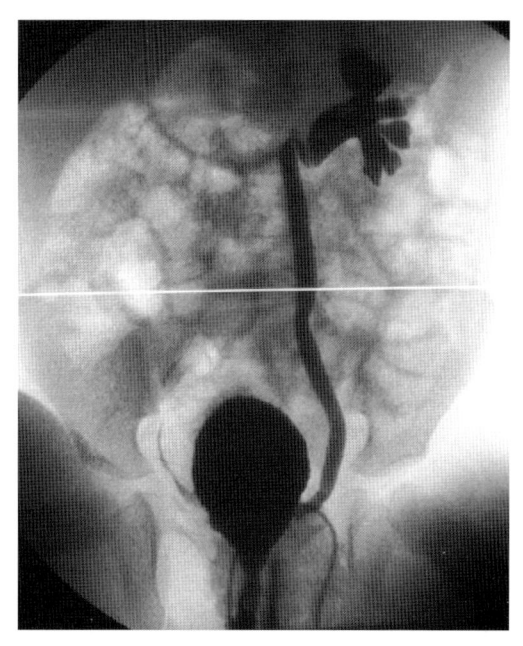

Abb. 16.**1**   Miktionszysturethrografie

Frage 671

? Welche Untersuchungen sollten heute bei einem Harnwegsinfekt Standard sein?

! Eine Urinuntersuchung mit quantitativer Bestimmung von Leuko- und Eryrthozyten, eine Eiweißbestimmung und zumindest eine orientierende Bakteriologie sowie spätestens im Wiederholungsfall eine Sonografie.

i Es ist nicht sinnvoll, den Nativurin mit der Post zur bakteriologischen Untersuchung zu senden, weil aus geringen Keimzahlen durch das Wachstums während des Postversands signifikante Bakteriurien vorgetäuscht werden. Der Zeitpunkt für ein Miktionszysturethrogramm hängt von der Klinik, dem Ultraschallbefund und dem Alter des Kindes ab.

Frage 672

? Warum ist die Behandlung einer Restharnbildung bei einem chronischen bzw. rezidivierenden Harnwegsinfekt so wichtig?

! Ohne die Beseitigung des Restharns gelingt die bakterielle Sanierung des Urins nicht auf Dauer.

i Restharn ist immer das Zeichen einer morphologischen oder funktionellen Harnentleerungsstörung.

Frage 673

? Was ist die häufigste Ursache von Restharnbildung?

! Eine Sphinkter-Detrusor-Dyssynergie, sowohl neurogen als auch psychogen bedingt.

i Restharnbestimmungen können heute mit großer Sicherheit sonografisch durchgeführt werden. Eine Katheterisierung ist nicht erforderlich.

Blasenentleerungsstörungen

Frage 674

? Ein Schulmädchen leidet an einer Pollakisurie. Dabei werden jedes Mal nur kleine Mengen Urin abgesetzt. Was ist die wahrscheinlichste Diagnose?

! Eine Detrusorhyperaktivität.

i Eine Überlaufblase muss ausgeschlossen werden. Detrusorhyperaktivitäten spielen bei der Entstehung der Enuresis diurna eine große Rolle und sollten dann entsprechend behandelt werden.

Frage 675

? Welche Möglichkeit besteht, die neurogene Blasenentleerungsstörung bei einer Spina bifida zu behandeln?

! Der intermittierende Katheterismus.

i Ein Dauerkatheter führt immer zu therapieresistenten Harnwegsinfekten. Die medikamentöse Therapie ist nur bedingt wirksam und hat erhebliche Nebenwirkungen.

Frage 676

? Was ist die häufigste Ursache einer primären Enuresis nocturna?

! Unreife der kortikalen Perzeption für den Füllungsgrad der Blase.

i Die ungefährlichste und sicherste Methode ist die Konditionierung mit einer Klingelhose. Der häufigste Therapiefehler ist dabei, dass die Methode zu früh (unter fünfeinhalb Jahren) eingesetzt wird oder dass nicht dafür gesorgt wird, dass die typischerweise sehr tief schlafenden Patienten nicht ausreichend geweckt werden. Gegebenenfalls muss die Weckfunktion deswegen von einem daneben liegenden Elternteil übernommen werden.

Frage 677

? Welche Enuresisform hat sehr häufig eine psychogene Ursache?

! Die sekundäre Enuresis diurna.

i Es handelt sich oft um ein Signal an die Umgebung. Allerdings müssen organische Ursachen wie ein Harnwegsinfekt, eine Polyurie und andere ausgeschlossen werden.

Frage 678

? Muss bei primärer Enuresis nocturna in jedem Fall zwingend eine Ultraschalluntersuchung erfolgen?

! Nein.

i Bei typischer Anamnese (Tiefschläfer, Harnentleerung im ersten Nachtdrittel etc) und fehlenden sonstigen anderweitigen Verdachtsmomenten bedarf es keiner Sonografie. Bestehen allerdings die geringsten Zweifel, sollte die Ultraschalluntersuchung zum Ausschluss sehr seltener morphologischer Ursachen durchgeführt werden.

Hämatologie und Hämostaseologie

Günter Mau

Anämien

Frage 679

? Worüber geben MCV, MCH und MCHC Auskunft?

! Über die Beschaffenheit der Erythrozyten.

i *Zusammen mit der Eryothrzytenzahl ermöglichen diese Werte die Einteilung der Anämien in mikrozytäre und hypochrome, normozytäre und makrozytäre Formen.*

Frage 680

? Anhand welcher Parameter lässt sich der für die Blutbildung relevante Teil des Eisenstoffwechsels überprüfen?

! Eisen, Transferrin als Bindungsprotein und Ferritin als Indikator des Speichereisens.

i *Die Bestimmung der Eisenkonzentration allein ist wenig aussagekräftig, da die Werte stark variieren. Selbst ein konstant niedriger Eisenwert sagt nichts darüber aus, ob es sich um einen Mangel oder um mangelnde Verfügbarkeit handelt, weil das Eisen an anderer Stelle gebunden ist.*

Frage 681

? Anhand welcher Parameter lässt sich der Umsatz der Erythrozyten überprüfen?

! Retikulozyten als Präkursoren, indirektes Bilirubin als Abbauprodukt und Haptoglobin als Bindungsprotein des aus Erythrozyten stammenden Hämoglobins.

i *Hinzu kommt die Vergrößerung der Milz als wichtigstem Abbauort der Erythrozyten.*

Frage 682

? Was sind die diagnostischen Kriterien einer Eisenmangelanämie?

! Die Anämie ist hypochrom und mikrozytär, die Erythrozytenzahl ist niedrig normal, Transferrinsättigung und Ferritin sind erniedrigt.

i *Betroffen sind nach dem Säuglingsalter vor allem die 2- bis 5-Jährigen.*

Frage 683

? Was versteht man unter einer Infektanämie?

! Es handelt sich um die wichtigste Differenzialdiagnose der Eisenmangelanämie. Sie ist wegen der vielen rezidivierenden Infekte im Vorschulalter nicht selten.

i *Wichtigstes Unterscheidungsmerkmal ist bei niedrigem Eisenwert der normale oder erhöhte Ferritinwert, da im Körper zwar ausreichend Eisen vorhanden, aber für die Blutbildung nicht verfügbar ist. Beide Mechanismen können parallel auftreten und machen dann eine eindeutige Diagnose schwierig.*

Frage 684

? Ein Kleinkind wird wegen zunehmender Blässe vorgestellt. Die Anämie ist hochgradig und normochrom. es finden sich keine Retikulozyten und keine Hämolysezeichen, weißes Blutbild und Thrombozytenzahl sind normal. Worum könnte es sich handeln?

! Um eine akute transitorische Erythoblastopenie.

i *Üblicherweise fällt die Anämie erst Wochen nach ihrem Beginn auf. Ursache sind virale Infektionen. Bei den leichten Fällen (Gasser) sind dann allgemein schon wieder Retikulozyten nachzuweisen. In Zweifelsfällen muss eine Knochenmarkpunktion die Klärung bringen.*

Frage 685

? Welche angeborene Anämie kann eine Eisenmangelanämie imitieren?

! Eine Thalassaemia minor, insbesondere eine heterozygote Beta-Thalassämie.

i *Im Gegensatz zur Eisenmangelanämie sind der Eisenwert ebenso wie das Ferritin und die Transferrinsättigung erhöht. Oft sind bei Migrantenkindern aber beide Störungen vergesellschaftet. Eine weitergehende Diagnostik macht erst nach Beseitigung des Eisenmangels Sinn.*

Frage 686

? Wie lange soll ein Eisenmangel mit Eisen behandelt werden?

! Ein bis zwei Monate über die Normalisierung des Blutbildes hinaus.

i Bei adäquater Therapie steigt die Hämoglobinkonzentration wöchentlich um etwa 1–2 g/dl. Die nach kurzer Zeit nachweisbare Zunahme der Retikulozyten kann als diagnostisches Kriterium genutzt werden. Die Gabe von Vitaminen und anderen Zusatzstoffen ist nicht indiziert. Steigt die Hämoglobinkonzentration nicht adäquat an, muss die Diagnose überdacht werden.

Frage 687

? Bei welcher Adoleszentengruppe muss mit einer Eisenmangelanämie gerechnet werden?

! Bei Mädchen nach der Menarche.

i Gerade in den ersten Jahren sind die Blutungen oft verlängert und führen zu einem Eisenmangel.

Frage 688

? Welches ist die häufigste vererbbare Anämie?

! Die hereditäre, autosomal dominant vererbte Sphärozytose.

i Die Patienten fallen oft bereits als Neugeborene mit einer ausgeprägten Hyperbilirubinämie auf.

Frage 689

? Wodurch lassen sich die Symptome der Sphärozytose beseitigen?

! Durch eine Milzentfernung.

i Dadurch wird die Überlebenszeit der Erythrozyten normalisiert, ohne dass ihre pathologische Grundstruktur verändert wird. Wegen der Gefahren eines Postsplenektomiesyndroms (z. B. Pneumokokkensepsis) soll die Indikation aber sehr streng und vor allem nicht zu früh gestellt werden. Bei nachgewiesenen Gallensteinen sollte die Gallenblase entfernt werden.

Frage 690

? Welche hämolytische Anämie ist die häufigste aus der Gruppe der Erythrozytenenzymdefekte?

! Der Glukose-6-Phosphat-Dehydrogenase-Mangel.

i Die Hauptgefahr besteht darin, dass die Hämolyse durch einige Medikamente ausgelöst werden kann. Eine Aufklärung der Patienten ist die wichtigste Maßnahme.

Frage 691

? Welche Ursachen kommen als Auslöser einer hämolytischen Anämie bei primär normalen Erythrozyten infrage?

! Autoimmunprozesse.

i Die überwiegend Coombs-Test-positive Anämie tritt entweder im Rahmen von chronischen Autoimmunerkrankungen (z. B. Lupus erythematodes) oder von akuten Infektionen auf.

Frage 692

? Was liegt den Thalassämie-Syndromen zugrunde?

! Störungen im Aufbau der Globinketten des Hämoglobins.

i Die Diagnose erfolgt durch eine Hämoglobinelektrophorese. Minorformen (Heterozygotie) imponieren oft als Eisenmangelanämien, Majorformen sind schwere, zum Teil letale Krankheitsbilder.

Frage 693

? Wie ist die Prognose der aplastischen Anämie?

! Im Allgemeinen schlecht.

i Es handelt sich um eine Panmyelopathie, die Auswirkungen der Leuko- und Thrombopenie sind ebenfalls gravierend. Die normalerweise initial eingesetzte komplexe Immunsuppression ist nicht immer erfolgreich, der verbleibende Ausweg ist eine Knochenmarktransplantation.

Frage 694

? Wodurch sind Patienten mit einer Sichelzellanämie belastet und bedroht?

! Durch wiederholte Schmerzkrisen, die durch Okklusion der kleinen Blutgefäße bedingt sind. In diesem Rahmen kann es u. a. zu einem akuten Thoraxsyndrom oder einer Milzsequestration kommen.

i Im Akutfall ist eine großzügige Hydrierung und intensive Analgesie erforderlich.

Frage 695

? Was bezeichnet man als Hyperspleniesyndrom?

! Eine erhebliche Milzvergrößerung mit einer Verminderung von Blutzellen bei reaktivem Knochenmark.

i Die Milzvergrößerung kann eine nicht hämatologische Ursache haben, z. B. eine Speicherkrankheit. In ausgeprägten Fällen kann eine Milzentfernung notwendig werden.

Leukozytosen

Frage 696

? Mit welchen Symptomen geht eine Störung der Granulozytenfunktion einher?

! Mit rezidivierenden bakteriellen Infektionen wie Otitis media, eitriger Rhinitis, eitrigen Wunden, in schwereren Fällen rezidivierenden Pneumonien, Septitiden etc.

i Ursache können bei normaler Granulozytenzahl sowohl Granulozytopenien als auch Phagozytosedefekte sein.

Frage 697

? Gibt es erworbene Autoimmungranulozytopenien?

! Ja. Sowohl im Rahmen komplexer Autoimmunerkrankungen wie dem Lupus erythematodes als auch isoliert.

i Relativ häufig ist die Autimmungranulozytopenie des Säuglings und Kleinkindes, die eher selten schwer verläuft und nur im Ausnahmefall einer Therapie bedarf. Sie verschwindet meistens im zweiten Lebensjahr spontan.

Frage 698

? Wie verändert sich das weiße Blutbild unter einer Kortikosteroidtherapie?

! Die Zahl der Neutrophilen steigt, initial durchaus nennenswert, die der Eosinophilen und Lymphozyten nimmt ab.

i Deswegen eignet sich das weiße Blutbild unter einer Kortikosteroidtherapie nicht zum Erkennen von akuten Infektionen, in einer Situation also, in der der Patient aufgrund der steroidbedingten Immunsuppression besonders infektionsgefährdet ist.

Gerinnungsstörungen

Frage 699

? Welches ist der einfachste und gebräuchlichste Test, um eine Thrombozytenfunktionsstörung zu erkennen?

! Die standardisierte Untersuchung der Blutungszeit.

i Eine vorausgegangene Behandlung mit Acetylsalicylsäure kann zu einer verlängerten Blutungszeit führen. Angeborene Defekte der Thrombozytenfunktion sind sehr selten (z. B. Thrombasthenie Glanzmann).

Frage 700

? Was bezeichnet man als primäre und sekundäre Gerinnung?

! - Primär: Interaktion von Gefäßendothel, Thrombozyten, Von-Willebrandt-Faktor
- Sekundär: Ablauf der Gerinnungskaskade mit Bildung eines stabilen Fibringerinnsels

i Leitsymptome der Störung der primären Gerinnung sind vor allem Petechien und Schleimhautblutungen, die der sekundären häufiger Gelenk-und Muskelblutungen. Die Übergänge sind fließend.

Frage 701

? Was gehört zu einer orientierenden Diagnostik bei Zeichen einer gestörten Hämostase?

! Thrombozytenzählung, aktivierte partielle Thromboplastinzeit (aPTT), Thromboplastinzeit (Quickwert) sowie Fibrinogen.

i In den meisten Fällen lässt sich damit die Ursache eienengen, sodass gegebenenfalls weiterführende Untersuchungen gezielt eingesetzt werden können.

Frage 702

? Können Petechien auftreten, ohne dass o. g. Parameter verändert sind?

! Ja. Bei abrupt erhöhtem Gefäßinnendruck und erhöhter Gefäßdurchlässigkeit im Rahmen einer Vaskulitis oder Gefäßfehlbildungen.

i Typische Beispiele sind Petechien des Gesichts und des oberen Thorax nach heftigsten Husten- und Schreiattacken beim Kleinkind sowie die petechialen Blutungen beim der Purpura Schönlein-Henoch.

Frage 703

? Wo wird im Allgemeinen die Grenze einer eventuellen Behandlungsbedürftigkeit bei der immunthrombozytopenischen Purpura (iTP) gesehen?

! **Die Behandlungsindikation wird weniger von der Thrombozytenzahl, sondern vielmehr von der aktuellen klinischen Blutungsneigung abhängig gemacht.**

i Vor einer Kortikosteroidtherapie sollte eine Knochenmarkspunktion durchgeführt werden, um zugrunde liegende Störungen der Hämatopoese auszuschließen, die durch die Gabe von Kortikosteroiden verschleiert werden können. Da es sich um einen Autoimmunprozess handelt, ist die Gabe von Thrombozyten selten sinnvoll, weil auch die transfundierten Thrombozyten schnell abgebaut werden. Als effektiv hat sich die hoch dosierte Behandlung mit Immunglobulinen erwiesen.

Frage 704

? Was ist die gefährlichste Komplikation einer thrombozytopenischen Purpura?

! **Die Hirnblutung.**

i Obwohl sie sehr selten ist, ist die potenzielle Gefahr die wesentliche Begründung für den Beginn einer Therapie mit Kortikosteroiden oder hoch dosierten Immunglobulinen.

Frage 705

? Wie hoch ist der Anteil der Patienten mit einer Immunthrombozytopenie, die einen chronischen Verlauf aufweisen?

! **Etwa 10%.**

i Die verschiedenen Behandlungsansätze sind überwiegend unbefriedigend, die Nebenwirkung häufig groß. Trotzdem gelingt es, den größten Teil der Patienten vor einer Splenektomie zu bewahren.

Frage 706

? Was ist die häufigste hereditäre hämorrhagische Diathese?

! **Das Von-Willebrand-Syndrom.**

i Betroffen ist etwa 1% der Bevölkerung. Dabei ist die leichteste Form (Typ I) mit Abstand am häufigsten.

Frage 707

? Welche Funktion hat der Von-Willebrand-Faktor?

! **Er begünstigt u. a. die Thrombozytenadhäsion am Endothel und ist damit wichtiger Bestandteil der primären Gerinnung. Außerdem schützt er den Faktor 8 vor einem zu schnellen Abbau.**

i Durch die Beteiligung an der primären Gerinnung ist auch erklärt, dass das häufigste Symptom einer v. Willebrand-Erkrankung Nasenbluten ist. Bei Mädchen führt das Von-Willebrand-Syndrom typischerweise zu verlängerten Monatsblutungen.

Frage 708

? Wie verhalten sich die Werte für die aPTT und den Quick-Test bei der Hämophilie A?

! **Die aPTT ist verlängert, der Quick-Wert normal.**

i Der Quick-Test misst die Aktivität der Vitamin-K-abhängigen Faktoren. Ein großer Teil der Koagulopathien lässt sich durch die beiden Teste differenzialdiagnostischen Gruppen zuordnen.

Frage 709

? Wie ist die Erkrankungsprognose für Kinder von Vätern, die an einer Hämophilie leiden?

! **Töchter sind zwangsläufig Konduktorinnen, Söhne immer gesund.**

i Der Erbgang ist X-chromosomal rezessiv.

Frage 710

? Ein Patient mit schwerer Hämophilie A erleidet ein Unterschenkeltrauma. Es wird nicht sofort eine Substitutionstherapie durchgeführt. Welche Komplikation droht?

! **Ein Kompartmentsyndrom.**

i Durch die nicht spontan zum Stillstand kommende Blutung erhöht sich der Druck in der entsprechenden Faszienloge, sodass es zur Drucknekrose kommen kann. Ein sofortiger Faktorenersatz ist deswegen zwingend.

Frage 711

? Welche Störungen können einer Thrombophilie zugrunde liegen?

! Ein Mangel an Antithrombin III (AT III), Störungen des Faktor-C-Systems und andere.

i Zu den Veränderungen des Faktor-C-Systems gehören der Mangel an Faktor C und S und die APC-Resistenz (aktiviertes Protein C; Faktor V Leiden). Letztere ist mit etwa 6% in der Bevölkerung häufig. Der Erbgang ist autosomal dominant. Dabei fehlt der Faktor V nicht, sondern ist nicht aktivierbar.

Frage 712

? Wie sind die Wirkmechanismen von Heparin und Kumarinen bei der Gerinnungshemmung?

! – Heparin wirkt überwiegend über die Verstärkung von AT III.
– Kumarine hemmen die biologische Wirkung von Vitamin K auf die Synthese funktionsfähiger Gerinnungsfaktoren (z. B. Faktor II, VII, IX, X).

i Die Wirkung von Heparins über das AT III erklärt, warum für eine befriedigende Heparinisierung ausreichend AT III notwendig ist.

Frage 713

? Wie kann ein Vitamin-K-Mangel entstehen?

! Alimentär und durch behinderte Resorption aus dem Darm.

i Vitamin K gehört zu den lipidlöslichen Vitaminen. Störungen der Fettresorption bei entsprechenden Malabsorptionssyndromen (Zöliakie, Mukoviszidose etc) können zu einer entsprechenden Gerinnungsstörung führen, ebenso das Fehlen einer Vitamin-K-Substitution bei längerer parenteraler Ernährung.

Frage 714

? Wann findet sich im Kindesalter eine Thrombozytose?

! Nach Infektionen und immunologischen Erkrankungen wie dem Kawasaki-Syndrom, unter hohen Steroiddosen, beim Eisenmangel und vor allem nach Splenektomie.

i Im Kindesalter sind Thrombozytosen ganz überwiegend reaktiv. Eine Thromboseprophylaxe ist im Allgemeinen nicht notwendig. Etwas strittig ist die Therapie mit Acetylsalicylsäure bei extrem hohen Werten nach Splenektomie, vor allem bei einer hämolytischen Anämie.

Frage 715

? Was versteht man unter einer disseminierten intravasalen Gerinnung?

! Parallel ablaufende Gerinnungs- und Fibrinolysekaskaden mit den klinischen Zeichen einer Verbrauchskoagulopathie.

i Ursachen sind schwerer Stress wie Hypoxie, Schock, Superantigene bei Infektionen und anderes mehr. Thrombozyten und Gerinnungsfaktoren sind bis zur Ungerinnbarkeit des Blutes erniedrigt, Fibrinspaltprodukte erhöht. Die Maximalvariante des Krankheitsbildes findet man beim Waterhouse-Friderichsen-Syndrom.

Onkologie

Günter Mau

Onkologische Therapie

Frage 716

? Auf welchen Säulen steht die onkologische Behandlung?

! – Operation bei soliden Tumoren
– Chemotherapie und Behandlung mit Biologicals
– Bestrahlung
– Knochenmarktransplantation

i Die Behandlung erfolgt in Deutschland anhand standardisierter Protokolle, die es praktisch für alle malignen Erkrankungen gibt. Sie wurden in zahlreichen Therapiestudien evaluiert, um die höchste Erfolgsrate bei noch akzeptablen Therapienebenwirkungen herauszufiltern.

Frage 717

? Was bedeuten die Begriffe neoadjuvante und adjuvante Chemo- bzw. Strahlentherapie?

! – neoadjuvant: präoperative Behandlung
– adjuvant: postoperative Behandlung

i Eine neoadjuvante Therapie soll den operativen Eingriff durch Verkleinerung des Tumors risikoärmer und damit erfolgreicher zu machen. Eine adjuvante Therapie hat das Ziel, nicht erkannte Tumorreste und Mikrometastasen zu zerstören.

Frage 718

? Nach welchen Therapien muss später vor allem mit dem Auftreten von Zweittumoren gerechnet werden?

! Nach Bestrahlungen. Aber auch verschiedene Chemotherapien besitzen ein nennenswertes kanzerogenes Potenzial.

i Aufgrund der hohen Heilungsraten sind relativ viele Patienten in ihrem weiteren Leben von diesem Risiko betroffen. Derzeit rechnet man bei 3 – 5 % der Patienten mit dem Auftreten eines Zweittumors.

Frage 719

? Welche Altersgruppe verträgt eine ZNS-Bestrahlung schlechter: Kleinkinder oder ältere Schulkinder?

! Kleinkinder, etwa bis zum dritten Lebensjahr.

i Nach einer ZNS-Bestrahlung in den ersten Lebensjahren ist, natürlich auch dosisabhängig, mit gravierenden neurologischen, intellektuellen und kognitiven Einbußen zu rechnen. Das hat dazu geführt, dass man nach Möglichkeit auf eine Bestrahlung verzichtet oder sie auf eine einen späteren Zeitpunkt verschiebt.

Frage 720

? Warum ist bei Kindern nach einer antineoplastischen Behandlung eine sehr langfristige Nachsorge notwendig?

! Folgen der Therapie treten oft erst mit erheblicher Latenz auf, z. B. beim Eintritt in die Pubertät. Vor allem endokrine Störungen, wie STH-Mangel und Pubertas tarda, sind nach einer ZNS-Bestrahlung häufig. Aber auch toxisch bedingte Nephropathien und Kardiomyopathien können sich erst nach Jahren bemerkbar machen.

i Wie so oft ist der Übergang von der Jugend- zur Erwachsenenmedizin kritisch. Jugendliche sollten deswegen unbedingt auf die Notwendigkeit auch späterer Kontrollen im Erwachsenenalter hingewiesen werden.

Frage 721

? Warum ist die psychosoziale Betreuung der Patienten und ihrer Familien so wichtig?

! Auch bei der heute relativ günstigen Prognose treten bei den Betroffenen tiefe Ängste auf. Dazu verändert die Krankheit das ganze Leben einer Familie (Berufstätigkeit der Mutter, Rolle der Geschwister, Belastung der Partnerschaft etc). Der Bedarf an Unterstützung und Hilfe ist deswegen sehr groß.

i In der akuten Krankheitsphase organisiert das im Allgemeinen das behandelnde Zentrum. Der betreuende Kinderarzt sollte jedoch auch in den nachfolgenden Jahren der besonderen Belastung dieser Patienten Rechnung tragen.

Frage 722

? Warum ist die Mukositis im Rahmen der Chemotherapie so gefürchtet?

! Erstens ist sie potenzielle Eintrittspforte für Infektionen. Zweitens ist sie sowohl bei Nahrungsaufnahme als auch im Intervall extrem schmerzhaft, da der Schluckakt wegen des Speichels selbst bei Nahrungskarenz nicht zu unterbinden ist.

i Sie macht immer eine adäquate Schmerztherapie notwendig. Das Ausmaß der Schmerzen wird dabei sicherlich manchmal unterschätzt. Opioide können erforderlich sein. Ein spezielles Mundpflegeprogramm ist essenziell.

Frage 723

? Nach einem zytostatischen Therapieblock wird ein Patient mit einer noch bestehenden Granulozytopenie nach Hause entlassen, um die Gefahr von Infektionen mit resistenten Hospitalkeimen zu verringern. Er bekommt dort zwei Tage später Temperaturen um 38 °C. Was ist zu tun?

! Der Patient ist umgehend in der betreuenden Kinderklinik vorzustellen und antibiotisch zu behandeln.

i Eine oft endogene Infektion kann sich in Stunden zu einer lebensbedrohlichen Sepsis entwickeln. Die Eltern sind entsprechend aufzuklären.

Frage 724

? Was ist eine autologe Stammzelltransplantation?

! Eine Substitution des durch Konditionierung zerstörten Knochenmarks durch vorher gewonnene eigene Stammzellen.

i Die periphere Sammlung von Stammzellen erfolgt nach Stimulation mit G-CSF. Da es sich um eigene Zellen handelt, entwickelt sich auch keine Graft-versus-Host-Reaktion.

Frage 725

? Was ist die Vorbedingung für eine allogene Knochenmarktransplantation?

! Eine optimalerweise weitgehende Übereinstimmung des HLA-Systems, wie es am ehesten unter Geschwistern der Fall ist.

i Da zurzeit nicht alle Untersysteme bzw. Allele des HLA-Systems untersucht werden können, kommt es zu einer unterschiedlich starken Graft-versus-Host-Reaktion, die zur Bekämpfung residualer Malignomreste genutzt wird. Das Risiko einer allogenen Stammzelltransplantation muss immer gegen den potenziellen Nutzen abgewogen werden.

Leukämien

Frage 726

? Wie hoch ist die Zahl der jährlichen malignen Neuerkrankungen im Kindes- und Jugendalter in Deutschland und welches ist die häufigste Diagnose?

! Etwa 1800 Neuerkrankungen pro Jahr. Die häufigste Diagnose ist die akute Leukämie.

i Gut die Hälfte aller malignen Neuerkrankungen im Kindes- und Jugendalter machen Leukämien mit etwa 35% und ZNS-Tumoren mit etwa 20% aus.

Frage 727

? Welche Symptome zeigt eine Leukämie initial?

! Allgemeine Abgeschlagenheit, Zeichen der Knochenmarkinsuffizienz wie Anämie, Thrombozytopenie und Neutropenie bzw. deren Folgen. Außerdem Hepatosplenomegalie und in 20% der Fälle gelenknahe Skelettschmerzen, die initial oft als rheumatische Phänomene gedeutet werden.

i Die zeitliche Entwicklung einer Leukämie ist sehr variabel, die Prognose hängt weniger vom Diagnosezeitpunkt als viel mehr vom Leukämietyp abhängig. Bei apparativer Blutbilddiagnostik mit einer automatisierten Differenzierung muss daran gedacht werden, dass die Erkennung von Blasten nicht verlässlich ist. Diese erfordert eine mikroskopische Auswertung durch geübtes Personal.

Frage 728

? Welche Altersgruppe ist von der akuten lymphoblastischen Leukämie (ALL) besonders betroffen?

! Die 2- bis 5-Jährigen.

i Bei der akuten myeloischen Leukämie liegt das durchschnittliche Erkrankungsalter einige Jahre höher.

Frage 729

? Wofür ist ein hoher LDH- und Harnsäurewert im Blut ein Indikator?

! Für einen hohen Zellumsatz.

i Dies gilt auch für solide Tumore. In allen Behandlungsprotokollen ist daher eine initiale Prophylaxe mit Allopurinol vorgesehen, um einen bei Beginn der Tumortherapie massiven Anstieg der Harnsäure zu verhüten. Darüber hinaus verhindert eine Alkalisierung und Hydrierung die Ausfällung von Harnsäure.

Frage 730

? Aus welchen Elementen besteht derzeit die in den meisten Fällen anzuwendende Standardtherapie einer ALL?

! Initial Induktionstherapie mit nachfolgender Konsolidierung und dann folgender Reinduktion. Dauer dieser drei Abschnitte fünf bis sechs Monate abhängig von erzwungenen Therapiepausen. Anschließend bis zum Ende des zweiten Jahres Dauertherapie mit 6-Mercaptopurin und MTX.

i Die ZNS-Prophylaxe in Form einer Bestrahlung wurde bei den heutigen Protokollen erheblich gegenüber früheren Zeiten reduziert, um die entsprechenden Nebenwirkungen zu reduzieren.

Frage 731

? Warum ist bei der Verlaufskontrolle von Jungen, die an einer Leukämie erkrankt waren, in den ersten Jahren die Kontrolle der Hoden so wichtig?

! Hoden bilden ein eigenes Kompartiment. Neben isolierten Knochenmark- und ZNS-Rezidiven gibt es auch isolierte Hodenrezidive.

i Da die Hoden einer einfachen Untersuchung gut zugänglich sind, besteht die Chance, ein Rezidiv vor einer späteren Generalisierung zu entdecken. Man muss nur daran denken.

Lymphome

Frage 732

? Gibt es Kriterien, die maligne Lymphome von harmlosen Lymphknotenvergrößerungen abgrenzen?

! Schnelles Wachstum, derbe Konsistenz, fehlender Schmerz, mangelnde Verschiebbarkeit und Verbacken mit der Umgebung sind potenzielle Verdachtsmomente.

i Die klassische Polymikroadenie des infektgeplagten Kleinkindes ist im Allgemeinen ohne Probleme abzugrenzen, Lymphknoten wechselnder Größe ebenso. Schwierig ist die Unterscheidung von spezifischen Lymphomen anderer Ätiologie, wie bei Toxoplasmose, Katzenkratzkrankheit, atypischen Mykobakterien etc. Im Zweifelsfall muss eine histologische Untersuchung durchgeführt werden.

Frage 733

? Was subsummiert man unter dem Begriff Non-Hodgkin-Lymphome?

! Maligne Lymphome mit Ausnahme des Morbus Hodgkin. Es handelt sich überwiegend um Lymphome mit Zellen aus der B-Zellreihe.

i Die Grenzen zur ALL sind bei lymphoblastischen Lymphomen fließend. Sind Blasten im Blut oder mit einem Anteil von mehr als 25% im Knochenmark vertreten, wird der Prozess als ALL definiert. Die Therapieelemente für die ALL und die lymphoblastischen Lymphome sind deswegen weitgehend identisch. Lymphoblastische T-Zell-Lymphome des Mediastinums können sich relativ schnell zum respiratorischen Notfall entwickeln. B-Zell-Lymphome des Abdomens können zu Obstruktionen des Darms oder der ableitenden Harnwege führen.

Frage 734

? Ein 12-jähriger Junge bemerkt einen wachsenden, derben Lymphknoten am Hals. Eine körperliche Untersuchung sowie eine Blutuntersuchung ergeben keine weiteren Auffälligkeiten. Welche wegweisenden Auffälligkeiten zeigt eine daraufhin durchgeführte Röntgenuntersuchung des Thorax (Abb. 18.1)?

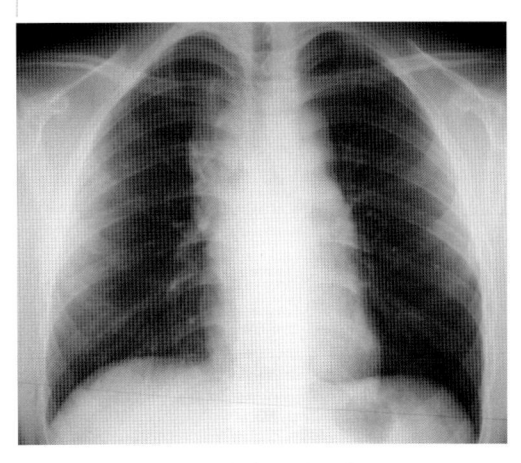

Abb. 18.**1**   Röntgenaufnahme des Thorax

! **Auffällig verbreitertes Mediastinum, Verdacht auf mediastinale Lymphome.**

i Die histologische Untersuchung eines vergrößerten peripheren Lymphknotens beweist das Vorliegen eines Hodgkin-Lymphoms. Zervikale Lymphknoten sind bei Kindern und Jugendlichen häufig vergrößert. Wenn keine Rückbildung zu erkennen ist, die Lymphome palpatorisch von derber Konsistenz sind oder – wie im vorliegenden Fall – ein sehr auffälliger mediastinaler Prozess vorliegt, sollte man nach einem malignen Lymphom suchen. Die Diagnose wird histologisch gestellt.

Frage 735

? Was versteht man beim Hodgkin-Lymphom unter A- und B-Symptomatik?

! **Im Stadium A fehlen Allgemeinsymptome. Im Stadium B finden sich Symptome wie Gewichtsabnahme, persistierendes oder rezidivierendes Fieber und Nachtschweiß.**

i Die zusätzliche Stadieneinteilung nach Allgemeinsymptomen ist für Therapie und Prognose wichtig. Bei adäquater stadiengerechter Behandlung liegt die Heilungsquote bei über 85 %.

Frage 736

? In welchen Lymphknotenregionen entwickelt sich der Morbus Hodgkin bevorzugt?

! **Zervikal, mediastinal.**

i Die derzeitige Therapie sieht bei höhergradigen Stadien eine Bestrahlung vor. Die Schilddrüse liegt oft im Bestrahlungsfeld, sodass zu einem späteren Zeitpunkt mit Folgen gerechnet werden muss (Zweitmalignom, Hypothyreose). Eine langfristige Kontrolle ist deswegen auch noch im Erwachsenenalter notwendig.

Andere Maligne im Kindesalter

Frage 737

? Durch welche Symptomatik fällt im Allgemeinen ein Wilmstumor (Nephroblastom) auf?

! Durch eine Raumforderung.

i Wilmstumoren wachsen in der Regel ohne Schmerzen auszulösen und werden dann erst durch den wachsenden Bauchumfang oder zufällig bei einer Untersuchung entdeckt, z. B. einer Vorsorgeuntersuchung. Wird der Tumor erst durch die Vergrößerung des Abdomens auffällig, ist das Tumorwachstum bereits weit fortgeschritten. Umso wichtiger ist es, die Vorsorgeuntersuchungen für eine gründliche Bauchpalpation zu nutzen.

Frage 738

? Bei einem Kleinkind wird wegen Bauchschmerzen eine Sonografie durchgeführt. Dabei zeigt sich am oberen Nierenpol eine Raumforderung. Welche Urinuntersuchung klärt die wichtigste Differenzialdiagnose?

! Die Untersuchung von Vanillinmandel- und Homovanillinmandelsäure als Abbauprodukt von Katecholaminen. Bei einer erhöhten Ausscheidung handelt es sich nicht um einen Wilmstumor sondern ein Neuroblastom.

i Die Sonografie ermöglicht in den meisten Fällen eine gute Differenzierung. Da die Therapie in beiden Fällen ohne Probehistologie erfolgt, muss die Diagnose durch eine erweiterte Diagnostik mit Schnittbildverfahren etc gesichert werden.

Frage 739

? Gibt es andere Lokalisationen eines Neuroblastoms?

! Ja, überall, wo es Sympathikusgewebe gibt, vor allem also im Bereich des Grenzstrangs.

i Vom Grenzstrang ausgehende Tumore wachsen oft sanduhrähnlich durch die Foramina intervertebralia in den Wirbelkanal und fallen als erstes mit neurologischen Symptomen auf.

Frage 740

? Welches sind die häufigsten ZNS-Malignome?

! Medulloblastom, Glioblastom bzw. niedrigmaliges Astrozytom, Ependymom, Kraniopharyngeom.

i Die Prognose hängt sehr stark von der Operabilität ab. Bei den meisten Tumoren kann auf eine Radiatio nicht verzichtet werden. Der Einsatz von aggressiven Chemotherapieprotokollen hat die Prognose in den letzten Jahren insgesamt verbessert.

Frage 741

? Wofür ist morgendliches Nüchternerbrechen mit Kopfschmerzen typisch?

! Für einen chronischen Hirndruck.

i Die Symptomatik erfordert zwingend eine weitergehende Diagnostik. Meistens ist ein wachsender Tumor verantwortlich, vor allem ein infratentoriell gelegener. Bei der Differenzialdiagnostik des Kopfschmerzes ist immer konkret nach diesen beiden Symptomen zu fragen. Bei einer akuten Druckzunahme ist eine Einklemmungssymptomatik möglich.

Rheumatologie

Günter Mau

Juvenile Arthritis

Frage 742

? Welche Altersgruppe und welches Geschlecht ist überwiegend von der oligoartikulären Form der akuten juvenilen Arthritis (Typ I) betroffen und wie ist die Prognose?

! Mädchen im Vorschulalter. Die Prognose ist bezüglich möglicher Gelenkdestruktionen im Prinzip gut.

i Sowohl Alters- als auch Geschlechtsbezug sind ursächlich nicht geklärt.

Frage 743

? Welche Organe sind bei der oligoartikulären Form der akuten juvenilen Arthritis wegen eines dauerhaften Schadens besonders gefährdet?

! Die Augen

i Es besteht eine hohe Koinzidenz mit einer Iridozyklitis, die der akuten Gelenkmanifestation auch vorausgehen und die initial äußerlich relativ symptomarm verlaufen kann. Sie neigt zur Chronizität und hinterlässt ohne Behandlung oft Residuen. Deswegen sind regelmäßige augenärztliche Untersuchungen (inkl. Spaltlampe) indiziert.

Frage 744

? Inwieweit ist ein positiver Rheumafaktor bei der kindlichen rheumatischen Arthritis wegweisend?

! Kaum. Nur weniger als 10% der erkrankten Patienten weisen eine positiven Rheumafaktor auf.

i Die Rheumafaktor-positive Arthritis betrifft vor allem ältere Mädchen und gehört mit unter 10% aller kindlichen Rheumafällen zu den seltenen Formen. Sie ist prognostisch allerdings auch relativ ungünstig.

Frage 745

? Welche diagnostischen Maßnahmen sind bei Verdacht auf eine Spondylarthritis besonders wichtig?

! Entzündungsparameter, HLA-B-27, Kernspintomografie der Iliosakralgelenke, augenärztliche Untersuchung.

i Die Entzündungsparameter sind in der Regel mäßig bis deutlich erhöht. Der HLA-B-27-Nachweis ist positiv, wobei dieser Marker auch in 5% der gesunden Bevölkerung vorkommt, also nicht beweisend ist. Das MRT ist im Gegensatz zum Röntgen insbesondere zu Beginn die sensitivere Bildgebung. Sehr häufig sind mit dem Krankheitsbild Iridozyklitiden assoziiert.

Frage 746

? Welchen typischen Fieberverlauf hat die systemische juvenile Arthritis (Morbus Still) in der Regel und welche Therapie ist nach Ausschluss anderer Erkrankungen indiziert?

! Typisch ist ein intermittierender Fieberverlauf, bei dem der Allgemeinzustand des Patienten meist besser ist als bei hohem septischen Fieber. Der Einsatz von Kortikosteroiden führt in kürzester Zeit zur Entfieberung.

i Die Abgrenzung zur Sepsis unklarer Genese kann initial schwierig sein und erfordert dann eine entsprechende Diagnostik. Das prompte Ansprechen auf Kortikosteroide bestätigt ex juvantibus oft die Diagnose.

Frage 747

? Inwiefern kann eine beginnende Leukämie eine wichtige Differenzialdiagnose einer juvenilen Arthritis sein?

! Gelenknahe Gliederschmerzen können das Frühsymptom einer Leukämie sein.

i Da es sich um eine Knochenmarkerkrankung handelt, sind derartige Symptome nicht verwunderlich. Daher ist bei untypischem Beginn einer rheumatischen Erkrankung oft eine Knochenmarkpunktion indiziert. Der Einsatz von Kortikosteroiden kann eine Leukämie verschleiern.

Frage 748

? Nennen Sie die wichtigsten therapeutischen Ansätze bei der juvenilen Arthritis.

! Nicht steroidale Antiphlogistika (NSAID), Basistherapie bei längerer Dauer (z. B. MTX, Azatioprin, Sulfasalazin), physikalische Maßnahmen, Krankengymnastik und Ergotherapie, Kortikosteroide, v. a. lokale, und Biologica.

i *Alle Behandlungsansätze sind nach heutigem Wissen nicht kausal. Am Beginn steht grundsätzlich der Einsatz von NSAIDs. Bei Chronizität sollte nicht zu lange mit dem Einsatz einer Basistherapie gezögert werden. Bereits frühzeitig sollte eine Physiotherapie erfolgen.*

Frage 749

? Welche der folgenden Medikamente haben eine kurze Halbwertzeit: Ibuprofen, Diclofenac, Naproxen oder Indometacin?

! Ibuprofen und Diclofenac haben eine kurze Halbwertszeit von wenigen Stunden, Naproxen und Indometacin eine deutlich längere. Die Halbwertszeit von Indometacin hat eine relativ große Varianz.

i *Bei der Frage nach der Einnahmehäufigkeit sollte die Halbwertszeit berücksichtigt werden.*

Frage 750

? Wann ist bei rheumatischen Erkrankungen bevorzugt mit Kälteanwendungen und wann mit warmen Applikationen zu arbeiten?

! Im Akutstadium (Überwärmung, akuter Erguss etc) wirken Kälteanwendungen besser, bei Chronizität kann Wärmeanwendung indiziert sein (Fango etc).

i *Beim chronischen Rheuma sind die Grenzen allerdings oft fließend. Manchmal können die Patienten am besten beurteilen, was ihnen im individuellen Fall hilft.*

Frage 751

? Ist eine Ruhigstellung im Gipsverband (Tutor) bei einer akuten juvenilen Arthritis indiziert?

! Nein.

i *Eine Ruhigstellung führt in kürzester Zeit zu Muskelatrophie und Kontraktur. Die Kontrakturneigung ist bei der Grundkrankheit auch schon ohne Ruhigstellung hoch. Deswegen ist eine frühzeitige Physiotherapie zur Vermeidung von Kontrakturen indiziert.*

Frage 752

? Welche Nebenwirkungen begrenzen den Einsatz von systemischen Kortikosteroiden bei Kindern mit juveniler Arthritis?

! Wachstumshemmung, Osteoporose.

i *Beide Symptome gehören zum Krankheitsbild. Daher werden die Auswirkungen nach Absetzen der Therapie oft noch schlechter als bei anderen Patienten ausgeglichen. Natürlich spielen auch die weiteren spezifischen Nebenwirkungen der Kortikosteroide auf Stoffwechsel und Augen eine Rolle.*

Frage 753

? Ein Patient erkrankt mit einer sehr schmerzhaften, relativ schnell von einem zum anderen Gelenk springenden Polyarthritis. Betroffen sind vor allem die großen Gelenke. Anamnestisch wurde vor einiger Zeit eine Angina durchgemacht. Worum handelt es sich?

! Es besteht der Verdacht auf ein rheumatisches Fieber.

i *Das rheumatische Fieber als klassische Folgekrankheit einer Streptokokkenerkrankung ist in Deutschland selten geworden, aber nicht vollständig verschwunden. Gefahren drohen durch eine Karditis. Die Polyarthritis heilt folgenlos aus.*

Frage 754

? Gibt es eine bundesweite Selbsthilfeorganisation für Rheumakranke?

! Ja. Die Deutsche Rheumaliga.

i *Sie hat in allen Bundesländern Vertretungen und ist bei der Beratung, gerade auch in sozialen Fragen, sehr kompetent und hilfreich, sodass man den Eltern raten sollte, Mitglied zu werden.*

Juvenile Arthritis

Sekundäre Arthritiden

Frage 755

? Ein Patient mit einem Morbus Crohn bekommt während des Krankheitsverlaufs eine Gonarthritis. Wie ist das zu werten?

! Chronisch entzündliche Darmerkrankungen (Morbus Crohn, Colitis ulcerosa) sind relativ häufig mit peripheren Arthritiden assoziiert.

i *Die Assoziation ist ursächlich nicht geklärt. Die Arthritis hat eine günstige Prognose.*

Frage 756

? Wie sind Prognose und Behandlung einer Coxitis fugax?

! Die Prognose ist gut. Persistieren die Symptome über eine längere Zeit, muss die Diagnose revidiert werden. Im Akutstadium ist bei ausgeprägter Symptomatik eine Therapie mit NSAIDs indiziert.

i *Es handelt sich um eine flüchtige Synovitis mit Reizerguss, der sich sonografisch sehr gut darstellen lässt. Ein Resterguss ist oft länger als die klinischen Symptome nachweisbar.*

Frage 757

? Was versteht man unter einer infektassoziierten Arthritis und wie ist die Prognose?

! Auslöser dieser Arthritisformen sind verschiedene Viren und pathogene Darmerreger wie Yersinien und Campylobacter, aber auch andere Erreger wie Chlamydien, Borrelien und auch Streptokokken. Die letzte Form ist aber nicht mit einem Streptokokken-induzierten rheumatischen Fieber zu verwechseln.

i *Bei den meist selbstlimitierenden Erkrankungen reicht im Allgemeinen eine Therapie mit NSAIDs aus. Einige Erreger wie Borrelien und Streptokokken machen aber eine antibiotische Eradikationstherapie erforderlich.*

Frage 758

? Ein türkisches Schulmädchen erkrankt zum dritten Mal mit den Symptomen hohes Fieber, heftige Bauchschmerzen und Gonarthritis. Bei den vorherigen Malen waren die Symptome nach relativ kurzer Zeit spontan wieder verschwunden. Was ist die wahrscheinlichste Differenzialdiagnose?

! Familiäres Mittelmeerfieber.

i *Betroffen sind vor allem Angehörige aus dem Mittelmeerraum. Die Diagnose kann zu etwa 75% molekulargenetisch verifiziert werden. Die Hauptgefahr liegt in der Entwicklung einer späteren Amyloidose, sodass aus heutiger Sicht der Langzeiteinsatz von Colchicin gerechtfertigt ist.*

Kollagenosen und Vaskulitiden

Frage 759

? Ist der Phänotyp der Purpura Schonlein-Henoch eher uniform oder variabel?

! Sehr variabel.

i *Es handelt sich um ein Vaskulitis-Syndrom. Anfangs klagen die Patienten manchmal nur über Schmerzen. Es finden sich Arthralgien und Unterschenkelödeme. Die symmetrischen Effloreszenzen können lediglich petechial, aber auch urtikariell und flächig imponieren. Ein Blick auf den Glutealbereich lohnt sich immer.*

Frage 760

? Wann ist bei der Purpura Schönlein-Henoch eine Kortikosteroidtherapie indiziert?

! Bei ausgeprägten Bauchschmerzen.

i *Die Therapie erfolgt symptomatisch. Ihre Wirkung besteht vermutlich vor allem in der Reduktion der enteralen Ödeme, sodass die Heftigkeit der Koliken sowie die Gefahr von Invaginationen reduziert wird. Eine Nephritis wird durch die Therapie nicht verhindert.*

Frage 761

? Welche Untersuchung ist bei der Verlaufskontrolle der Purpura Schönlein-Henoch besonders wichtig?

! Die Urinuntersuchung.

i Eine initiale mäßige Erythrozyturie ist nicht beunruhigend. Es ist im Einzelfall sogar nicht immer klar, ob die Erythrozyten aus der Schleimhaut der ableitenden Harnwege oder aus der Niere stammen. Wenn im späteren Verlauf allerdings eine Erythrozyturie und zusätzlich eine Proteinurie auftritt, muss von einer Nierenbeteiligung mit der Gefahr einer chronischen Nephritis ausgegangen werden. Blutdruckkontrollen sind dann ganz besonders wichtig.

Frage 762

? An welche Krankheit muss man bei einem Kleinkind mit prolongiertem Fieber, Konjunktivitis, Lippenrötung und Erdbeerzunge, Schwellung der Halslymphknoten und Palmarerythem denken?

! An ein Kawasaki-Syndrom.

i Es handelt sich um ein Vaskulitissyndrom, das an den Gefäßen von Haut und Schleimhäuten beginnt. Später folgt dann die Vaskulitis der mittleren Arterien.

Frage 763

? Wie ist die Therapie des Kawasaki-Syndroms?

! Initial hoch dosierte Immunglobulingabe, zusätzlich im späteren Verlauf Acetylsalicylsäure in niedriger Dosierung zur Aggregationshemmung der Thrombozyten.

i Die Therapie sollte unbedingt in der ersten Krankheitswoche beginnen, da die gefürchtete Beteiligung der Koronararterien in der zweiten Woche einsetzt.

Frage 764

? Welche Differenzialdiagnosen fallen Ihnen bei Verdacht auf ein Kawasaki-Syndrom ein?

! U.a. Still-Syndrom, Scharlach, beginnende Masern, Toxic-shock-Syndrom, Stevens-Johnson-Syndrom.

i Bei allen genannten Erkrankungen spielen Vaskulitiden eine wichtige Rolle, sodass es nicht verwunderlich ist, dass sich viele Symptome sehr ähneln. Wegen der unterschiedlichen Therapie ist eine rechtzeitige Entscheidung aber von großer Bedeutung.

Frage 765

? Welche Antikörper sind typisch beim systemischen Lupus erythematodes?

! Antinukleäre Antikörper (ANA) gegen Doppelstrang-DNS.

i Der Lupus erythematodes ist der Prototyp einer Autoimmunerkrankung mit Manifestation an diversen Organsystemen. Gelenke sind zu über 70 % involviert. Während ANA auch bei anderen rheumatischen Erkrankungen, wie typischerweise bei der oligoartikulären Form der akuten juvenilen Arthritis (Typ I) vorkommen, finden sich Antikörper gegen Doppelstrang-DNS in der Regel nur beim systemischen Lupus erythematodes.

Frage 766

? Ein Patient klagt seit einiger Zeit über allgemeine Muskelschwäche. Bei genauer Inspektion finden sich Erytheme im Gesicht mit einer gewissen Lividität der Augenlider und der Streckseiten der Extremitäten. Welcher Laborparameter ist für die Diagnose wegweisend?

! Die Kreatininkinase.

i Die Symptome sind verdächtig auf eine Dermatomyositis. Wegweisend sind deswegen die Muskelenzyme. Die Kreatinkinase ist im Allgemeinen mäßig bis sehr deutlich erhöht, die GOT mäßig erhöht. Eine grenzwertig normale Kreatinkinase schließt aber eine Dermatomyositis nicht aus.

Neuropädiatrie

Günter Mau

Frage 767

? Wie ist der Erbgang bei der spinalen Muskelatrophie und auf welchem Gen liegt die Störung?

! Autosomal rezessiv. SMN1-Gen auf Chromosom 5q11-13.

i Die Molekulargenetik ist komplex und führt zu einer unterschiedlichen phänotypischen Ausprägung (SMA0 bis SMA4), die als Morbus Werdnig-Hoffmann (SMA1) oder Morbus Kugelberg-Welander (SMA3) bezeichnet werden.

Frage 768

? Ist die Kreatinkinase (CK) bei einer spinalen Muskelatrophie in der Regel deutlich erhöht und somit ein Leitsymptom?

! Nein.

i Da es sich nicht um eine primäre Muskelerkrankung handelt, findet sich im Allgemeinen nur eine geringe, durch den neuronal bedingten Muskelschwund bedingte CK-Erhöhung.

Frage 769

? Ein Patient erkrankt akut mit Schmerzen in den Beinen. Es folgen Schwäche und schließlich aufsteigende Lähmung. Wie lautet die Verdachtsdiagnose?

! Akute Polyradikulitis Guillain-Barré.

i Ausmaß und Geschwindigkeit des Prozesses sind sehr variabel.

Frage 770

? Aufgrund der Klinik wird die Verdachtsdiagnose einer Polyradikulitis gestellt. Der Liquorbefund am 7. Tag nach Beginn ergibt eine deutliche Eiweiß- und Zellerhöhung. Stützt dieser Befund die Diagnose?

! Nicht unbedingt.

i Eine nennenswerte Eiweißerhöhung gehört zwingend zum Krankheitsbild, nicht aber eine deutliche Zellerhöhung. Bei einer solchen Befundkonstellation sollte unbedingt auch nach anderen Ursachen gesucht werden (z. B. spinales MRT, Neurophysiologie).

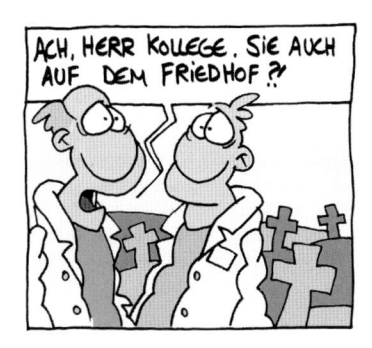

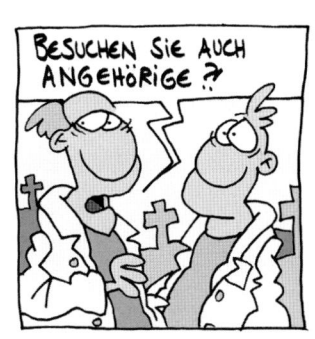

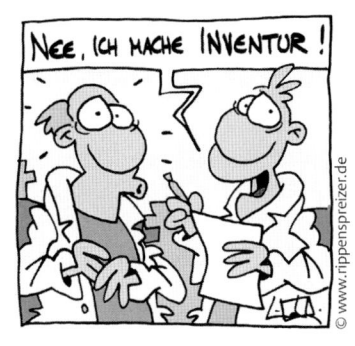

Infektiöse ZNS-Erkrankungen

Frage 771

? Was ist der ätiopathogenetische Unterschied zwischen einer para- und einer postinfektiösen Enzephalitis?

! Erstere ist eine direkt erregerinduzierte Erkrankung, Letztere ist immunologisch bedingt, ohne direkten Erregernachweis.

i Postinfektiöse Enzephalitiden werden vor allem nach Masern-, Varizellen- und Mykoplasmen-Infektionen beobachtet.

Frage 772

? Welche unspezifischen Veränderungen zeigt das EEG bei einem Patienten mit einer Enzephalitis?

! Eine Verlangsamung, zusätzlich auch gegebenenfalls hypersynchrone Aktivität.

i Der Befund ist unspezifisch, aber vor allem auch bei der aktuellen Abgrenzung zur Intoxikation hilfreich.

Frage 773

? Was ist die häufigste Ursache einer akuten Zerebellitis und wie ist die Prognose?

! Varizellen.

i Die wichtigste Differenzialdiagnose bei einer akuten Ataxie ist die Intoxikation.

Multiple Sklerose

Frage 774

? Welcher Liquorbefund ist in den meisten Fällen für eine Multiple Sklerose (MS) typisch?

! Der Nachweis von intrathekal gebildetem Immunglobulin G durch oligoklonale Banden.

i Der Befund ist typisch, allerdings nicht spezifisch.

Frage 775

? Worin besteht die häufigste Augensymptomatik bei einer Multiplen Sklerose?

! Akuter Sehverlust durch eine Retrobulbärneuritis.

i Die Multiple Sklerose ist sehr vielgestaltig. Knapp die Hälfte der Fälle beginnt monosymptomatisch und dann oft mit Augensymptomen.

Frage 776

? Wie ist die Akutbehandlung einer Multiplen Sklerose?

! Kortikosteroidstoßtherapie.

i Ob und wann eine immunmodulatorische Dauertherapie zu beginnen ist, ist im Einzelfall schwer zu entscheiden.

Primäre Kopfschmerzen

Frage 777

? Was versteht man unter einer Migraine accompagnée?

! Biphasischer Verlauf mit einer Aura und nachfolgender Kopfschmerzattacke.

i Auren können sehr vielgestaltig sein, am häufigsten sind Augensymptome.

Frage 778

? Welche Maßnahme ist bei einem Patienten mit chronischen Kopfschmerzen neben der Anamnese und der Untersuchung die wichtigste Maßnahme?

! Das Führen eines Kopfschmerzkalenders.

i Ein Kopfschmerzkalender objektiviert die Häufigkeit, eventuell aber auch auslösende Faktoren. Oft hat allein das Führen eines Kalenders schon einen therapeutischen Effekt.

Frage 779

? Welche Medikamente können beim schweren Migräneanfall bei bisherigem Versagen der üblichen Schmerzmittel (Paracetamol, Ibuprofen) bei Jugendlichen mit Erfolg eingesetzt werden?

! Triptane, z. B. Sumatriptan nasal.

i Der Einsatz ist erst ab dem 12. Lebensjahr zugelassen.

Periphere Lähmungen

Frage 780

? Wie unterscheidet sich eine periphere von einer zentralen Fazialisparese?

! Bei der peripheren Fazialisparese sind alle drei Äste betroffen.

i Durch die doppelseitige kortikale Präsenz kommt es bei der zentralen Parese nur zum Ausfall des 2. und 3. Astes.

Frage 781

? Bei einem bisher völlig unauffälligen Schuljungen fällt zufällig eine einseitige Scapula alata auf. Was ist die Ursache?

! Eine Schädigung des Nervus thoracicus longus.

i Obgleich im Allgemeinen mechanische Ursachen angeschuldigt werden, ist der Auslöser in den meisten Fällen unklar.

Muskeldystrophien

Frage 782

? Ein Junge erlernt das freie Laufen verzögert und verliert diese Fähigkeit dann im Alter von zwei bis drei Jahren wieder. An welches Krankheitsbild muss vor allem gedacht werden?

! An eine progressive Muskeldystrophie Duchenne.

i Es handelt sich um eine X-chromosomale Erkrankung. Für die Differenzialdiagnose stehen molekulargenetische Untersuchungen zur Verfügung.

Frage 783

? Kann man durch eine einfache Untersuchung bei einem kleinen Säugling mit familiärer Belastung eine Muskeldystrophie ausschließen bzw. verifizieren?

! Durch die Bestimmung der Kreatinkinase, die bei betroffen Fällen auch ohne klinische Symptome bereits stark erhöht ist.

i Ein darauf basierendes Neugeborenen-Screening hat sich aus verschiedenen Gründen nicht etabliert. Eine Begründung ist die fehlende therapeutische Option.

Frage 784
? Wie hoch ist die Lebenserwartung eines Patienten mit einer Muskeldystrophie Duchenne?

! 15 bis 25 Jahre.

i Durch nächtliche Atemhilfen in den letzten Lebensjahren lässt sich die Lebensqualität verbessern.

Frage 785
? Haben Patienten mit einer Muskeldystrophie ein erhöhtes Gefährdungspotenzial bei Operationen?

! Ja.

i Vor allem in fortgeschrittenen Fällen kann es zu kardialen Komplikationen und einem der Hyperthermie ähnlichen Krankheitsbild kommen.

Frage 786
? Werden Muskeldystrophien ausschließlich dominant vererbt?

! Nein, es gibt zahlreiche andere Formen, die allerdings alle viel seltener sind.

i Zur genauen Differenzierung und genetischen Beratung muss deswegen eine molekulargenetische Untersuchung gefordert werden.

Frage 787
? Ist die Anlage zur malignen Hyperthermie erblich?

! Ja.

i Zur präoperativen Anamnese gehört deswegen die Frage nach typischen Operationskomplikationen bei den Eltern.

Frage 788
? Was ist das pathogenetische Substrat bei Myasthenia gravis?

! Der Verlust von Acetylcholinrezeptoren.

i Es handelt sich um eine Autoimmunkrankheit, sodass sowohl eine Therapie mit Acetylcholinesteraseinhibitoren als auch eine immunsuppressive Therapie indiziert ist.

Spastische Lähmungen

Frage 789
? Wie werden die Zerebralparesen symptomatisch eingeteilt?

!
- spastisch
- dyskinetisch
- ataktisch

i Die spastischen Formen sind mit etwa 85 % mit Abstand die häufigsten. Die Kombination verschiedener Symptome ist allerdings häufig.

Frage 790
? Welche Form einer Zerebralparese findet sich überproportional bei ehemaligen Frühgeborenen?

! Eine spastische Diplegie.

i Die meisten Störungen entstehen im 3. Trimenon durch periventrikuläre Leukomalazien und posthämorrhagische Parenchymdefekte.

Frage 791
? Weisen Kinder mit einer konnatalen spastischen Hemiparese ganz überwiegend auch kognitive Störungen auf?

! Nein.

i Es handelt sich überwiegend um die Zerebralparese des Reifgeborenen. Die meisten Patienten (etwa ¾) zeigen keine wesentliche Beeinträchtigung ihrer geistigen Entwicklung.

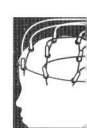

Frage 792

? Welche Therapieoptionen gibt es bei der Behandlung des physiotherapeutisch nicht zu beherrschenden Spitzfußes?

! Operation mit Plastik der Achillessehne, Botulinum-Injektionen.

i Alleinige Schienenbehandlungen sind nicht erfolgreich.

Frage 793

? Welches Gelenk ist bei einer schweren Zerebralparese besonders luxationsgefährdet?

! Das Hüftgelenk.

i Durch die Adduktorenspastik ist die Gefahr einer Luxation sehr groß (40 – 80 %). Sie erschwert die Rehabilitation und die tägliche Pflege erheblich. Es müssen alle prophylaktischen Maßnahmen angewandt werden (Krankengymnastik, Botulinumtoxin etc).

Frage 794

? Gibt es Medikamente, die zu einem akuten Torsionssyndrom führen?

! Ja, z. B. Metoclopramid.

i Metoclopramid wird auch heute noch häufiger bei Kindern mit Erbrechen verordnet. Das entsprechende Antidot ist Biperiden.

Neurologische Erbkrankheiten

Frage 795

? Eine Jugendliche klagt seit längerer Zeit über okzipital betonte Kopfschmerzen. Im Rahmen der Abklärung fällt in einer augenärztlichen Untersuchung ein Papillenödem beidseits auf. Für welche Erkrankung wäre die Symptomatik typisch?

! Es könnte sich um einen Pseudotumor cerebri handeln.

i Bei dem Pseudotumor cerebri handelt es sich um eine idiopathische intrakranielle Hypertension. Die Bildgebung (MRT) ist hierbei unauffällig. In einer Lumbalpunktion lässt sich die Diagnose durch Nachweis eines stark erhöhten Liquordrucks bestätigen. Das Ablassen von Liquor beseitigt den Hirndruck und verbessert die Symptomatik. In der Dauertherapie wird Azetazolamid zur Reduktion der zerebralen Liquorproduktion eingesetzt. Langfristig hat die Erkrankung eine gute Prognose mit Tendenz zur Spontanheilung.

Frage 796

? Welches sind die wichtigsten Leitsymptome eines Rett-Syndroms?

! Betroffen sind Mädchen mit einer normalen frühkindlichen Entwicklung, einer Regredienz ihrer intellektuellen und psychomotorischen Fähigkeiten, Verlust der Handfunktion mit Handstereotypien und Gangdyspraxien.

i Die Mutation liegt auf dem X-Chromosom.

Frage 797

? Ein Säugling erkrankt an einem BNS-Anfallsleiden. Bei der Inspektion finden sich einige fleckförmige Hypopigmentierungen. Welche Diagnose ist wahrscheinlich?

! Tuberöse Sklerose.

i Die sogenannten white spots sind im Säuglingsalter oft noch nicht sehr deutlich. Man muss bei einem Säugling mit BNS-Leiden gezielt nach ihnen fahnden, eventuell mit der Wood-Lampe.

Frage 798

? Was kennzeichnet den Verlauf der verschiedenen Neurolipidosen?

! Die Progredienz der Symptome mit Verlust schon vorhandener Fähigkeiten.

i Unter Neurolipidosen fasst man eine heterologe Gruppe von Speicherkrankheiten zusammen, bei denen die ZNS-Symptome im Vordergrund stehen. Je nach Speicherung kann sowohl die graue wie die weiße Substanz betroffen sein. Auch wenn die Progredienz der Erkrankung allen Erkrankungen gemein ist, so ist doch der Beginn (früh und spät), die Art der Symptomatik und die Geschwindigkeit der Veränderungen sehr unterschiedlich.

Frage 799

? Bei welcher klinischen Symptomatik sollte man an eine Friedreich-Ataxie denken?

! Charakteristisch ist die Hohlfußbildung (Pes excavatus). Die neurologische Untersuchung zeigt neben einer Ataxie eine Muskelschwäche und Sensibilitätsverluste. Als extraneuronales Symptom kann u. a. eine Kardiomyopathie auftreten.

i Die Erkrankung beruht auf einem genetischen Defekt (Trinukleotid-Expansion) des Frataxin-Gens. Die Diagnosestellung beruht auf der typischen Klinik, einer Reduktion der sensiblen Nervenleitgeschwindigkeit und der molekulargenetischen Untersuchung.

Frage 800

? Wie ist die Prognose einer tuberösen Sklerose?

! Der Krankheitsverlauf ist progredient. Die Patienten bedürfen im Allgemeinen einer langfristigen antiepileptischen Therapie. Mit Komplikationen am Herzen und den Nieren ist zu rechnen.

i Neben der neuropädiatrischen Kontrolle gehört deswegen die Sonografie des Herzens und der Nieren zum Überwachungsprogramm.

Frage 801

? Bei einem Patienten mit einer deutlichen Skoliose finden sich etliche Cafe-au-Lait-Flecke. Welche Diagnose ist wahrscheinlich?

! Neurofibromatose Typ I.

i Etwa 10% der Patienten mit Neurofibromatose I haben eine progressive Skoliose.

Frage 802

? Welches sind die häufigsten intrazerebralen Tumore bei der Neurofibromatose I?

! Optikusgliome.

i Wenn die Gliome nicht parachiasmatisch liegen, werden sie häufig erst bei einer Kontrollbildgebung entdeckt. Die Häufigkeit solcher Kontrolluntersuchungen ist strittig.

Neurotraumatologie

Frage 803

? Welches Kriterium ist entscheidend für die Differenzialdiagnose eines Schädelhirntraumas und einer Schädelprellung?

! Der Nachweis von Allgemeinstörungen, insbesondere von Bewusstseinsstörungen.

i Auch ohne Zeichen eines Schädelhirntraumas kann es v. a. beim Säugling zur einer Schädelfraktur kommen. Im Allgemeinen bildet sich dann mit einer gewissen Verzögerung ein subgaleatisches Hämatom aus.

Frage 804

? Wie wird heutzutage ein Schädelhirntrauma nach seinem Schweregrad zum Beispiel eingestuft?

! Nach dem Glasgow Coma Scale (GCS).

i Vor allem die Notwendigkeit diagnostischer und therapeutischer Maßnahmen lässt sich mit dem GCS-Score besser einschätzen und standardisieren.

Frage 805

? Ist die einfache Schädelprellung eine eindeutige Indikation für eine konventionelle Röntgen-Schädelaufnahme?

! Nein.

i Die einfache Röntgen-Schädelaufnahme ist nur für den Nachweis einer Schädelfraktur brauchbar. Allerdings sind nur große, parietal verlaufende Frakturen als Indikatoren einer möglichen Blutungsgefahr anzusehen. Bei Schädelhirntraumen ist es sinnvoller, gleich ein CT durchzuführen, da es auch eine vorhandene Fraktur aufdeckt.

Epilepsien

Frage 806
? Was ist das elektrophysiologische Korrelat eines epileptischen Anfalles?

! Eine atypische Depolarisation der Zellmembran von Neuronen.

i Die Depolarisation löst nicht ein, sondern mehrere Aktionspotenziale aus.

Frage 807
? Welche Zellfunktionsstörungen sind für die Entstehung von Depolarisationsstörungen verantwortlich?

! Störungen der Ionentransportkanäle.

i Bisher sind nur wenige dieser Störungen genetisch determiniert.

Frage 808
? Wodurch entscheidet sich vermutlich, ob ein Anfall generalisiert oder fokal bleibt?

! Von der Zahl der betroffenen exzitatorischen und inhibitorischen Neurone.

i Wichtige Neurotransmitter bei der Entstehung von Anfällen sind u. a. Gammaaminobuttersäure, Acetylcholin, Glutamat und andere.

Frage 809
? Welche Merkmale von Anfällen nutzt man bei der symptomatischen Beschreibung bzw. Einteilung von epileptischen Anfällen?

! Generalisierte, fokale, unklassifizierbare und kleine und große Anfälle.

i Die Symptomatik ist oft gemischt, kleine Anfälle sind mit großen kombiniert, fokale können generalisieren.

Frage 810
? Was versteht man unter einem Status epilepticus?

! Eine kontinuierliche klinische oder auch nur elektrophysiologische Anfallsaktivität mit oder ohne Bewusstseinsstörung über einen längeren Zeitraum (über 30 min.), gegebenenfalls auch in Intervallen ohne Erlangung des Bewusstseins.

i Es handelt sich um einen Notfall, der ein schnelles therapeutisches Eingreifen notwendig macht.

Frage 811
? Äußern sich epileptische Anfälle nur mit motorischen Symptomen?

! Nein, es gibt motorische, sensible, sensorische und vegetative Anfälle.

i Bei motorischen Anfällen ist die Diagnose üblicherweise am einfachsten zu stellen, da das Anfallskorrelat sichtbar ist.

Frage 812
? Worauf weist eine Aura hin?

! Auf ein fokales Anfallsleiden.

i Die Aura ist auch bei nachfolgendem komplex-fokalem Anfall im Gegensatz zum Anfallsgeschehen erinnerlich.

Frage 813
? Ein Schulmädchen fällt durch zunehmende „Träumereien" in der Schule auf. Welche Untersuchung ist wegweisend?

! Das EEG.

i Die Patientin ist hochverdächtig, an einer Absence-Epilepsie zu leiden. Die Anfänge der Erkrankung werden von Eltern und Lehrern als Träumereien fehlgedeutet.

Frage 814
? Was ist das typische EEG-Korrelat einer Absence-Epilepsie?

! 3/s-Spike-waves.

i In typischen Fällen sind weitere diagnostische Maßnahmen nicht notwendig.

Frage 815

? Ein 13 Jahre altes Mädchen berichtet, dass ihr im Schulunterricht plötzlich übel wurde. Sie sei dann auf dem Boden liegend wieder zu sich gekommen und fühlte sich benommen und unsicher auf den Beinen. Nach Angaben der Mitschüler und Lehrer habe sie mit allen vier Extremitäten gezuckt sowie gespeichelt und sich auf die Zunge gebissen. Rückblickend habe Nele schon seit Längerem immer wieder Aussetzer gehabt. Sie habe öfters kurzfristig abwesend gewirkt und habe z. B. Fragen gestellt über etwas, das gerade besprochen worden war. Bisher wurden die Zustände eher auf Verträumt- und Unkonzentriertheit zurückgeführt. Sie hat gute Schulnoten. Passt das EEG zu dem Krankheitsbild (Abb. 20.1)?

! Es handelt sich um eine Absence-Epilepsie mit zusätzlichem Grand-mal-Anfall. Das Wach-EEG ist pathologisch mit wiederholtem Nachweis von 3/s-Spike-Waves. Zum Teil beginnt die hypersynchrone Aktivität links frontal, daneben finden sich einzelne lokalisierte Dysrhythmien mit Betonung links frontal.

i Absencen um die Pubertät herum beginnen ebenfalls abrupt und dauern wenige Sekunden. Sie sind häufiger mit Grand-mal-Anfällen kombiniert als die Absencen der kleineren Kinder (5.–10. Lebensjahr).

Frage 816

? Welche Substanzen gelten als Mittel der ersten Wahl bei der Behandlung einer Absence-Epilepsie?

! Valproinsäure und Ethosuximid. Auch Lamotrigin ist gut wirksam.

i Während Valproinsäure bereits einen guten Grand-mal-Schutz gewährleistet, sollte Ethosuximid wegen der Gefahr großer Anfälle mit einem Grand-mal-Mittel kombiniert werden.

Frage 817

? Ein Jugendlicher wird morgens nach dem Aufstehen im Badezimmer krampfend vorgefunden. Was ist die wahrscheinlichste Diagnose?

! Aufwach-Grand-mal-Epilepsie.

i Der Zeitpunkt nach dem Aufstehen ist typisch. Vorangegangener Schlafentzug ist ein Provokationsfaktor.

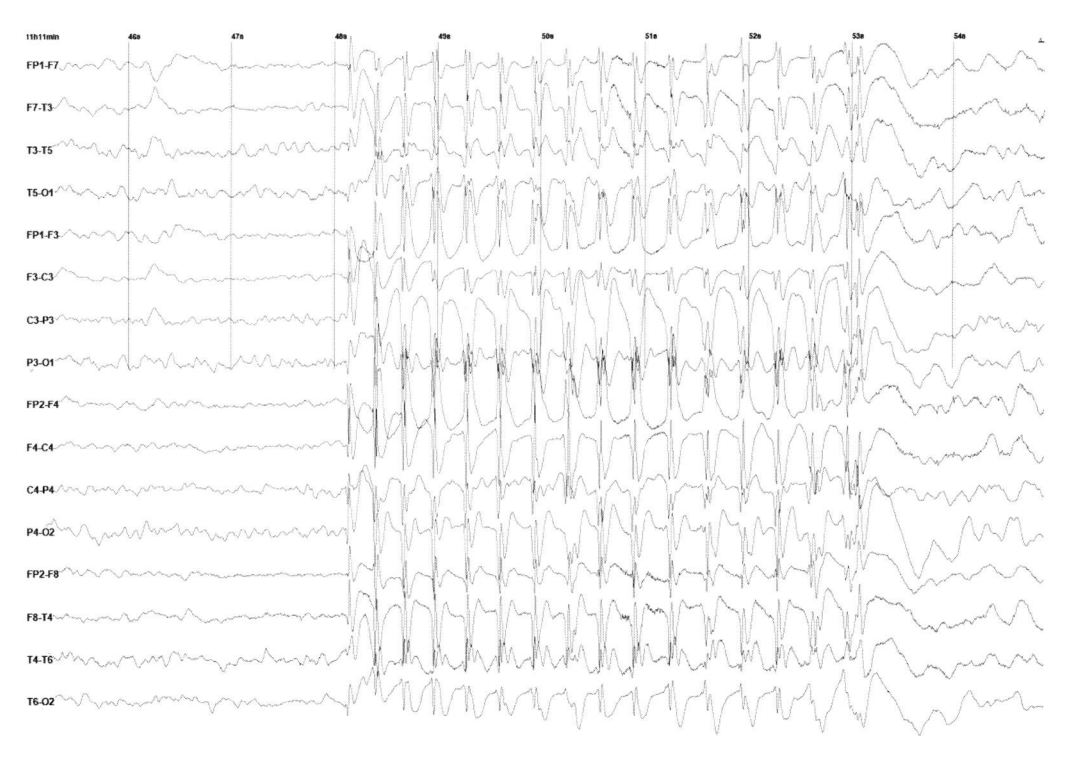

Abb. 20.1 Elektroenzephalografie

Frage 818

? Was versteht man unter einer Reflexepilepsie?

! Durch spezifische Reize ausgelöste Anfälle.

i *Typischer Vertreter dieser Sonderform sind z. B. fotogene Anfälle durch rhythmische Lichtimpulse. Bei eindeutig fotosensiblen Patienten sollte deswegen auf die Fotostimulation beim EEG verzichtet werden, um nicht noch im Labor einen Anfall zu provozieren. Über andere Provokationen wie Lichtorgeln in Diskotheken und flimmernde Bildschirme sollte aufgeklärt werden.*

Frage 819

? Ein einjähriges Kind erbricht morgens nüchtern. Danach ist es am Frühstückstisch nach vorn gesackt und hat über mehrere Minuten eine Lippenzyanose gezeigt sowie eine Blickdeviation nach links, danach wieder normales Verhalten. Zwei Wochen zuvor ist es zuhause kopfüber auf den Fussboden gestürzt. Im Spontanschlaf-EEG zeigten sich links frontozentrale Sharp-waves. Die daraufhin durchgeführte MRT-Aufnahme des Schädels zeigt welche Auffälligkeit (Abb. 20.2)?

! Eine umschriebene Läsion des Hirnparenchyms links frontobasal, wobei differenzialdiagnostisch ein Tumor oder auch eine abgelaufene Blutung oder ein Zustand nach Kontusion infrage kommt.

i *Eine Biopsie erbringt den Nachweis eines niedrigmalignen Astrozytoms. Die dadurch ausgelöste Epilepsie entspricht einem komplex-fokalen Anfallsleiden. Nüchternerbrechen kann ein Hinweis auf eine intrakranielle Drucksteigerung sein. Eine zerebrale Schnittbildgebung ist in jedem Falle indiziert.*

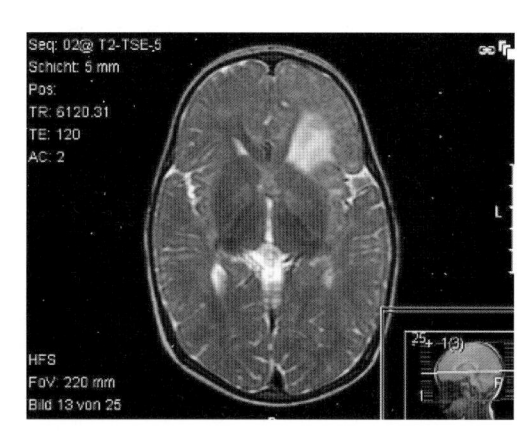

Abb. 20.**2**   Zerebrales MRT

Frage 820

? Ein acht Jahre alter Junge erleidet aus dem Schlaf heraus einen Krampfanfall. Dabei bemerkt er den Beginn des Anfalls, kann nicht sprechen und seinen rechten Arm bewegen. Er selbst kann sich an den ganzen Anfall erinnern. Für welche Art von zerebralem Krampfanfall sprechen Anamnese und EEG-Befund (Abb. 20.3)?

! Es handelt sich um eine Rolando-Epilepsie. Das pathologische Wach-EEG zeigt deutliche, gut strukturierte Sharp-waves links zentrotemporal im Sinne von benignen epilepsietypischen Potenzialen des Kindesalters.

i *Typisch sind im Schlaf auftretende einfach-fokale Anfälle, sehr oft mit Verlust der Sprache und gurgelnden Lauten. Das Bewusstsein ist erst bei einer Generalisierung eingetrübt.*

Frage 821

? Wie ist die Prognose einer Rolando-Epilepsie?

! Gut. Die Anfälle sistieren im Laufe der Pubertät.

i *Eine Therapie ist deswegen nur bei häufigen oder prolongierten Anfällen oder aus psychosozialen Gründen indiziert.*

Frage 822

? An welche Epilepsie muss bei Sprachentwicklungsstörungen gedacht werden?

! An benigne Partialepilepsien.

i *Zur Demaskierung ist ein Schlaf-EEG indiziert, da sich im Schlaf typischerweise eine Aktivierung der hypersynchronen Aktivität bis zum Status finden kann.*

Frage 823

? Wie sieht das EEG beim BNS-Anfallsleiden aus?

! Es findet sich eine Hypsarrhythmie.

i *Das Chaos der Hirnstromaktivität entspricht dem vielgestaltigen klinischen Bild.*

Frage 824

? Wie ist die Prognose eines BNS-Leidens?

! Im Prinzip schlecht.

i *In etwa 75 % der Fälle handelt es sich um eine symptomatische Epilepsie mit präexistenter Hirnschädigung. Die verschiedenen Therapieansätze sind unverändert unbefriedigend.*

Abb. 20.**3** EEG

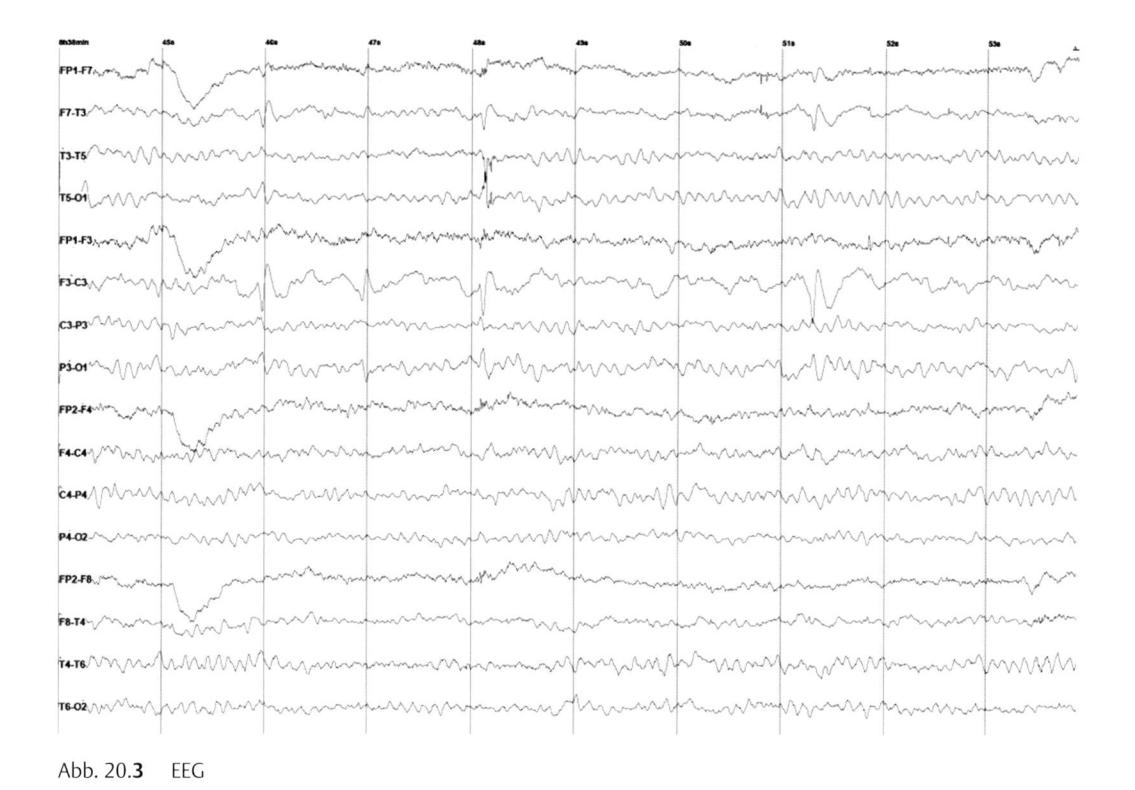

Frage 825

? Bei welchen Epilepsiearten ist Carbamazepin ein Mittel der ersten Wahl?

! Bei primär fokalen Anfällen.

i *Die Behandlung sollte einschleichend beginnen, um die Verträglichkeit zu verbessern. Bei der Einstellung und der langfristigen Kontrolle sind Blutspiegelbestimmungen hilfreich.*

Frage 826

? Welche ernsten Komplikationen drohen bei einer Behandlung mit Valproinsäure?

! Vor allem schwere Hepatopathien sowie Pankreatitiden und Blutbildveränderungen.

i *Gefährdet sind vor allem Säuglinge und Kleinkinder, bei denen sich ein Reye-ähnliches Krankheitsbild entwickeln kann. Die Gefährdung nimmt mit dem Alter deutlich ab.*

Frage 827

? Was sind die wichtigsten Nebenwirkungen bei einer langdauernden Behandlung mit Phenobarbital?

! Eine Beeinträchtigung der kognitiven Funktionen.

i *Es ist nicht gesichert, ob entsprechende Verluste reversibel sind.*

Frage 828

? Welche Komplikationen drohen bei der Behandlung eines Säuglings mit BNS-Leiden mit ACTH?

! Vor allem Blutzuckerentgleisung, Bluthochdruck, Myokardhypertrophie und Infektionen.

i *Alle für das BNS-Leiden infrage kommenden Therapien haben nennenswerte Nebenwirkungen.*

Epilepsien

Frage 829
? Wie ist der komplizierte Fieberkrampf definiert?

! Als fokaler und/oder prolongierter (> 15 min) Anfall mit Wiederholung innerhalb von 24 Stunden.

i Die Einteilung in einfache und komplizierte (komplexe) Fieberkrämpfe ist für die Prognose und eine mögliche Behandlung wichtig.

Frage 830
? Wie groß ist das Risiko nach einem ersten Fieberkrampf für weitere Fieberkrämpfe?

! Etwa 30–35 % erleiden einen zweiten Fieberkrampf, immerhin noch 5 % einen dritten.

i Das Risiko ist deutlich davon abhängig, ob es sich um eine einfachen oder komplexen Anfall gehandelt hat.

Frage 831
? Wie groß ist das Risiko, dass ein Patient mit einem Fieberkrampf später an einer Epilepsie leiden wird?

! Bei einfachen Anfällen liegt die Wahrscheinlichkeit unter 3 %. Umso häufiger und vor allem komplizierter die Fieberkrämpfe sind, umso höher ist die Wahrscheinlichkeit. Sie kann auf bis zu 50 % steigen.

i Fieberkrämpfe sind in solchen Fällen nicht die Wegbereiter, sondern die Erstsymptome einer beginnenden Epilepsie.

Frage 832
? Wie sind die Eltern bezüglich der Entwicklung bei einem einfachen Fieberkrampf aufzuklären?

! Die Prognose ist gut.

i Es gibt keinerlei Evidenz, dass sich Kinder nach einem Fieberkrampf schlechter als ihr Alterskollektiv entwickeln. Allerdings kann eine spätere Epilepsie diese Prognose verändern.

Frage 833
? Was ist das eigentliche Ziel einer rektalen Diazepamtherapie im Anfall?

! Das Verhindern prolongierter Anfälle.

i Die meisten Fieberkrämpfe persistieren innerhalb weniger Minuten, sodass das rektal applizierte Diazepam noch gar nicht wirken konnte.

Frage 834
? Welche Untersuchungen sind beim zyanotischen Affektkrampf indiziert?

! Neben der allgemeinen Untersuchung ein Blutbild.

i Das EEG ist typischerweise bei den betroffenen Kindern normal, aufgrund der Persönlichkeit der Kinder aber nur mühsam abzuleiten. Es gibt vage Hinweise, dass ein Eisenmangel eventuell ein Kofaktor sein könnte.

Frage 835
? Was charakterisiert den Pavor nocturnus?

! Ein unvollständiges Aufwachen in der ersten Hälfte der Nacht, mit Angstverhalten und ohne Erinnerung an das Ereignis.

i Das Phänomen ist oft familiär gehäuft, Ursache und Altersbindung sind unklar.

Frage 836
? Gibt es Zusammenhänge zwischen einer orthostatisch bedingten Synkope und einem Krampfanfall?

! In wenigen Fällen mündet die ansonsten unkomplizierte Synkope in einem Anfall, der phänotypisch nicht von einem epileptischen Krampfanfall zu unterscheiden ist.

i Die Anamnese ist für die Einschätzung das Wichtigste. Ein solches Ereignis ist kein Hinweis auf eine besondere Epilepsiegefährdung.

Frage 837
? Ist der Gesamtkalziumwert bei der Hyperventilationstetanie verändert?

! Nein.

i Entscheidend ist die Alkalose durch die Hyperventilation. Deswegen besteht auch keine Indikation für eine Kalziuminjektion, sondern für die Beseitigung der Alkalose, z. B. durch Rückatmen aus einem Plastikbeutel und Beruhigung.

Kinder- und Jugendpsychiatrie

Günter Mau

Frage 838

? Was versteht man in der Psychiatrie unter einer multiaxialen Klassifikation?

! Eine multiaxiale Klassifikation soll dem Umstand Rechnung tragen, dass psychiatrische Erkrankungen ihre Wurzeln in verschiedenen Dimensionen haben.

i Das in Deutschland oft angewandte multiaxiale System für psychiatrische Krankheiten im Kindes- und Jugendalter enthält sechs Achsen.

Frage 839

? Wie ist das Verhältnis von Jungen zu Mädchen bei Essstörungen?

! 1 : 10.

i Pathogenese und Ursache des Geschlechterverhältnisses sind ungeklärt.

Frage 840

? Handelt es sich bei Mädchen mit einer Anorexia nervosa eher um intelligente oder intelligenzgeminderte Patientinnen?

! Eher um intelligente Mädchen.

i Bei einem deutlich intelligenzgeminderten Mädchen muss man bei der Diagnose Anorexia nervosa seine Zweifel haben.

Frage 841

? Wie verhält sich der Cortisolspiegel bei einer Anorexia nervosa?

! Er ist hoch.

i Der hohe Cortisolspiegel schließt verlässlich eine Addison-Krankheit aus, die auf den ersten Blick eine gewisse Ähnlichkeit mit der Anorexia nervosa hat.

Frage 842

? Welches sind die drei Elemente der Therapie bei der Anorexia nervosa?

! Gewichtszunahme, Psychotherapie der Patientin, Familienberatung.

i Alle Therapieelemente sind im Einzelnen nicht evidenzbasiert, sondern empirisch.

Frage 843

? Gibt es eine pharmakologische Therapie, welche die Krankheitssymptomatik der Anorexia nervosa entscheidend verändern kann?

! Nein.

i Weder eine Ersatztherapie bei erniedrigtem Hormonspiegel noch die Gabe von Psychopharmaka löst die Krankheitsproblematik.

Frage 844

? Was versteht man unter einer Anorexia athletica?

! Ein Missverhältnis zwischen Nahrungszufuhr und durch exzessives Training erhöhtem Kalorienverbrauch.

i Der Übergang zu einer Anorexia nervosa ist fließend.

Frage 845

? Was ist der Unterschied zwischen einer Angstneurose und einer Phobie?

! Die Angstneurose ist nicht auf eine spezifische Situation gerichtet, die Phobie wird durch die Furcht vor einer ganz speziellen Situation (Konfrontation mit einem Hund, Klaustrophobie etc) ausgelöst.

i Phobien sind recht häufig. Sie werden im Allgemeinen verhaltenstherapeutisch, z. B. durch Konditionierung behandelt.

Frage 846

? Was versteht man unter einem posttraumatischen Stresssyndrom?

! Die Patienten reagieren mit einer Vielzahl von Angstsymptomen auf psychische Stresssituationen, wie eine Vergewaltigung, oder lebensbedrohliche Situationen, wie schwere Unfälle, Hausbrände etc.

i Neben einer Pschychotherapie kann gerade initial auch eine zusätzliche Pharmakotherapie hilfreich sein

Frage 847
? Gibt es im Kindesalter schon depressive Störungen?

! Ja.

i Kennzeichnend ist die Trias aus trauriger, depressiver Grundstimmung, Denkhemmung und Hemmung der Handlungsfähigkeit.

Frage 848
? Was versteht man unter einer reaktiven Depression?

! Auslöser ist ein akutes psychisches Trauma, wie der Tod eines nahen Verwandten, das Versagen bei einem Examen etc.

i Von ihrer Natur her sind sie vorübergehend.

Frage 849
? Können Schizophrenien schon im Kindes- und Jugendalter sichtbar werden?

! Ja. Etwa 5 % der Schizophrenien beginnen vor dem 15. Lebensjahr.

i In dieser Altersgruppe ist eine sichere Diagnose sehr schwierig. Eine Schizophrenie kann beispielsweise im Jugendalter mit depressiven Symptomen beginnen.

Frage 850
? Was kennzeichnet Zwangsstörungen?

! Wiederkehrende Gefühle, Empfindungen und Handlungen, die vom Patienten als unangenehm empfunden, aber nicht unterbunden werden können.

i Sie können einzeln vorkommen, sind aber häufig in übergeordnete Störungen wie Schizophrenien und Depressionen eingebunden. Die Grenzen sind fließend.

Frage 851
? Was kennzeichnet Suizidgedanken beim Jugendlichen?

! Sie sind häufiger als bei älteren Menschen situationsgebunden.

i Suizidgedanken und -phantasien sind bei Jugendlichen häufig. Etwa 50 % aller Jugendlichen berichten auf Befragen davon.

Frage 852
? Was versteht man unter einem Konversionssyndrom?

! Transportierung eines psychischen Konfliktes in ein körperliches Symptom.

i Beispiele sind psychogene Lähmungen, psychogene Anfälle etc. Organische Krankheiten müssen vor der Diagnose eines Konversionssyndroms zwingend ausgeschlossen werden.

Frage 853
? Welches sind die Hauptmerkmale eines ADHS?

! Aufmerksamkeitsschwäche, Impulsivität, Hyperaktivität.

i Das eigentliche Problem ist letztlich die Auswirkung des fehlgeleiteten Verhaltens in der Schule und der Familie.

Frage 854
? Was ist für die Diagnosestellung eines ADHS am wichtigsten?

! Die typische Anamnese, oft schon mit Hinweisen aus der Kleinkindzeit, Beobachtung des Patienten und spezifische ADHS-Fragebögen.

i Weiterführende psychologische Entwicklungsteste sind eventuell zur Frage von Komorbiditäten wichtig, ein EEG bei der Frage nach einem Anfallsleiden.

Frage 855
? Was ist das Therapieziel beim ADHS?

! Die Behandlung ist nicht kurativ sondern nur symptomatisch, es gilt vor allem, die negativen Folgen eines ADHS zu minimieren.

i Die Therapie sollte multimodal sein, wichtigster Baustein ist die medikamentöse Therapie mit Stimulanzien.

Frage 856
? Hat die übliche Therapie mit Stimulanzien nach derzeitigem Kenntnisstand ein Suchtpotenzial?

! Nein.

i Die Aussage gilt für die empfohlenen üblichen Dosen. Für eine Hochdosis Therapie bestehen keine sicheren Erfahrungen.

Frage 857

? Welchen Stellenwert haben Komorbiditäten beim ADHS?

! Bis zu 80% der Patienten weisen weitere Störungen auf wie Störungen der motorischen und Sprachentwicklung, des Sozialverhaltens, Legasthenie, Dyskalkulie, Depressionen, bipolare Störungen und andere.

i Umso mehr Komorbiditäten auftreten, umso mehr zeigen sich die fließenden Grenzen des ADHS.

Frage 858

? Was ist beim unkomplizierten Tic zu tun?

! Möglichst wenig, da es sich im Allgemeinen um selbstlimitierende Phänomene handelt.

i Tics sind relativ häufig, ihre Phänomenologie ist groß (Blinzel-, Räusper-, Hustentic etc). Häufig verschwindet ein Tic, kehrt aber später in anderer Form wieder. Beim Husten- und Räuspertic muss man die Patienten vor der falschen Diagnose einer chronischen Bronchitis behüten.

Frage 859

? Was subsummiert man unter dem Begriff frühkindliche Regulationsstörungen?

! Exzessives Schreien, Schlaf- und Fütterungsstörungen.

i Sie belasten die Eltern-Kind-Beziehungen und sind oft der erste Hinweis auf eine Störung der sozial-emotionalen Entwicklung.

Frage 860

? Wodurch sind autistische Störungen gekennzeichnet?

! Durch eine qualitative Einschränkung der sozialen Kompetenz, der Kommunikation sowie stereotyper Verhaltensmuster und Sonderinteressen.

i Man nimmt für alle Formen zusammen eine Prävalenz von etwa 1% an. Die Patienten gehören wegen der Komplexität der Diagnostik und Therapie in die Obhut der Kinderpsychiatrie.

Frage 861

? Wie hoch schätz man den Anteil von mentaler Retardierung in der Bevölkerung?

! Auf etwa 2% (IQ unter 70).

i Lediglich bei der Hälfte der Fälle ist die mentale Retardierung ursächlich geklärt. Männer überwiegen.

Chirurgie

Günter Mau

Magen-Darm-Trakt

Frage 862

? Welche Ösophagusverätzung ist die gefährlichere: die durch Laugen oder die durch Säuren?

! Die durch Laugen.

i Bei Laugenverätzung kommt es zu einer Kolliquationsnekrose mit der großen Gefahr einer Durchwanderung der Wandschichten und nachfolgender Mediastinitis

Frage 863

? Was ist das Besondere bei der Appendizitis des Kleinkindes?

! Die Symptome sind typischerweise sehr unspezifisch.

i Die Inzidenz ist im Kleinkindesalter gering, sodass eher nicht mit einer Appendizitis gerechnet wird. Wegen der unspezifischen Symptome wird die Diagnose nur selten rechtzeitig gestellt, sodass es relativ häufig zur Perforation kommt. Bei Jungen ist manchmal ein Skrotalödem wegweisend.

Frage 864

? Wie sind die Initialsymptome einer akuten Invagination?

! Plötzlich einsetzende kolikartige Bauchschmerzen, initial oft mit vegetativer Symptomatik.

i Darmblutungen sind eine Spätsymptom. Nach einer gewissen Zeit findet sich oft ein relativ symptomfreies Intervall. Beweisend ist die Sonografie, die ein typisches Kokardenphänomen zeigt. Therapie der Wahl bei frühzeitiger Diagnosestellung ist eine Desinvagination, die heute bevorzugt hydrostatisch unter sonografischer Kontrolle durchgeführt wird.

Frage 865

? Was ist nach konservativer Therapie einer Invagination bei der Entlassung unbedingt mit den Eltern zu besprechen?

! Die Rezidivgefahr.

i Wenn die Eltern um die Gefahr eines Rezidivs wissen, werden sie ihr Kind im Wiederholungsfall sofort vorstellen. Die Sonografie kann dann schnell eine Klärung herbeiführen.

Frage 866

? Heilen indirekte Hernien des Kleinkindes spontan aus?

! Nein.

i Bei erfolgloser Reposition ist die sofortige Operation indiziert. Bei reponiertem Bruch sollte zeitnah eine Operation geplant werden. Bei Diagnose ohne vorangegangene Einklemmung ist eine Operation in absehbarer Zeit indiziert, da grundsätzlich das Risiko einer Einklemmung besteht.

Frage 867

? Welche 3 Kriterien sichern die Diagnose einer Pylorusstenose?

! – Anamnese
– Positiver Sonografiebefund
– Magenreste

i Die Sonografie allein beweist bei mäßig ausgeprägtem Befund noch keine Operationsindikation. Als typisches klinisches Symptom tritt schwallartiges Erbrechen auf. Eine relevante Pylorusstenose führt immer zu erheblichen Magenresten.

Frage 868

? Wodurch entstehen die Darmblutungen beim Meckel-Divertikel?

! Es findet sich ektope Mukosa mit Säuresekretion im Divertikel, die zu Ulzerationen führt.

i Die Säure wird nicht, wie im oberen Darmabschnitt, durch intestinale Sekrete neutralisiert. Die Diagnose kann durch szintigrafische Verfahren gesichert werden.

Frage 869

? Welche Gefahr besteht bei einem Säugling mit einem Morbus Hirschsprung?

! Die Entwicklung eines toxischen Kolons mit vitaler Bedrohung.

i Das aganglionäre Segment beginnt anal und reicht unterschiedlich weit nach proximal. Probebiopsien müssen deswegen immer weit genug nach proximal durchgeführt werden, um das gesamte aganglionäre Segment zu definieren. Die Kolonerweiterung betrifft die Abschnitte oberhalb des aganglionären Segments.

Frage 870

? Eine Mutter bemerkt in der Windel, dass dem Stuhl Blutfäden aufgelagert sind, ohne Beimengungen von Schleim. Wie heißt die Verdachtsdiagnose?

! Analfissur.

i Im Allgemeinen steht die Obstipation mit einer voluminösen Stuhlwalze im Vordergrund. Zur Abheilung ist deswegen die Behandlung der Obstipation wichtig. Im Säuglingsalter können Blutauflagerungen auf dem Stuhl auch auf eine Allergie gegen Kuhmilchprotein hinweisen.

Frage 871

? Eltern berichten, dass bei ihrem zwei Jahre alten Kind häufiger ein Analprolaps auftritt. Woran muss man denken?

! Die häufigste Ursache ist eine chronische Obstipation. Analprolapse kommen aber auch gehäuft bei einer Mukoviszidose vor und können ein wichtiges Verdachtsmoment sein.

i Nach Ausschluss von Grundkrankheiten steht die langfristige Behandlung der Obstipation im Vordergrund. Chirurgische Maßnahmen sind selten sinnvoll.

Penis, Testes und Skrotum

Frage 872

? Warum sollte bei einer kommunizierenden Hydrocele testis eine Operation erfolgen?

! Sehr häufig liegt eine assoziierte Hernie vor.

i Die Hydrocele testis heilt in der Regel nicht spontan. Bei einer assoziierten Hernie ist die Diagnose eines Bruches erschwert.

Frage 873

? Warum ist die zeitnahe Diagnose bei einer Hodentorsion so wichtig?

! Bei einer kompletten Drehung ist der Schaden nach wenigen Stunden irreparabel.

i In etwa 50% der Fälle ist der Verlauf protrahiert und die Diagnose wegen der fehlenden Dramatik nicht immer einfach zu stellen. Im Zweifelsfall muss die Operation in dem zur Verfügung stehenden Zeitfenster durchgeführt werden.

Frage 874

? Was ist eine Hydatidentorsion?

! Hydatiden sind kleine Anhangsgebilde vor allem des Nebenhodens. Die Symptome einer Drehung ähneln denen einer Hodentorsion.

i Es ist oft schwierig, klinisch eine sichere Diagnose zu stellen. Im Zweifelsfall muss deswegen operiert werden. Die Nekrose der Hydatide selbst hat keine Bedeutung.

Frage 875

? Was ist der Unterschied zwischen einem Gleit- und einem Pendelhoden?

! – Ein Gleithoden lässt sich in das Skrotalfach herabziehen, retrahiert aber spontan sofort wieder in seine Ausgangslage.
– Ein Pendelhoden verbleibt im Skrotalfach und reagiert erst auf den Kremasterreflex (mechanisch, Kälte).

i Ein Gleithoden ist behandlungsbedürftig, ein Pendelhoden nicht. Es gibt aber Mischformen, wenn z. B. der Hoden nur teilweise spontan retrahiert. Die Frage einer Behandlungsbedürftigkeit ist dann manchmal schwierig.

Frage 876

? In welchem Alter sollte die Behandlung eines Maldescensus testis erfolgen?

! Im zweiten Lebenshalbjahr.

i Entscheiden ist die sichere Diagnose, damit keine unnötigen Operationen durchgeführt werden. Bei Kindern mit einem inkompletten Deszensus kann es in einem späteren Alter erneut zur Retraktion kommen, sodass diese Kinder bei den Vorsorgeuntersuchungen gut zu überwachen sind. Bei der Differenzialdiagnose von Gleit- und Pendelhoden ist v. a. bei etwas älteren Kindern die Untersuchung im Schneidersitz oft hilfreich. Nach den aktuellen Leitlinien sollte die Behandlung des Maldescensus testis zum Ende des ersten Lebensjahres abgeschlossen sein.

Frage 877

? Soll bei einem Kleinkind bei einer Phimose ein Dehnungsversuch durchgeführt werden?

! Nein.

i Durch Retraktionen besteht die Gefahr von Mikroeinrissen mit nachfolgender narbiger Schrumpfung der Vorhaut, die dann später zur operativen Korrektur zwingt. Außerdem ist sie schmerzhaft.

Frage 878

? Welches sind die Operationsindikationen bei einer Hypospadie?

! Schaftkrümmung, Meatusposition proximal der Koronarfurche

i Eine weitere Indikation besteht vor allem aus psychischen Gründen oft bei der häufigsten Form mit Verlagerung des Meatus noch distal der Koronarfurche und starker Aberration des Harnstrahls.

Nabel

Frage 879

? Ist ein etwas größerer Nabelbruch beim Säugling eine Operationsindikation?

! Nein.

i Nabelbrüche heilen ganz überwiegend spontan, im Kindesalter kommen eingeklemmte Hernien praktisch nicht vor. Nabelpflaster und dergleichen sind nicht notwendig.

Frage 880

? Bei einem 4 Wochen alten Säugling nässt der Nabelgrund immer noch. Wie ist lauten die Differenzialdiagnosen?

! Nabelgranulom, persistierender Ductus omphaloentericus und Urachus

i Wegen der sehr unterschiedlichen Therapieoptionen (Operation bzw. Verätzung) ist eine frühzeitige Diagnose wichtig. Eine mehrfache Argentumstiftbehandlung bei nicht erkannten persistierenden Gängen ist nicht akzeptabel.

Skelett

Frage 881

? Ist die Operation einer Trichterbrust medizinisch indiziert?

! Sehr selten, Ausnahmen sind extreme Formen.

i Es kommt praktisch nie zu relevanten kardiopulmonalen Einschränkungen, allerdings sind die psychologischen Folgen einer Fehlform nicht zu unterschätzen und begründen bei starker Ausprägung im Einzelfall eine relative Operationsindikation. Neue minimal invasive Techniken (z. B. nach Nuss) sind deutlich weniger belastend, sodass der Entschluss zur Operation heute häufiger fällt.

Traumatologie

Frage 882

? Ein Schuljunge hat einen Fahrradunfall mit Impression des Lenkers in das Abdomen. Welches sind die wichtigsten Untersuchungen?

! **Neben der klinischen Untersuchung mehrzeitige Sonografien und Blutbildkontrollen.**

i *Subkapsuläre Hämatome der parenchymatösen Organe können frühzeitig durch die Sonografie entdeckt werden. Intraabdominelle Blutungen können schnell lebensbedrohlich werden. Immer ist auch an eine zweizeitige Blutung nach mehreren Tagen zu denken, die bei subkapsulären Blutungen auftreten kann.*

Frage 883

? Welche röntgenologischen Befunde sind auf eine wiederholte Kindesmisshandlung verdächtig?

! **Frakturen unterschiedlichen Alters, subperiostale Hämatome und Absprengungen.**

i *Auch das Fehlen röntgenologischer Befunden schließt eine Misshandlung nicht aus. Trotz der Strahlenbelastung ist bei einem starken klinischen Verdacht die Röntgenuntersuchung verschiedener Regionen indiziert. Zumindest bei Säuglingen sollte neben der Röntgenuntersuchung unbedingt auch eine Untersuchung des Augenhintergrundes erfolgen, da sich hier oft Blutungen finden.*

Frage 884

? Ein Kleinkind stolpert an der Hand der Mutter, kurz darauf bemerkt diese, dass das Kind den Arm nicht mehr bewegen kann. Wie lautet die Diagnose?

! **Subluxation des Radiusköpfchens (Chassignac).**

i *Die Therapie erfolgt durch die Reposition (Beugung und Supination), bei der es ein fühlbares Schnappen gibt. Die Kinder können anschließend den Arm wieder bewegen. Im typischen Fall ist keine Röntgenuntersuchung erforderlich.*

Frage 885

? Ein Schuljunge stürzt und stützt sich mit seinen Händen nach vorne ab. Am nächsten Tag besteht eine mäßige Schwellung und ein Druckschmerz über dem Handgelenk. Ist trotz des Intervalls ein Röntgenbild indiziert?

! **Ja. Es handelt sich mit großer Wahrscheinlichkeit um eine Radiusfraktur.**

i *Oft sind die Beschwerden initial nicht sehr gravierend, verschwinden aber nicht, die Schwellung nimmt eher zu. Therapeutisch reicht ein Unterarmgips aus, wenn die Fraktur nicht disloziert ist.*

Frage 886

? Was versteht man unter einer Ping-Pong-Fraktur des Schädels?

! **Es handelt sich um eine knöcherne Eindellung des noch relativ elastischen Säuglings- und Kleinkindschädels ohne sichtbaren Frakturspalt.**

i *Geringe Eindellungen (< 5 mm) müssen bei sonst unauffälligem CT nicht behandelt werden.*

Tumoren

Frage 887

? Bei einem Kind wächst lateral der Augenbraue langsam und schmerzlos ein subkutaner Tumor. Was ist die wahrscheinlichste Diagnose?

! **Epidermoidzyste**

i *Die Lokalisation ist typisch. Da es im Prinzip keine Spontanheilung gibt, sollte die operative Revision nicht zu lange hinausgezögert werden.*

Orthopädie

Günter Mau

Wirbelsäule

Frage 888

? Was versteht man unter Schmorl-Knötchen?

! Das radiologische Bild der Deckplatteneinbrüche von Wirbelkörpern durch Diskushernien.

i Schmorl-Knötchen und Randleistenhernien sind die radiologischen Zeichen eines Morbus Scheuermann.

Frage 889

? Mit welchen klinischen Zeichen geht der Morbus Scheuermann einher?

! Wichtigstes Leitsymptom ist eine ausgeprägte Kyphose beim Adoleszenten.

i Die Grenze zwischen Normalität und Pathologie ist fließend. Eine Therapie ist nur in ausgeprägten Fällen notwendig.

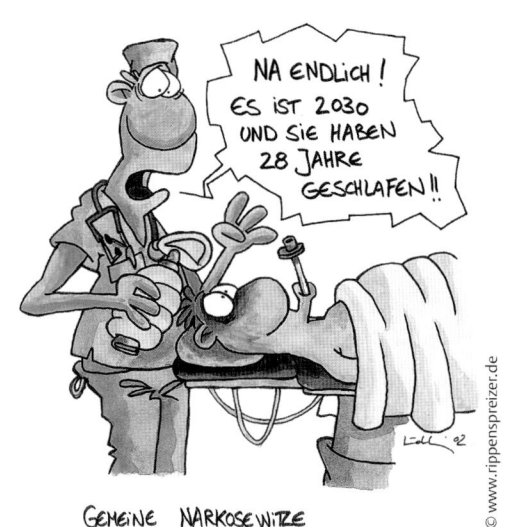

Frage 890

? Welche Strukturveränderungen der Wirbelsäule liegen der idiopathischen Skoliose zugrunde?

! Seitverbiegung und Torsion.

i Vor allem bei starker Progression ist eine rechtzeitige Diagnose wichtig, um eine entsprechende Stufentherapie (Krankengymnastik, Korsett, Operation) einzuleiten. Differenzialdiagnostisch muss eine alleinige Seitverbiegung zum Beispiel beim Beckenschiefstand abgegrenzt werden.

Frage 891

? Welcher klinische Test ist bei Verdacht auf eine skoliotische Fehlhaltung entscheidend?

! Der Vorbeugetest.

i Beim Vorbeugen des Rumpfes wölben sich die Rippen einseitig vor.

Frage 892

? Was misst der Schober-Test?

! Die Differenz zwischen zwei Punkten der unteren Wirbelsäule im Stand und bei der Beugung.

i Neben dem Vorbeugetest mit der Frage nach einem Rippenbuckel ist das Schober-Zeichen die wichtigste Beschreibung der Beweglichkeit der Wirbelsäule.

Frage 893

? Ein Adoleszent klagt vor allem bei Belastungen über Kreuzschmerzen. Die Untersuchung zeigt neben einer starken Lordosierung beim Abtasten der Dornfortsätze einen Sprung über L 5. Welche Diagnose ist die wahrscheinlichste?

! Spondylolisthesis.

i Auf dem Boden einer Spondylolyse kann es zum Wirbelgleiten kommen. In mehr als 80 % der Fälle ist L 5 betroffen. Eine Röntgenuntersuchung ist indiziert. Die Behandlung erfolgt meistens konservativ und nur bei starken, langanhaltenden Beschwerden operativ.

Hüftgelenk, Becken und Oberschenkel

Frage 894

? Wodurch entsteht das positive Ortolani-Zeichen bei Hüftdysplasie?

! Der Hüftkopf wird durch Druck nach hinten erst subluxiert und dann durch Abduktion reponiert. Dadurch entsteht das typische Schnapp-Phänomen.

i *Man darf das Schnappen nicht mit dem oft fühlbaren Knacken des Kniegelenkes verwechseln. Die Manipulation ist im Prinzip traumatisierend und sollte bei der heute großen Erfahrung mit der Sonografie nicht mehr zu oft durchgeführt werden.*

Frage 895

? Die Eltern eines Mädchens im Vorschulalter beunruhigt der ausgeprägte Einwärtsgang ihrer Tochter. Worum handelt es sich und sind spezifische Maßnahmen erforderlich?

! Es handelt sich um eine ausgeprägte Antetorsion der Schenkelhälse, die bis zu einem gewissen Grad physiologisch ist und keiner speziellen Behandlung bedarf.

i *Zeigen die Kniescheiben ebenfalls nach innen, sind überwiegend die Schenkelhälse betroffen. Allerdings findet sich manchmal eine Rotation der Tibia. Die Rotation der Schenkelhälse ist oft mit einer verstärkten Steilstellung kombiniert (Coxa valga et antetorta). Der Ausgleich erfolgt in der Regel erst mit dem späteren Wachstum.*

Frage 896

? Gibt es eine sichere Therapie der Coxa antetorta?

! Nein.

i *Krankengymnastik und Schienen sind nicht indiziert. Strittiger ist, ob die Vermeidung des Najaden-Sitzes (Unterschenkel nach außen gedreht) etwas bewirkt. Die operative Korrektur ist Fällen mit persistierenden sehr ausgeprägten Befunden vorbehalten und die Ausnahme.*

Frage 897

? An welche Erkrankung muss man bei einem Jungen im beginnenden Schulalter mit persistierenden Hüftgelenksbeschwerden vor allem denken?

! An den Morbus Perthes.

i *Ein Morbus Perthes beginnt nicht selten mit der Symptomatik einer Coxitis fugax. Vor allem bei rezidivierenden oder persistierenden Beschwerden muss dann an einen Morbus Perthes gedacht werden. Die sensitivste Bildgebung zu einem frühen Zeitpunkt ist das MRT.*

Frage 898

? Ein 13-jähriger, leicht adipöser Junge erkrankt mit Schonhinken, Leisten- und Knieschmerzen. Bei der Untersuchung ist die Innerrotation des Hüftgelenks eingeschränkt. Unter welcher Verdachtsdiagnose ist die weitere Diagnostik zu betreiben?

! Die Verdachtsdiagnose lautet Hüftkopfepiphysenlösung.

i *Eine Standardröntgenaufnahme der Hüfte stellt das beginnende Abrutschen nicht ausreichend dar. Indiziert ist eine axiale Aufnahme nach Lauenstein und Schnittbildverfahren.*

Frage 899

? Bei einem Jungen wird wegen unspezifischer Leistenschmerzen eine Röntgenübersichtsaufnahme des Beckens angefertigt. Dabei zeigt die Symphyse eine osteolytische Auftreibung. Wie ist der Befund zu werten?

! Es handelt sich mit großer Wahrscheinlichkeit um Osteochondritis pubis (van Neck).

i *Der Befund ist nicht so selten, v. a. in seiner geringeren Ausprägung. Die Ätiologie ist unklar. Es bestehen aber Analogien zu anderen aseptischen Nekrosen. Die Therapie besteht in einer Reduktion der körperlichen Belastung.*

Frage 900

? Bei einem älteren Schulkind fällt ein Beckenschiefstand auf. Was ist zu tun?

! Erkrankungen der Hüfte und der Beine sind auszuschließen. Findet sich lediglich eine Beinlängendifferenz ohne sonstige Krankheitssymptome, reicht ab 1 – 2 cm Längendifferenz ein Schuhausgleich.

i *Beinlängendifferenzen von wenigen cm sind relativ häufig als biologische Variabilität zu finden. Ihre Auswirkungen auf die Wirbelsäule werden wahrscheinlich überschätzt. Allerdings führen Krankheiten, wie eine rheumatische Gonarthritis, zu einem beschleunigten Wachstum.*

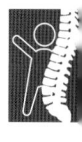

Knie und Fuß

Frage 901

? Ein 13-jähriger Junge mit erheblicher sportlicher Belastung stellt sich wegen Knieschmerzen vor. Die körperliche Untersuchung zeigt bis auf einen Druckschmerz über der Tuberositas tibiae keine auffälligen Befunde des Knies. Wie lautet die Diagnose?

! Morbus Osgood-Schlatter.

i Es handelt sich um eine aseptische Knochennekrose der Apophyse. Die Prognose ist gut. Therapeutisch sind vor allem eine Reduktion der Belastung und eventuell im akuten Stadium die Gabe von nicht steroidalen Antiphlogistika indiziert.

Frage 902

? Wann sollte beim angeborenen Klumpfuß die Behandlung einsetzen?

! Möglichst schnell nach der Geburt.

i Anfänglich sind manuelle Redressionen und schnell angepasste Gipsverbände indiziert, um eine drohende Zunahme der Kontrakturen zu verhüten.

Frage 903

? Ist ein nicht kontrakter Sichelfuß therapiebedürftig und welcher einfache Test gibt hierzu einen entscheidenden Hinweis?

! Führt die manuelle Reizung der Fußaußenseite zum Ausgleich der Vorfußadduktion, ist auf keinen Fall eine Therapie notwendig.

i Im Allgemeinen handelt es sich um eine lagebedingte Zwangshaltung durch die typische intrauterine Haltung des Kindes. Nur bei einer ausgeprägt kontrakten Vorfußadduktion ist eine redressierende Behandlung indiziert.

Frage 904

? Welcher Test gibt einen wichtigen Entscheidungshinweis, ob beim kindlichen Knicksenkfuß eine Einlagenbehandlung notwendig ist?

! Der Zehenspitzenstand.

i Kommt es beim Zehenspitzenstand zur Varisierung der Ferse und zum Aufrichten des Fußgewölbes, besteht im Allgemeinen keine Indikation für eine Einlagenversorgung. Der Knicksenkfuß ist im Kindesalter bis zu einem gewissen Ausmaß physiologisch.

Knochenneubildungen

Frage 905

? Ein Schulkind klagt seit einiger Zeit über nächtliche Schmerzen im Bereich von Oberschenkel und Hüfte. Die klinische Untersuchung der Hüfte ist unauffällig. Worum könnte es sich handeln?

! Um ein Osteoid-Osteom.

i Es handelt sich um einen rundlichen, benignen, kleinen Kochentumor mit Präferenz des Oberschenkels. Die nächtlichen Schmerzen sind typisch und sollten deswegen immer eine Bildgebung veranlassen. Im Gegensatz zu anderen Tumoren reagieren die Schmerzen oft gut auf Azetylsalizylsäure.

Frage 906

? Was ist der Unterschied zwischen multiplen und singulären Exostosen?

! – Multiple Exostosen werden autosomal dominant vererbt und etwa 10% entarten.
– Singuläre Exostosen sind nicht vererbbar und entarten nur sehr selten.

i – Multiple Exostosen müssen wegen des Malignitätsrisikos sehr genau beobachtet werden. Eine prophylaktische chirurgische Behandlung aller Exostosen wird aber nicht empfohlen.
– Singuläre Exostosen stellen manchmal ein kosmetisch oder auch ein funktionelles Problem dar, sodass dann eine operative Revision sinnvoll ist.

Frage 907

? Was versteht man unter einer juvenilen Knochenzyste?

! Ein gutartige, metaphysär gelegene, flüssigkeitsgefüllte Zyste, vor allem bei männlichen Schulkindern. Der Tumor ist epiphysennah, aber nicht in die Epiphyse eingebrochen.

i Sie fallen oft erst durch Spontanfrakturen auf.

Dermatologie

Günter Mau

Bakterielle Infektionen

Frage 908

? Bei einem Patienten findet sich eine an Größe zunehmende Hautrötung. Der Patient hat Fieber. Bei genauer Untersuchung findet sich zentral eine Hautabschürfung. Welche Verdachtsdiagnose ist zu stellen?

! Erysipel, überwiegend durch Streptokokken bedingt.

i Normalerweise geht ein Erysipel mit Allgemeinreaktionen einher. Differenzialdiagnostisch sind das durch Borrelien hervorgerufene Erythema migrans und das im Kindesalter eher seltene Erysipeloid abzugrenzen.

Frage 909

? Ein Patient erkrankt mit eitrig verkrusteten Hauteffloreszenzen, beginnend perinasal, zunehmend dann aber auch auf weitere Körperbereiche übergreifend. Wie heißt die Diagnose?

! Impetigo contagiosa.

i Es handelt sich um eine Staphylo- oder Streptokokkeninfektion der Haut. Besonders häufig sind Kinder mit einem Ekzem betroffen.

Frage 910

? Wie wird die Impetigo contagiosa behandelt?

! Wenn kein Abstrich vorliegt, muss unbedingt ein Antibiotikum mit Wirksamkeit gegen Staphylokokken gewählt werden, z. B. eine orale Cephalosporin.

i Eine lokale Behandlung zeigt oft keine nachhaltige Wirkung. Vor allem bei Ekzemkindern muss ausreichend lange behandelt werden, da es sonst sehr schnell zu Rezidiven kommt.

Virusinfektionen

Frage 911

? Ein Patient mit häufigen Schwimmbadbesuchen zeigt eine zunehmende Aussaat von kugeligen Effloreszenzen, die im Verlauf eine zentrale Eindellung bekommen. Worum handelt es sich?

! Mollusca contagiosa (Dellwarzen).

i Ganz überwiegend sind Ekzemkinder betroffen. Es handelt sich um eine allerdings oft erst nach vielen Monaten selbstlimitierende Virusinfektion. Bei starkem Befall ist eine chirurgische Therapie mit Kürettage indiziert. Insbesondere in noch nicht fortgeschrittenen Fällen kann ein Versuch mit einer Kryotherapie unternommen werden.

Frage 912

? Im Bereich der Fußsohle eines Schulkindes findet sich eine zunehmende Verhornung. Worum handelt es sich vermutlich?

! Um eine Plantarwarze.

i Die meisten Patienten infizieren sich in Schwimmbädern. Da die Warzen oft dornartig in die Fußsohle wachsen, machen sie beim Laufen Probleme und erfordern eine Therapie. Vor einer chirurgischen Intervention ist ein Versuch mit einer salizylsäurehaltigen Fluorouracil-Tinktur sinnvoll.

Frage 913

? Ein Patient erkrankt unter mäßigen allgemeinen Krankheitssymptomen mit Aphthen und papulovesikulären Effloreszenzen der Hand- und Fußflächen. Welche Diagnose ist zu stellen?

! Hand-Fuß-Mund-Krankheit.

i Es handelt sich um eine Virusinfektion durch Coxsackie- oder Echoviren. Eine Therapie ist nicht notwendig.

Pilzinfektionen

Frage 914

? Bei einem Säugling findet sich eine hochrote, perigenitale Hautentzündung. Was ist zu tun?

! Es handelt sich wahrscheinlich um eine Soormykose. Ist sie lokal begrenzt, reichen die topische Behandlung mit einem gegen Candida wirksamen Antimykotikum und häufiges Windelwechseln, um die Mazeration der Haut und die permanente Reinfektion durch den Stuhl zu verhindern. Bei einem begleitenden Mundsoor oder bei Persistenz sollte zusätzliche eine orale Therapie durchgeführt werden.

i Candida findet sich im Stuhl vieler Säuglinge. Der alleinige Nachweis ohne Symptome hat keine Bedeutung.

Frage 915

? Nach einem Spanienurlaub, bei dem ein Schulkind mit einer zugelaufenen Katze gespielt hat, entwickelt sich im Halsbereich ein scharf begrenztes, zentral ablassendes Erythem mit zentraler feinlamellärer Schuppung. Welche Diagnose ist zu stellen?

! Tinea corporis.

i Bei Verdacht auf eine Hautmykose muss immer nach Tierkontakten gefragt werden. Im Haushalt gehaltene Tiere sollten gegebenenfalls dem Tierarzt vorgestellt werden.

Frage 916

? Was begünstigt Fußpilzinfektionen?

! Ein feuchtwarmes Mikroklima.

i Die Sporen können lange auf Böden, Lattenrosten und Matten überleben.

Frage 917

? Was ist die wichtigste Differenzialdiagnose zur Tinea pedis?

! Das intertriginöse Ekzem.

i Manchmal ist die Diagnose am besten ex juvantibus zu stellen: Ekzeme verschlechtern sich durch die Austrocknung bei Anwendung anitmykotischer Cremes.

Parasitosen

Frage 918

? Was versteht man unter einem postskabiösen Ekzem?

! Eine ekzematöse Veränderung trotz ausreichender antiskabiösen Therapie.

i Vor allem im Säuglingsalter ist ein nachfolgendes Ekzem sehr häufig und darf nicht zu einer unnötigen Serie von Behandlungen wegen vermeintlichen Therapieversagens führen. Im Zweifelsfall ist eine kurzfristige lokale Kortikosteroidtherapie hilfreich.

Frage 919

? Warum ist bei Pediculosis capitis nach 7 bis 10 Tagen eine antiparasitäre Wiederholungsbehandlung sinnvoll?

! Bei der ersten Kur werden nicht alle Nissen sicher abgetötet, sodass es nach der entsprechenden Frist zum erneuten Befall mit Kopfläusen kommt.

i Neben einer Wiederholungstherapie müssen aber auch Wäsche, Kopfkissen etc saniert werden, im Winter vor allem auch die Kragen von Außenkleidung.

Allergische Reaktionen

Frage 920

? Ein Mädchen mit Ohrstecklöchern wird wegen einer erheblichen Rötung der Ohrläppchen vorgestellt. Was ist zu tun?

! Neben einer Staphylokokkeninfektion unbedingt ein allergisches Kontaktekzem gedacht werden.

i Kontaktekzeme sind typische Allergien vom Typ IV, die durch verschiedene Substanzen hervorgerufen werden können. Bei Adoleszenten spielt billiger, nickelhaltiger Schmuck eine wesentliche Rolle.

Frage 921

? Bei einem Kleinkind persistiert eine anogenitale Rötung trotz suffizienter antimykotischer Behandlung bei primärem Verdacht auf eine Soorinfektion. Worum könnte es sich handeln.

! Wahrscheinlich um ein anogenitales Ekzem.

i Falls eine anogenitale Hautrötung unter einer entsprechenden Therapie nicht besser, sondern eher schlechter wird, sollte man immer an ein atopisches Ekzem denken und die Behandlung entsprechend ändern. Es lohnt sich, nach anderen geringen Zeichen eines atopischen Ekzems zu suchen.

Lichtreaktionen

Frage 922

? Nach einem sonnigen Frühsommertag wird ein Kleinkind mit streifenförmigen, vesikulären Erythemen an den Beinen vorgestellt. Welches ist die wichtigste Frage zur Klärung der Diagnose?

! Hat das Kind einige Zeit vorher auf einer Wiese gespielt oder hatte es anderen Kontakt zu Pflanzen?

i Es handelt sich um die typischen Symptome einer Wiesengräserdermatitis, eine fototoxische Reaktion nach Kontakt mit verschiedenen Pflanzen durch Exposition gegenüber Sonnenlicht.

Unspezifische Hautreaktionen

Frage 923

? Ein Patient erkrankt mit einem rundlich-ovalen erythrosquamösen Herd am Rumpf. In der Folge entstehen an Rumpf und Extremitäten weitere kleine, wenig erhabene, rundlich-ovale Erytheme. Das Allgemeinbefinden ist nicht gestört. Welche Verdachtsdiagnose ist zu stellen?

! Pityriasis rosea.

i Die Erkrankung ist häufig und harmlos. Die Diagnosestellung ist vor allem wichtig, um eine Überdiagnostik und Therapie zu verhindern. Durch eine intensive topische Therapie kann es eher zu einer Zunahme und Verlängerung der Hautveränderungen kommen.

Frage 924

? Wie ist die Prognose der Urticaria pigmentosa im Kindesalter?

! Gut. Bei etwa 50% der Säuglinge bilden sich die Mastzellansammlungen bis zur Pubertät zurück.

i Eine Therapie mit Antihistaminika ist auch bei Säuglingen und Kleinkindern nur notwendig, wenn es zur starken Histaminreaktionen nach Reizung kommt (thermisch, mechanisch).

Frage 925

? Was ist ein Granuloma anulare?

! Unregelmäßig wachsende anuläre erhabene Effloreszenzen mit zentraler Abblassung. Die häufigsten Prädilektionsstellen sind Fuß- und Handrücken und der prätibiale Bereich, sie können aber auch in der Skalpregion als Knoten auftreten.

i Die Ursache der granulomatösen Veränderungen ist unklar. Es handelt sich im Prinzip um ein selbst limitierendes Phänomen. Es gibt Patienten, bei denen nach spontaner Remission nach langer Zeit erneut ein Granuloma anulare auftritt.

Autoimmunerkrankungen

Frage 926

? Kommt die Psoriasis schon im Kindesalter vor?

! Ja. Erkrankungen im Säuglings- und Kleinkindesalter sind oft von Ekzemen schwer zu unterscheiden. Im späteren Schulalter finden sich dann häufiger die typischen Hautveränderungen, vor allem bei Mädchen.

i Da etwa 2% aller Menschen betroffen sind, handelt es sich um eine sehr häufige Erkrankung. Die Behandlung entspricht bei den im Kindesalter üblichen leichteren Verlaufsformen im Wesentlichen der eines Ekzems. Daher hat eine fehlende Differenzierung im Kleinkindesalter meistens keine Konsequenzen. Manche Kinder entwickeln rheumatische Gelenkbeschwerden bevor die Hautmanifestation erkennbar ist. Es gibt eine genetische Prädisposition.

Frage 927

? Ein 12-jähriger Junge entwickelt an den Ellenbeugen einige weiße, depigmentierte und unregelmäßig begrenzte Flecken, die innerhalb einiger Wochen an Größe zunehmen und teilweise konfluieren. Um welche Krankheit handelt es sich?

! Vermutlich um eine Vitiligo (Weißfleckenkrankheit).

i Es handelt sich um einen fortschreitenden Untergang von Melanozyten mit Pigmentverlust. Man beobachtet die Vitiligo gehäuft in Assoziation mit Autoimmunerkrankungen und vermutet eine entsprechende Ätiologie. Eine etablierte Therapie existiert nicht, wenngleich zahlreiche Ansätze verfolgt wurden. Eine Lokalbehandlung mit Tacrolimus könnte einen positiven Effekt haben.

Haarveränderungen

Frage 928

? Was sind die wichtigsten Differenzialdiagnosen bei einer Alopecia areata?

! Tinea capitis und Trichotillomanie.

i Die tiefe Tinea capitis zeigt erhebliche entzündliche Hautveränderungen. Bei der oberflächlichen Tinea ist die Kopfhaut zumindest schuppig verändert. Die Trichotillomanie hat eine unregelmäßige Begrenzung, die wichtigsten Hinweise ergibt die Anamnese.

Neubildungen

Frage 929

? Sind Hämangiome und Lymphangiome prognostisch unterschiedlich zu bewerten?

! Ja. Im Gegensatz zu Lymphangiomen können sich Hämangiome mit zunehmendem Alter zurückbilden.

i Allerdings machen Größe und Lokalisation auch bei Hämangiomen manchmal eine Therapie notwendig. Deswegen ist oft eine frühe Behandlung, beispielsweise mittels Kryotherapie, der beste Weg, um spätere Behandlungen zu vermeiden. Propranolol hat sich als effektives Medikament erwiesen, das zu einer Regression bestehender Hämangiome führt und gerade bei komplizierten Lokalisationen zu sehr guten Behandlungsergebnissen führt.

Frage 930

? Welche Bedeutung haben von Naevi flammei im Gesicht?

! Naevi flammei im Bereich der Lider und des Nackens finden sich bei etwa 50% aller Neugeborenen. Die Naevi der Lider verschwinden, die im Nacken verbleiben, blassen aber auch ab.

i *Naevi anderer Lokalisation, wie Schnurrbartnaevi oder großflächige halbseitige Naevi sind anders zu bewerten. Sie sind oft Zeichen einer komplexen Fehlbildungssymptomatik.*

Frage 931

? Worauf kann eine Vielzahl von Cafe-au-lait-Flecke hinweisen?

! Auf eine Neurofibromatose Typ I (Morbus Recklinghausen).

i *Einzelne Cafe-au-lait-Flecke haben keine Bedeutung, mehr als 6 sind aber suspekt.*

Dermatologische Therapie

Frage 932

? Welches galenische Prinzip gilt prinzipiell für die Behandlung mit Externa?

! – Je trockener und chronischer die Hautveränderung, umso höher der Fettanteil.
– Bei nässenden Dermatosen hoher Wasseranteil bzw. Tinkturen.

i *Deswegen muss die Behandlung in den jeweiligen Phasen eines Ekzems immer der Situation angepasst werden.*

Frage 933

? Was ist bei der Anwendung von arzneimittelhaltigen Externa zu bedenken?

! Arzneimittel wirken relativ oft als Allergene.

i *Wenn der therapeutische Effekt einer Salbe nachlässt oder sich der Zustand verschlechtert, muss man immer daran denken, dass ein inkorporiertes Arzneimittel die Hautveränderung unterhalten kann. Dies gilt insbesondere bei lange dauernder Ekzembehandlung. Eine Änderung der Therapie bringt oft Klärung.*

HNO-Erkrankungen

Günter Mau

Hals und Rachen

Frage 934

? Ein Neugeborenes zeigt einen persistierenden, in Maßen lageabhängigen Stridor ohne sonstige Beeinträchtigung auf. Was ist zu tun?

! Bei starker Ausprägung und bei Progression ist eine indirekte Laryngoskopie mit einem flexiblen Endoskop indiziert

i Mit großer Wahrscheinlichkeit handelt es sich um einen Stridor congenitus aufgrund einer weichen Epiglottis. Bei ausgeprägter Symptomatik und bei Progression sind aber seltene andere Ursachen auszuschließen.

Frage 935

? Warum darf bei Verdacht auf eine Epiglottitis keine Racheninspektion mit Spatel durchgeführt werden?

! Der Zustand der Kinder ist oft schlechter als es der allgemeine Eindruck vermuten lässt, und es kann bei Herunterdrücken der Zunge zu einem reflektorischen Atemstillstand kommen.

i Durch die Hib-Impfung ist die Epiglottitis eine seltene Krankheit geworden. Umso wichtiger ist es, trotzdem an sie zu denken, da ein Zeitverlust bei der schnellen Progression fatal ist. Die Patientenversorgung darf nur von erfahrenen Kräften durchgeführt werden, wobei Tracheotomiebereitschaft gegeben sein muss.

Frage 936

? Bei einem Patienten kommt es nach einem Infekt zu einer zunehmenden, abgegrenzten Schwellung im Bereich des seitlichen Halses, die persistiert. Wie lautet die wahrscheinlichste Diagnose?

! Laterale Halszyste.

i Es handelt sich um eine Hemmungsfehlbildung im Bereich der Kiemengangs- bzw. Schlundtaschen. Wegen der fehlenden Spontanheilung ist eine operative Revision indiziert. Wird in die Tiefe reichendes Gewebe nicht entfernt, sind Rezidive möglich.

Frage 937

? Bei einem Kleinkind kommt es zu einer zunehmenden Schwellung unterhalb der Mandibula. Was ist die wahrscheinlichste Diagnose?

! Eine submandibuläre Lymphadenitis.

i Initial kann die Abgrenzung zu einer Parotitis submandibularis schwierig sein. Eine frühzeitige antibiotische Therapie kann eine chirurgische Intervention oft verhindern.

Frage 938

? Kindern mit Gaumenspalten leiden im Allgemeinen an Paukenergüssen, da die Funktion der Tuben gestört ist. Ist eine Adenektomie indiziert?

! Nein.

i Bei Gaumenspalten – auch bei submukösen – besteht die große Gefahr, dass eine Adenotomie die Rhinolalie verstärkt. Sie ist deswegen im Allgemeinen kontraindiziert.

Frage 939

? Was ist zur Beurteilung der Nachblutungsgefahr einer Tonsillektomie wichtiger: Anamnese oder Screening-Gerinnungstests?

! Die Anamnese.

i Durch die üblicherweise durchgeführten Suchtests werden nur wenige Verdachtsfälle identifiziert. Die anamnestischen Fragen nach früherem häufigen Nasenbluten etc und die Menstruationsanamnese bei älteren Mädchen sind im Allgemeinen sehr viel wegweisender. Falls Blutungsanomalien vorliegen, handelt es sich überwiegend um ein von-Willebrand-Syndrom.

Frage 940

? Ein Schulkind erkrankt unter Fieber an zunehmenden Schluckbeschwerden und Kieferklemme. Die Inspektion ist deswegen schwierig. Die Rachenhinterwand ist hochrot und erscheint einseitig vorgewölbt. Worum handelt es sich?

! Es handelt sich um einen Peritonsillarabszess.

i Neben der antibiotischen Behandlung ist die Abszessspaltung oder Tonsillektomie notwendig.

Frage 941

? Welches sind die wichtigsten Indikationen für eine Adenotomie?

! Chronischer Paukenerguss und obstruktive Schlafapnoe.

i Bei einer obstruktiven Schlafapnoe ist die alleinige Adenotomie oft nicht ausreichend, wenn auch die Gaumenmandeln extrem hyperplastisch sind. Lediglich starkes Schnarchen, vor allem in längeren Intervallen unterschiedlich ausgeprägt, ist nur eine relative Operationsindikation. Beim Paukenerguss soll die Adenotomie die Tubenfunktionsstörung verbessern.

Nase und Nebenhöhlen

Frage 942

? Welche Sinusitis ist schon im Säuglings- und Kleinkindalter gefährlich?

! Die Sinusitis ethmoidales.

i Eine nasal beginnende Schwellung der Augenlider und später eine Protrusio des Bulbus können Zeichen einer fortgeschrittenen Entzündung der Siebbeinzellen sein, die neben einer antibiotischen Behandlung eine operative Intervention erfordert.

Frage 943

? Warum bedürfen ausgeprägte Nasenfurunkel einer antibiotischen Behandlung?

! Der venöse Abfluss drainiert zum Nasenwinkel mit der Gefahr einer septischen Thrombose des Sinus cavernosus.

i Die Behandlung sollte unbedingt mit einem gegen Staphylokokken wirksamen Mittel durchgeführt werden.

Frage 944

? Ein Kleinkind leidet seit längerem an einer eitrigen, einseitigen Rhinitis ohne sonstige Krankheitssymptome. Woran muss man denken?

! An einen Nasenfremdkörper.

i Bei sonst nicht erklärbaren Symptomen einer eitrigen Rhinitis sollte man deswegen unbedingt eine Rhinoskopie durchführen. Bei längerem Verweilen des Fremdkörpers kommt es zu morphologischen Veränderungen der Schleimhaut.

Frage 945

? Wo liegt im Allgemeinen die Blutungsquelle beim Nasenbluten?

! Im unteren, vorderen Schleimhautbereich (Locus Kiesselbachii).

i Im Allgemeinen ist deswegen eine Kompression des betreffenden Nasenflügels für gut 5 Minuten die sinnvollste Behandlung. Bei häufigen Rezidiven muss allerdings auch an übergeordnete Ursachen wie Hypertonie und Gerinnungsstörungen, insbesondere das von-Willebrandt-Syndrom, gedacht werden.

Frage 946

? Warum dürfen abschwellende Nasentropfen beim kleinen Säugling nur mit großer Vorsicht und in niedriger Dosierung appliziert werden?

! Die Resorptionsquote ist hoch und die kleinen Säuglinge reagieren empfindlich auf die gefäßverengenden Substanzen.

i Bei falscher Applikation wurden sehr schwerwiegende Zwischenfälle beschrieben.

Frage 947

? Warum darf bei einer chronischen Rhinitis keine Dauertherapie mit abschwellenden Nasentropfen durchgeführt werden?

! Nach einer gewissen Zeit kommt es zur Schädigung des Nasenschleimhautepithels mit chronischer Atrophie.

i Es gibt auch keine Indikation für eine Dauertherapie. Bei einer chronischen Rhinitis muss vor allem nach einer allergischen Diathese mit chronischer Allergenexposition geforscht werden.

Inneres und äußeres Ohr

Frage 948

? Bei einem Turnunfall schlägt ein Junge mit dem Schädel auf den Boden. Bei der Untersuchung ist der Patient voll orientiert, hat aber Blut im Gehörgang. Wie ist der Befund zu werten?

! Es besteht der Verdacht auf eine Schädelbasisfraktur.

i Eine bildgebende Untersuchung mit einer Computertomografie ist zwingend indiziert. Um einer aufsteigenden Infektion vorzubeugen, wird meist für einige Tage eine antibiotische Therapie durchgeführt.

Frage 949

? Präaurikulär findet sich bei einem Kleinkind eine sezernierende Öffnung. Worum handelt es sich und was ist zu tun?

! Es handelt sich um eine präaurikuläre Fistel. Eine operative Revision ist indiziert.

i Es handelt sich um eine Hemmungsfehlbildung. Ist es einmal zur Sekretion gekommen, sind rezidivierende Entzündungen vorprogrammiert. Da die Gänge in die Tiefe gehen können, ist eine sehr sorgfältige Revision notwendig, um Rezidive zu verhindern.

Frage 950

? Ein Schulkind kommt aus dem Sommerurlaub mit Ohrlaufen und erheblichen Schmerzen zurück. Im Urlaub wurde täglich im Swimmingpool geschwommen. Welche Diagnose ist die wahrscheinlichste?

! Otitis externa.

i Eine Otitis externa und eine Otitis interna mit Perforation des Trommelfells sind oft nicht sicher zu unterscheiden, da das Trommelfell wegen der eitrigen Sekretion meist nicht zu beurteilen ist. Die genannte Anamnese wäre allerdings sehr typisch für eine Otitis externa.

Frage 951

? Ist eine akute Otitis media grundsätzlich bakteriell verursacht?

! Im Rahmen viraler Infekte der oberen Luftwege kommt es sehr häufig auch zu einer begleitenden viralen Otitis mit Trommelfellrötung, sodass die Einleitung einer antibiotischen Therapie nicht in jedem Fall zwingend ist.

i Wohl nicht zu selten resultiert allerdings aus einer viralen Otitis im Verlauf eine bakterielle Infektion, sodass eine Behandlung doch noch indiziert sein kann.

Frage 952

? Welche beiden Erreger sind die häufigsten Keime bei einer eitrigen akuten Otitis media?

! Pneumokokken (ca. 35 %) und Haemophilus influenzae (ca. 25 %).

i Die Auswahl des Therapeutikums sollte sich danach richten. Die flächendeckende Impfung gegen diese beiden Erreger kann zukünftig zu einem Shift der Erreger z. B. in Richtung Staphylokokken führen.

Frage 953

? Was kennzeichnet die chronische Otitis media?

! Trommelfellperforation, häufig Otorrhö, Hörverlust.

i Es sind vor allem 2 Formen zu unterscheiden: Die chronische Schleimhauteiterung mit zentraler Perforation und die chronische Knocheneiterung mit einem Cholesteatom und randständiger Trommelperforation. Letztere muss immer operiert werden.

Frage 954

? Wie entsteht ein persistierender Paukenerguss?

! Im Anschluss an einen akuten Infekt der oberen Luftwege kommt es zu Belüftungsstörungen durch Dysfunktion der Tuba Eustachii. Die Folge ist ein Unterdruck im Mittelohr mit konsekutiver Sekretion von zähem Schleim.

i Paukenergüsse sind bei der relativen Unreife der Tuben und der Häufigkeit von Luftwegsinfekten kein seltenes Ereignis und bedürfen nur bei längerer Persistenz oder schnell aufeinander folgenden Rezidiven einer Behandlung.

Frage 955

? Was ist der Zweck eines Paukenröhrchens?

! Es beseitigt den chronischen Unterdruck im Mittelohr.

i Durch die Normalisierung des Mittelohrdruckes verschwindet auch der Erguss. Dadurch wird die Hörminderung beseitigt, die bei beidseitigem Befall den Spracherwerb in der sensiblen Phase eines Kleinkindes erschwert.

Hörstörungen

Frage 956

? Ist ein Gehörsturz und eine Tinnitus in der Jugendmedizin eine geläufige Erkrankung?

! Ja. Mit zunehmender Häufigkeit.

i Die Ursachen sind noch weniger als im Erwachsenenalter geklärt. Stressfaktoren spielen sicherlich eine Rolle. Obgleich der Effekt einer rheologischen Therapie nicht eindeutig evidenzbasiert ist, sollte sie durchgeführt werden, da der Verlauf initial nicht sicher vorherzusagen ist. Dabei ist zu beachten, dass einige im Erwachsenenalter eingesetzte Mittel für das Kindes- und Jugendalter nicht zugelassen sind. Wegen der nicht ausreichenden wissenschaftlichen Evidenz für den Effekt rheologischer Behandlungen wird die Kostenübernahme durch die Krankenkassen zunehmend problematisch.

Frage 957

? Wie wird die Schwerhörigkeit eingeteilt?

!
- Schallleitungsstörungen
- Schallempfindungsstörungen
- Zentrale Hörstörungen

i Schallleitungsstörungen sind mit Abstand die häufigsten Ursachen für Hörstörungen im Kindesalter. Eine genaue Differenzialdiagnose ist aber wegen der sehr unterschiedlichen therapeutischen Optionen unbedingt notwendig. Da zentrale Hörstörungen oft mit anderen Fehlbildungen assoziiert sind, werden sie in syndromale und nicht syndromale Hörstörungen eingeteilt.

Frage 958

? Welche diagnostischen Instrumente stehen zur Klärung einer Hörstörung zur Verfügung?

! Audiometrie in verschiedenen, dem Alter angepassten Formen:
- Impedanzmessung
- Evozierte otoakustische Emissionen (OAE)
- Elektrische Reaktionsaudiometrie (ERA, BERA)

i Alle Tests erfordern erhebliche Erfahrung und gehören mit Ausnahme der Screening-Untersuchungen im Prinzip in die Hand von Pädaudiologen.

Augenerkrankungen

Günter Mau

Sehstörungen

Frage 959

? Was versteht man unter der sensitiven Phase der Sehentwicklung?

! Es handelt sich um die Periode, in der sich bei adäquaten seitengleichen optischen Reizen das Sehvermögen entwickelt. Bei fehlenden oder mangelnden optischen Reizen ist die neuronale Entwicklung verschiedener Sehzentren gestört, sodass eine einseitige oder doppelseitige Amblyopie resultieren kann.

i *Hochsensitiv ist das Säuglings- und frühe Kindesalter, weswegen eine frühzeitige Erkennung von Sehbehinderungen besonders wichtig ist. Es gilt der Grundsatz, je früher, umso besser.*

Frage 960

? Wie lange kann bei einem Säugling ein intermittierendes Außenschielen oder ein Konvergenzschielen toleriert werden?

! Bis maximal zum 6. Monat.

i *Der Kinderarzt ist gut beraten, auch bei nur zeitweise auftretenden Schielformen bereits nach dem 3. Lebensmonat eine augenärztliche Untersuchung zu veranlassen.*

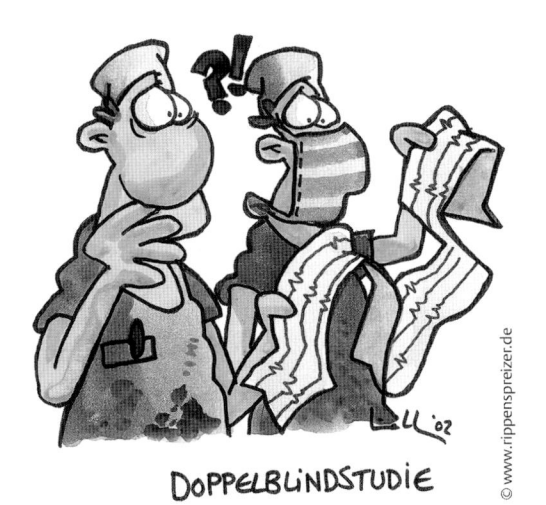

Frage 961

? Warum ist ein Mikrostrabismus gefährlich?

! Auch ein Mikrostrabismus kann zu einer Sehbehinderung (Amblyopie) führen, wenn wegen nicht deckungsgleicher Bilder zentral ein Reiz unterdrückt wird.

i *Da der Schielwinkel unter 5% liegt, fällt der Strabismus der Umgebung oft nicht auf.*

Frage 962

? Wie erklärt man sich den Therapieerfolg einer alternierenden Abdecktherapie?

! Da die beiden Bilder beim Strabismus nicht deckungsgleich sind, wird immer nur ein Bild zugelassen, sodass im Sehzentrum die für die beiden Augen zuständigen Areale alternierend stimulierende Reize empfangen.

i *Dauer und Abdeckwechsel sind empirisch.*

Frage 963

? Warum erfordert ein akut einsetzendes Einwärtsschielen immer eine ausführliche zentrale Diagnostik?

! Wegen seines Verlaufes ist der Nervus abducens bei intrakraniellen Druckerhöhungen besonders gefährdet.

i *Wegen der potenziell bedrohenden Grunderkrankung ist die entsprechende Diagnostik immer schnell durchzuführen. In diesem Fall ist eine Schnittbilduntersuchung des Schädels indiziert, z. B. durch MRT.*

DOPPELBLINDSTUDIE

Netzhaut

Frage 964

? In welchem Stadium entscheidet sich im Allgemeinen die Prognose einer Frühgeborenen-Retinopathie?

! Im Stadium 2 bis 3.

i Durch Kryo- oder Laserchirurgie kann die Progression in vielen Fällen gestoppt werden. Höhere Stadien führen zu einer erheblichen Sehbehinderung bis zur Erblindung. Bei Frühgeborenen mit entsprechendem Risiko ist in der kritischen Phase unbedingt eine engmaschige Verlaufskontrolle erforderlich.

Frage 965

? Unter welcher Refraktionsanomalie leiden ehemalige kleine Frühgeborene besonders häufig?

! Unter einer nennenswerten Myopie.

i Neben den aktuellen Untersuchungen postnatal ab der 31. Schwangerschaftswoche sollten die Patienten grundsätzlich auch langfristig kontrolliert werden.

Linse

Frage 966

? Warum sind bei einer Langzeittherapie mit Kortikosteroiden regelmäßige augenärztliche Kontrollen notwendig?

! Es kann zur Ausbildung einer Steroid-Katarakt kommen.

i Eine beginnende Katarakt zwingt zum Überdenken der Therapie, zumindest der Dosis.

Frage 967

? Auf das Vorliegen welcher angeborener Erkrankungen weist Linsenschlottern (Subluxatio lentis oder Ectopia lentis) hin?

! Auf ein Marfan-Syndrom oder eine Homocystinurie.

i Bei beiden Erkrankungen entwickelt sich das Linsenschlottern in den ersten Lebensjahren bei zunehmender Insuffizienz des Ziliarapparates und kann zur Diagnosestellung führen.

Tränenorgane und Lider

Frage 968

? Welche Therapie ist bei der sogenannten Tränennasengangstenose (Dakryostenose) in den ersten Lebensmonaten sinnvoll?

! Regelmäßiges Ausmassieren des Tränenkanals nach distal, bei akuten Entzündungen lokal antibiotische Augentropfen.

i Es dauert oft mehrere Monate, bis die durch die Hasner-Membran bedingte Enge ausreichend durchgängig ist. Eine Sondierung bzw. Bougierung ist in den seltensten Fällen notwendig. Bei einer notwendigen Lokaltherapie sind auch in der Praxis Resistenzprüfungen indiziert, da bei den oft vorkommenden Rezidiven eine Resistenzentwicklung vorprogrammiert ist.

Frage 969

? Was ist ein Marcus-Gunn-Phänomen?

! Es handelt sich um eine Fehlinnervation des Musculus levator palpebrae durch motorische Trigeminusanteile. Dadurch kommt es beim Öffnen des Mundes zum Anheben des Lides der Gegenseite. In Ruhe weist das betroffene Auge eine Ptosis auf.

i Es handelt sich um eine Blickdiagnose. Weitere Untersuchungen zur Klärung sind nicht notwendig. Das Phänomen ist aber häufiger mit anderen Störungen des Auges assoziiert, sodass eine regelmäßige ophthalmologische Kontrolle wichtig ist.

Frage 970

? Was ist ein Hordeolum?

! Eine Entzündung der Liddrüsen, meist durch Staphylokokken.

i Betroffen sind besonders Ekzempatienten. Durch eine rechtzeitige antibiotische Lokaltherapie kann eine chirurgische Intervention meistens vermieden werden.

Regenbogenhaut

Frage 971

? Warum sind Uveitiden so gefährlich?

! Durch Verklebung und Narbenbildung im Bereich der vorderen Augenkammer sind zahlreiche Störungen möglich, insbesondere die Ausbildung eines Glaukoms.

i Eine Uveitis kann sowohl sehr schmerzhaft als auch, z. B. bei rheumatischen Erkrankungen, initial weitgehend asymptomatisch verlaufen. Auch in solchen Fällen ist eine frühzeitige Erkennung wegen der drohenden Folgewirkungen sehr wichtig.

Frage 972

? Was versteht man unter Lisch-Knötchen?

! Irishamartome als Hinweis auf eine Neurofibromatose (Morbus Recklinghausen).

i Lisch-Knötchen gehören zu den Hauptsymptomen der Neurofibromatose. Weitere Hauptsymptome sind zahlreiche Café-au-Lait-Flecken, Neurofibrome und axilläres Freckling (sommersprossenartige Pigmentierung axillär und inguinal).

Bindehaut

Frage 973

? Bei einer unkomplizierten Konjunktivitis wendet eine Mutter bei ihrem Kind aufgrund einer Ratgeber-Empfehlung Kamillenblütenextrakt-Kompressen an, um die Verklebung zu lösen. Ist das sinnvoll?

! Nein.

i Kamillenextrakte können erhebliche lokale Reaktionen hervorrufen. Warmes Wasser ist besser geeignet.

Pupille

Frage 974

? Ist eine Anisokorie in jedem Fall ein abklärungsbedürftiger Befund?

! Nein.

i Eine leichte Seitendifferenz der Pupillenreaktion wird bei 15 – 30 % der Normalbevölkerung gefunden. Abklärungsbedürftig ist ein plötzliches Auftreten bei neurologischer Symptomatik.

Infektionen und Verletzungen

Frage 975

? Warum ist die Herpes-simplex-Infektion für das Auge gefährlich?

! Sie kann zur Keratitis dendritica führen, die wiederum bleibende Hornhautnarben hinterlassen kann.

i Vor allem bei Kleinkindern mit einer Herpesinfektion ist wegen der Gefahr der Schmierinfektion bereits bei dem geringsten Verdacht eine Therapie mit Aciclovir-Augentropfen durchzuführen.

Frage 976

? Bei welcher konnatalen parasitären Infektionskrankheit sind Augensymptome gefürchtet?

! Bei der angeborene Toxoplasmose.

i Noch Monate und wahrscheinlich Jahre später können Symptome der Chorioretinitis auftreten.

Frage 977

? Nach einem Unfall hat ein Junge eine deutliche Prellmarke und ein Hämatom am Orbitarand, wenig später klagt er über Doppelbilder. Was ist zu tun?

! Vermutlich liegt eine Orbitafraktur mit Einklemmung von Muskulatur vor. Es sollte umgehend eine Schnittbildgebung mittels Computertomografie in die Wege geleitet werden.

i Bei einem entsprechenden Befund muss die operative Revision erfolgen.

Arztrecht

Günter Mau

Gesetzliche Grundlagen

Frage 978

? Ist der Behandlungsvertrag zwischen Patient und Arzt ein Dienst- oder ein Werkvertrag?

! Ein Dienstvertrag.

i Der Arzt schuldet die Leistung, nicht aber den Erfolg. Daraus resultiert auch die Verpflichtung zur persönlichen Leistungserbringung.

Frage 979

? Wie ist die rechtliche Stellung der Landesärztekammer?

! Sie ist eine Körperschaft des öffentlichen Rechts und übernimmt im Auftrag des Staates hoheitliche Aufgaben.

i Rechte, Pflichten und Aufgaben sind in entsprechenden Ländergesetzen niedergelegt.

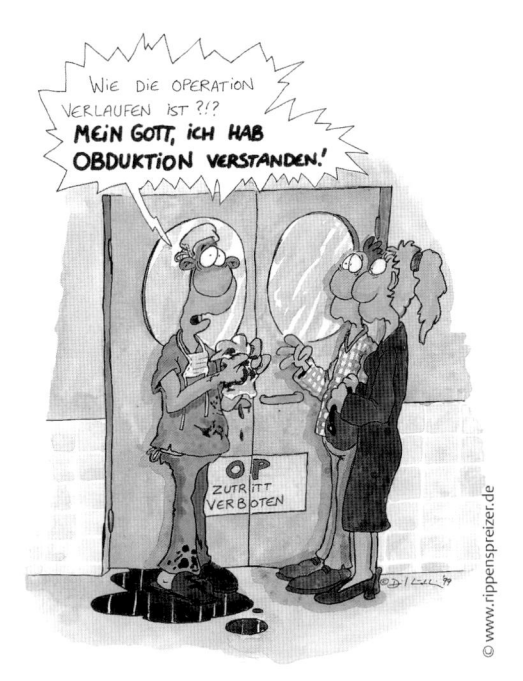

Frage 980

? Wo sind die Rechte und Pflichten des Arztes, z. B. Fortbildungsverpflichtung, Grenzen der Eigenwerbung etc niedergelegt?

! In der Berufsordnung der Ärzte.

i Diese fällt in die Regelungskompetenz der einzelnen Ärztekammern. Der Deutsche Ärztetag erlässt Musterordnungen, die aber von den Landesärztekammern für ihre Rechtsgültigkeit übernommen werden müssen.

Frage 981

? Was resultiert aus der freien Berufsausübung in einem Weiterbildungsfach?

! Der Arzt muss sich auf sein angekündigtes Fach beschränken.

i Für den Kinder- und Jugendarzt bedeutet das eine Beschränkung auf das Kindes- und Jugendalter. Bei der langjährigen Betreuung chronisch kranker Jugendlicher kann diese Grenze im Einzelfall überschritten werden. Ausgenommen von dieser Regel sind Notdienste und der aktuelle Notfall.

Frage 982

? Was ist die gesetzliche Grundlage für die Meldepflicht bestimmter Krankheiten?

! Das Infektionsschutzgesetz.

i Zur Meldung verpflichtet ist der die Krankheit feststellende Arzt.

Administrative Grundlagen

Frage 983

? Wer entscheidet nach aktueller Rechtslage über die Erstattungsfähigkeit bei Einführung neuer Diagnose- oder Therapiemöglichkeiten?

! Der gemeinsame Bundesausschuss.

i *Der Ausschuss ist wohl das einflussreichste Gremium der Selbstverwaltung.*

Frage 984

? Was versteht man unter Off-label-use?

! Den zulassungsfreien Einsatz eines Medikamentes, das keine Zulassung für die Indikation oder den entsprechenden Personenkreis besitzt.

i *Im stationären Bereich, vor allem auf pädiatrischen Intensivstationen und der Onkologie, sind etwa 50 % der Therapieeinsätze off-label.*

Frage 985

? Was ist ein Heilversuch?

! Der Einsatz eines (noch) nicht zugelassenen Medikaments bei Mangel an anderen erfolgversprechenden Alternativen.

i *Grundlage sind umfassende Aufklärung und Einwilligung. Je bedrohender ein Krankheitsbild ist, umso größer dürfen die Risiken durch den Einsatz des nicht zugelassenen Medikaments sein.*

Frage 986

? Warum spielt die Zulassung eines Medikaments gerade auch für den Patienten eine so wichtige Rolle?

! Die gesetzlichen Krankenversicherungen sind nicht verpflichtet, die Therapiekosten zu übernehmen.

i *Erfahrungsgemäß machen die Krankenkassen von dieser Möglichkeit beim Off-label-use im Kindesalter eher selten Gebrauch, allerdings in Fällen sehr hoher Kosten sehr wohl.*

Frage 987

? Was ist der MDK?

! Der Medizinische Dienst der Krankenkassen. Es handelt sich um eine selbstständige Einrichtung der Kranken- und Pflegekassen.

i *Der MDK ist im Prinzip frei in seinen ärztlichen und pflegerischen Gutachten und unterliegt nicht den Weisungen der Krankenkassen. Er entscheidet nicht über die Erstattung von Leistungen selbst, sondern gibt lediglich ein Gutachten über die Notwendigkeit und Angemessenheit der Leistung aus seiner Sicht ab. In der Praxis verwischen die unterschiedlichen Aufgabengebiete für den Außenstehenden allerdings oft etwas.*

Aufklärung und Einwilligung

Frage 988

? Wie hängen Aufklärung und Einwilligung zusammen?

! Die Einwilligung in eine Behandlung ist nur bei ausreichender Aufklärung rechtswirksam.

i *Es ist deswegen nicht nur die Einwilligung, sondern auch die Aufklärung zu dokumentieren.*

Frage 989

? Reicht es aus, wenn ein Elternteil die Einwilligung zum Eingriff gibt?

! Bei elektiven Eingriffen wird verlangt, dass alle Sorgeberechtigten einwilligen.

i *Umso eingreifender und/oder riskanter die geplante Prozedur, umso mehr muss dieser Grundsatz berücksichtigt werden. Bei Routineeingriffen und ambulanten Vorstellungen kann der Arzt davon ausgehen, dass der anwesende Sorgeberechtigte vom anderen ermächtigt wurde.*

Frage 990
? Ist eine Einwilligung der Sorgeberechtigten in allen Fällen ausreichend?

! Nein.

i Jugendliche, insbesondere solche über 16 Jahren, sind entsprechend ihrer Reife aufzuklären und können durchaus einwilligungsfähig sein, sodass es auch ihrer Einwilligung bedarf.

Frage 991
? Worüber ist aufzuklären?

!
- Diagnose
- Verlauf
- Risiko und Zweck des Eingriffs
- Risiko und Zweck einer medikamentösen Behandlung
- Folgen einer Nichtbehandlung
- Therapiealternativen

i Gerade die Aufklärung über die Risiken einer bestimmten medikamentösen Behandlung wird oft unterlassen.

Frage 992
? Was ist die Folge einer fehlenden oder unzureichenden Aufklärung und Einwilligung?

! Die Behandlung (auch das Verordnen von Medikamenten) ist rechtswidrig.

i Daraus folgt, dass der Arzt für sein Handeln belangt werden kann.

Frage 993
? Welche Eingriffsrisiken sind aufzuklären?

! Häufig vorkommende, auch wenn sie unspezifisch sind und seltene bis sehr seltene, wenn sie spezifisch für den Eingriff sind.

i Die Grenzen sind allerdings häufig nicht gut definiert.

Arzthaftrecht

Frage 994
? Was begründet die Annahme eines Behandlungsfehlers (Kunstfehler)?

! Ein Abweichen vom Standard des im individuellen Fall zu erwartenden ärztlichen Handelns.

i Hierzu gehört nicht nur die entsprechende Fachkenntnis, sondern auch die nötige Sorgfalt bei der Umsetzung.

Frage 995
? Sind die einem Standard zugrunde liegenden Kenntnisse für alle behandelnden Ärzte gleich?

! Nein. Sie sind beim Facharzt höher anzusetzen als beim Allgemeinarzt, beim Schwerpunktmediziner wieder höher als bei einem Vertreter des gesamten Faches.

i Die Ansprüche an einen Kinderarzt sind deswegen deutlich höher als an einen Allgemeinarzt, auch wenn der Allgemeinarzt Kinder und Jugendliche behandeln darf.

Frage 996
? Was versteht man unter einem Übernahmeverschulden?

! Der Arzt überschreitet seine fachlichen Kompetenzen oder die ihm zur Verfügung stehenden Möglichkeiten.

i Gerade der Kinderarzt als Vertreter eines altersdefinierten Faches ist besonders gefährdet, ein Übernahmeverschulden zu begehen und damit haftbar zu werden.

Frage 997
? Haftet ein Praxisinhaber auch für die Fehler seiner Mitarbeiter?

! Ja. Aus dem zwischen ihm und dem Patienten geschlossenen Behandlungsvertrag.

i Die Verjährung aus Verletzung des Vertrages beträgt 30 Jahre. Dies gilt nicht für die so genannte deliktische Haftung (z. B. Anspruch auf Schmerzensgeld).

Schweigepflicht

Frage 998

? Haben Eltern das Recht, Einsicht in die Krankenakte bzw. die Karteikarte zu fordern?

! Ja.

i Nach heutiger Rechtsprechung und dem Berufsrecht dienen Aufzeichnungen nicht nur dem Arzt als Gedächtnisstütze, sondern auch den Informationsinteressen des Patienten.

Frage 999

? Unterliegt die Überlassung von Befunden an einen anderen Kollegen auf dessen Anforderung im Prinzip der Schweigepflicht?

! Ja.

i Es bedarf somit der Zustimmung der Eltern. Hat man den Patienten selbst mit Einwilligung der Eltern überwiesen oder ist das neue Arzt-Patienten-Verhältnis bekannt, kann in den meisten Fällen eine Einwilligung vorausgesetzt werden.

Frage 1000

? Ist das Auskunftsbegehren einer privaten Krankenversicherung im aktuellen Krankheitsfall durch die bei Vertragsabschluss unterschiebene Generalklausel gedeckt?

! Nein.

i Es empfiehlt sich, die Einwilligung der Eltern einzuholen oder die Auskunft d n Eltern zur Weiterleitung zu übergeben.

Frage 1001

? Wann darf die Schweigepflicht durchbrochen werden?

! Zum Schutz höherwertiger Rechtsgüter und aufgrund gesetzlicher Vorschriften.

i So ist z. B. die Verletzung der Schweigepflicht bei einer Kindsmisshandlung akzeptiert. Es bleibt aber im Einzelfall immer eine Entscheidung des Arztes, für die er sich auch rechtfertigen muss.

Frage 1002

? Ist ein Kinderarzt verpflichtet, auf Anforderung eines Gerichtes als Gutachter tätig zu werden?

! Ja.

i Die Verpflichtung ist Teil der Zivil- und Strafprozessordnung. Da die zu begutachtende Person kein Patient des Gutachters ist, ist dieser von der Schweigepflicht entbunden.

Frage 1003

? Darf die Schweigepflicht bei der Meldung von Infektionskrankheiten durchbrochen werden?

! Ja. In bestimmten Fällen.

i Soweit durch das Gesetz die namentliche Meldung gefordert wird, ist der Arzt hierzu verpflichtet.

Praxisnahe Einführung in die Methode

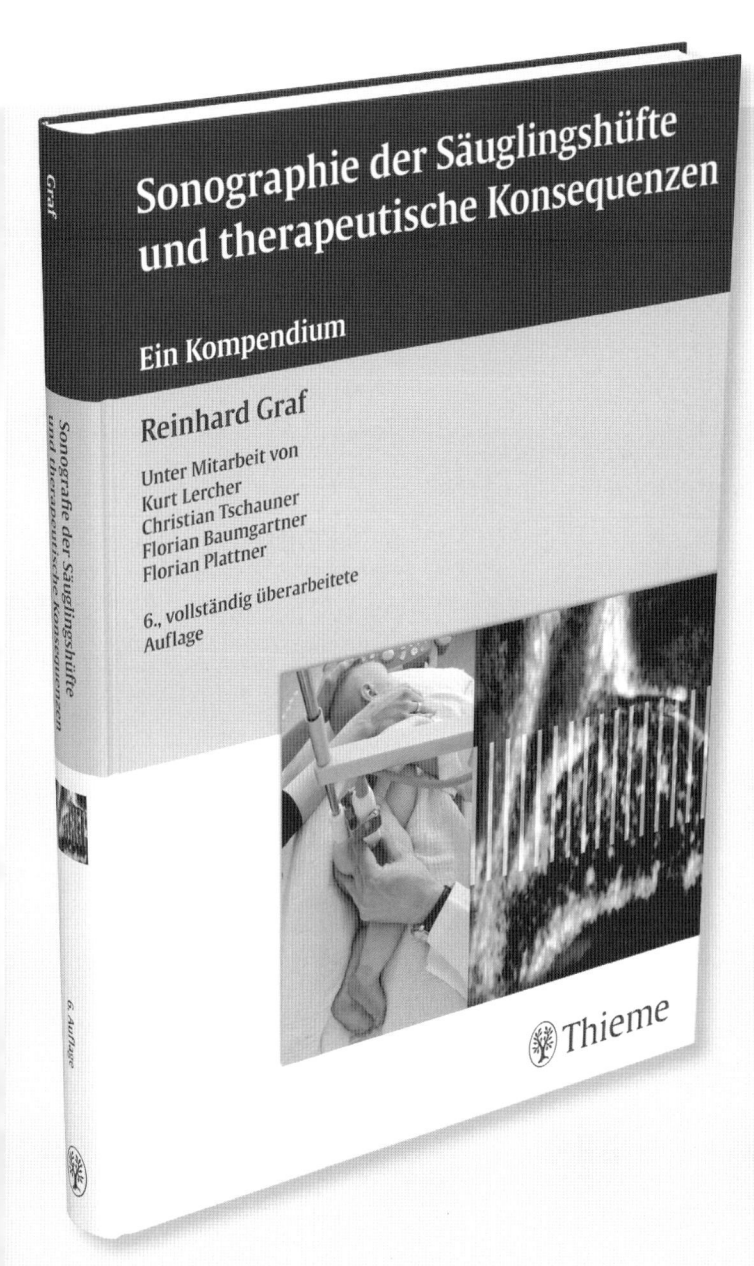

Sonographie der Säuglingshüfte und therapeutische Konsequenzen
Graf
6., vollst. überarb. A. 2010.
216 S., 250 Abb., geb.
ISBN 978 3 13 117526 7
79,95 € [D]
82,20 € [A]/133,- CHF

- **Das Standardwerk in neuer Auflage:** Von führenden Experten der Hüftsonographie
- Schneller Einstieg in die **sonographiegestützte Diagnostik** und **sonographiegesteuerte Therapie**
- Tipps zur Fehleridentifizierung und -vermeidung
- Anschaulich: **Befunde** mit ergänzenden schematischen **Zeichnungen, Fotoserien** zu Lagerung- und Abtasttechnik
- Praxisorientiert: **Übungsteil mit Fallbeispielen**

Neu in der 6. Auflage:
- Rasche Orientierung: Mit **Checklisten** und „Fazit für die Praxis"
- Ausführliche Bebilderung: Ergänzung um viele **hochauflösende Sonogramme**
- Mit **Ausbildungskatalog** für die Gestaltung von Kursen

Preisänderungen und Irrtümer vorbehalten. Lieferung zzgl. Versandkosten. Bei Lieferungen in [D] betragen diese 3,95 € pro Bestellung. Ab 50 € Bestellwert erfolgt die Lieferung versandkostenfrei. Bei Lieferungen außerhalb [D] werden die anfallenden Versandkosten weiterberechnet. Schweizer Preise sind unverbindliche Preisempfehlungen.

Jetzt bestellen: Versandkostenfreie Lieferung innerhalb Deutschlands!

Telefonbestellung: 07 11/89 31-900
Faxbestellung: 07 11/89 31-901
Kundenservice @thieme.de
www.thieme.de

Thieme

Der Konsens in der pädiatrischen Infektiologie

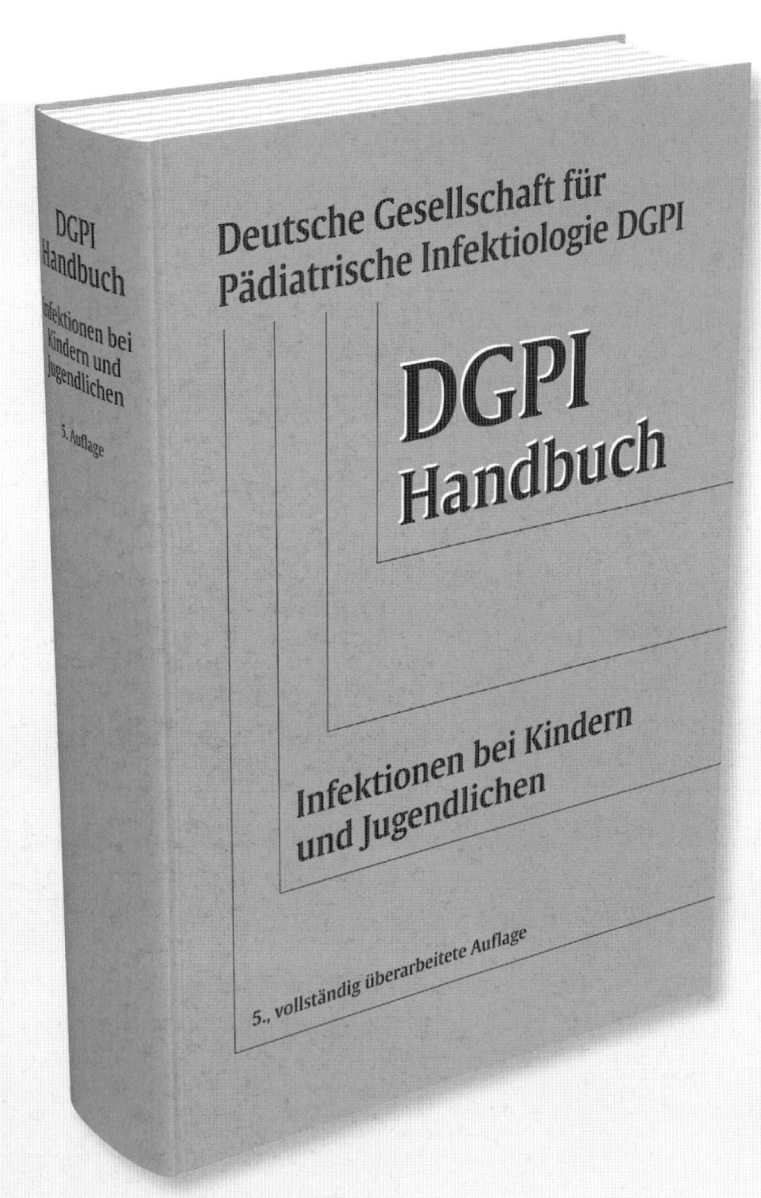

DGPI Handbuch

Infektionen bei Kindern und Jugendlichen

Deutsche Gesellschaft für Pädiatrische Infektiologie (DGPI) e.V.

5., vollst. überarb. und erw. Auflage 2009. 768 S., 9 Abb., 164 Tab., geb.
ISBN 978 3 13 144715 9

69,95 € [D]
72,- € [A]/116,- CHF

- **Mit den aktuellen Empfehlungen der DGPI** zu Diagnostik, Therapie und Prophylaxe der wichtigsten Infektionskrankheiten im Kindes- und Jugendalter
- **Kein langes Suchen:** in Sekundenschnelle zur gesuchten Information
- **Hilfreich:** Alle Empfehlungen mit Evidenzgrad
- Mit den aktuellen **Impfempfehlungen der STIKO**
- **Extra-Kapitel** zur antimikrobiellen Chemotherapie, mikrobiologischen Diagnostik und zu wichtigen hygienischen Maßnahmen
- **Wichtig im Notfall:** Adressen von Nationalen Referenzzentren, Instituten für Tropenmedizin und Speziallaboratorien

Jetzt bestellen: Versandkostenfreie Lieferung innerhalb Deutschlands!

Telefonbestellung: 0711/89 31-900
Faxbestellung: 0711/89 31-901
Kundenservice: @thieme.de
www.thieme.de

Thieme